Cem Ekmekcioglu
Wolfgang Marktl

Essenzielle Spurenelemente

Klinik und Ernährungsmedizin

SpringerWienNewYork

Ao. Univ.-Prof. Dr. Cem Ekmekcioglu
Ao. Univ.-Prof. Dr. Wolfgang Marktl
Institut für Physiologie
Zentrum für Physiologie und Pathophysiologie
Medizinische Universität Wien, Österreich

SpringerWienNewYork ist ein Unternehmen von
Springer Science + Business Media
springer.at

Satz: Composition & Design Services, Minsk, Belarus
Druck und Bindung: Strauss GmbH, 69509 Mörlenbach, Germany

Gedruckt auf säurefreiem, chlorfrei gebleichtem Papier – TCF
SPIN: 10983294

Mit 10 Abbildungen

Bibliografische Information Der Deutschen Bibliothek
Die Deutsche Bibliothek verzeichnet diese Publikation in der Deutschen
Nationalbibliografie; detaillierte bibliografische Daten sind im Internet
über <http://dnb.ddb.de> abrufbar.

ISBN-13   978-3-211-20859-5 SpringerWienNewYork

Meinen Eltern
Dr. Cevdet und Dr. Esin Ekmekcioglu
in Dankbarkeit gewidmet

Cem Ekmekcioglu

Meiner Frau
Erika Marktl
in Dankbarkeit gewidmet

Wolfgang Marktl

Vorwort

In den vergangenen Jahren vollzog sich eine enorme Entwicklung in den Bereichen Ernährungswissenschaften, Diätetik und Ernährungsmedizin. Unser Anliegen war es daher, ein wissenschaftlich fundiertes Buch zu schreiben, das eine Brücke zwischen Ernährungsphysiologie, ernährungsabhängigen Erkrankungen und diätetischen bzw. therapeutischen Empfehlungen spannt.

Spurenelemente werden zu den so genannten funktionsfördernden Nahrungsinhaltsstoffen gezählt. Sie bilden eine Gruppe von Nährstoffen, welche, wie der Name schon vermuten lässt, nur in geringen Mengen im menschlichen Gewebe vorkommen (normalerweise weniger als 6×10^{-2} g/kg Körpermasse), dabei aber wichtige physiologische und biochemische Funktionen erfüllen. Als Bestandteil von Vitamin B_{12}, Hormonen und Enzymen sind die Spurenelemente an einer Vielzahl von Stoffwechselreaktionen beteiligt. Weiters scheint die Beteiligung einiger Spurenelemente an Immunreaktionen und bei der Genexpression wahrscheinlich.

Eine Vielzahl von Spurenelementen ist essenziell für den menschlichen Organismus. Das bedeutet, dass eine ungenügende Zufuhr eine Funktionsbeeinträchtigung von Organen zur Folge hat, welche durch eine Verabreichung in physiologischen Dosen verhindert oder geheilt werden kann.

Viele Krankheiten entstehen durch eine mangelhafte Zufuhr an essenziellen Spurenelementen oder führen zu einer Beeinträchtigung ihres Stoffwechsels. Als markante Beispiele seien hier die Eisenmangelanämie, die Jodmangelstruma sowie Wachstumsstörungen und Immunschwäche bei Zinkmangel erwähnt. Die Kenntnis der Klinik der Spurenelemente stellt daher eine wichtige Vorraussetzung für Diagnostik und Therapie diverser Erkrankungen aus unterschiedlichen medizinischen Disziplinen dar.

Unsere Absicht war es, ein Werk zu verfassen, das für Ärzte, Ernährungswissenschaftler und Diätassistenten, die in ihrer täglichen Praxis oder im Rahmen von wissenschaftlichen Studien mit diversen Krankheiten konfrontiert werden, gleichermaßen relevant ist.

Ein weiteres Anliegen war es, aufgrund des großen Beliebtheitsgrades von Nahrungsergänzungsmitteln, eine kritische Analyse der vorhandenen Daten zu Supplementation bzw. Toxizität von Spurenelementen vorzunehmen. Derzeit herrscht eine gewisse Verunsicherung bezüglich Indikation, Effizienz sowie potenzieller Nebenwirkungen einer (Dauer-)Supplementation mit verschiedenen Spurenelementen. Postuliert werden z.B. positive Effekte von Zink beim grippalen Infekt, Selen in der Krebsprophylaxe sowie Chrom und Vanadium als leistungssteigernde Nährstoffe. In unserem Buch werden daher einerseits auf wissenschaftlicher Evidenz basierende Empfehlungen abgegeben, und andererseits wird auf die Problematik der Toxizität von Spurenelementen durch einen ständigen, häufig unkritischen Konsum hingewiesen. Letzteres ist vielen praktisch tätigen Personen im Gesundheitswesen nur unzureichend bekannt und wird außerdem in der Öffentlichkeit verdrängt bzw. bagatellisiert.

Jedes Kapitel behandelt ein essenzielles bzw. möglicherweise essenzielles Spurenelement, wobei alle für Klinik und Ernährungsmedizin relevanten Aspekte umfangreich dargestellt werden. Dazu gehören chemische Grundlagen, Verteilung im Organismus, physiologische Funktionen, Resorption und Stoffwechsel unter Berücksichtigung der Bioverfügbarkeit, Zufuhr- und Bedarfsempfehlungen (für verschiedene Altersgruppen, Schwangerschaft und Stillperiode sowie Sportler), wichtigste Nahrungsquellen, relevante diagnostische Methoden zur Status-Bestimmung, Symptomatik eines Mangels, Bedeutung bei verschiedenen klinischen Erkrankungen aus fast allen Bereichen der Medizin sowie die Toxizität. Als Grundlage dienten vor allem Studien und Befunde, die bei Menschen durchgeführt bzw. erhoben wurden. Ergänzt wurden die Daten durch Erkenntnisse aus tierexperimentellen und zellphysiologischen Untersuchungen.

Wir hoffen, dass wir mit diesem umfassenden Werk einen wichtigen Beitrag für die in der Gesundheitsbranche praktisch tätigen Kolleginnen und Kollegen geleistet haben.

Die Autoren bedanken sich bei Dipl.-Ing. Norbert Klammer für die Textgestaltung. Cem Ekmekcioglu bedankt sich bei Frau Dr. Andrea Ekmekcioglu für gute Ratschläge.

Cem Ekmekcioglu
Wolfgang Marktl

Inhaltsverzeichnis

Kapitel 1

Eisen (Fe)

C. Ekmekcioglu

Chemische Grundlagen

Eisen ist das am häufigsten vorkommende Übergangsmetall in lebenden Organismen. Es kann in verschiedenen Oxidationsstufen vorliegen. In biologischen Systemen kommen vor allem Fe^{2+} und Fe^{3+} bzw. seltener Fe^{4+} vor. Aufgrund der unterschiedlichen Oxidationsstufen ist Eisen bei mehreren Elektronentransferreaktionen beteiligt. Die üblichen Liganden für Eisen sind Sauerstoff, Stickstoff und Schwefel. Bei Säugetieren existieren vier verschiedene Eisen enthaltende Proteine: Häm-Proteine (Hämoglobin, Myoglobin, Cytochrome), Eisen-Schwefel-Proteine (Flavoproteine, Transport- und Speicherproteine (Transferrin, Laktoferrin, Ferritin, Hämosiderin) sowie andere eisenhaltige Proteine (Nicht-Häm-Enzyme).

Verteilung im menschlichen Organismus

Erwachsene haben zirka 3–4 g Eisen im Körper (ca. 45–55 mg/kg Körpermasse). Der Hauptanteil von Eisen (ca. 60–70%) befindet sich im Hämoglobin (Tabelle 1). Weitere 10% kommen im Myoglobin, Cytochromen und anderen eisenhaltigen Enzymen vor. Die restlichen 20–30% werden als Ferritin und Hämosiderin in Hepatozyten und retikuloendothelialen Makrophagen gespeichert (Lieu et al. 2001).

Tabelle 1. Verteilung von Eisen im Körper

Ort	Menge an gespeichertem Eisen in mg*
Hämoglobin	2500
Ferritin	700
Hämosiderin	300
Myoglobin	300
Enzyme	200
Transferrin-Eisen	3

* (Schätzwerte für einen erwachsenen Mann)

Physiologische Funktionen

Neben seiner Funktion im Sauerstofftransport als Bestandteil des Hämoglobins spielt Eisen eine essenzielle Rolle bei der Synthese von DNA, RNA und Proteinen, bei der Zellproliferation und Differenzierung sowie bei der Genexpression. Hohe Konzentrationen an Eisen finden sich in Leber, Gehirn, Erythrozyten und Makrophagen. Eisen ist wichtig für die Bildung von Myelin und Dendriten bei Nervenzellen. Aus diesem Grund ist eine adäquate Eisenversorgung essenziell für eine normale Funktion des Gehirns, vor allem für kognitive Prozesse wie Lernen und Gedächtnis (Gerlach et al. 1994). Durch Beeinflussung der Genexpression ist Eisen in die Differenzierung von Zellen involviert (Boldt 1999).

Eisen ist Bestandteil verschiedener zellulärer Enzyme, dazu gehören Oxidasen, Katalasen, Peroxidasen, Cytochrome, Aconitase und NO-Synthasen. Diese Enzyme sind nicht nur beteiligt an essenziellen zellulären

Prozessen, sondern eine Dysfunktion kann auch zur Entwicklung von verschiedenen Krankheiten, wie Krebs und neurodegenerativen Prozessen, führen. Cytochrome z.B. sind Häm enthaltende Enzyme, die für die zelluläre Energieproduktion und damit für die ATP-Bildung essenziell sind. Cytochrom P_{450} ist eine Gruppe von Enzymen, die unter anderem wichtig ist für die Entgiftung und Verstoffwechselung von Medikamenten und Umweltgiften.

Als Bestandteil der Katalase und von Peroxidasen ist Eisen in die antioxidative Abwehr involviert. Auf der anderen Seite generiert Eisen, als Bestandteil der Myeloperoxidase in neutrophilen Granulozyten, reaktive Sauerstoffverbindungen, um Erreger abzutöten.

Neuere Studienergebnisse lassen vermuten, dass Eisen als Bestandteil des Enzyms Prolyl-Hydroxylase bei der Regulation des Hypoxia inducible Factors (HIF) eine Rolle spielt (Jaakkola et al. 2001). HIF, ein Transkriptionsfaktor, wird unter hypoxischen Bedingungen, wie bei einem Höhenaufenthalt oder bei chronischen Lungenerkrankungen, freigesetzt. Es induziert auf Genebene die Synthese von Proteinen, die in die Kompensation der Hypoxie involviert sind. Bei normalem zellulärem Sauerstoffpartialdruck induziert die eisenabhängige Prolyl-Hydroxylase eine Degradierung des HIFα, wohingegen bei einem Abfall des pO_2 dies nicht erfolgt und somit HIF zum aktiven Transkriptionsfaktor wird.

Eisenstoffwechsel

Im Vergleich zu anderen Spurenelementen kann der menschliche Organismus nur eine bestimmte Menge an Eisen pro Tag ausscheiden. Männer und postmenopausale Frauen scheiden etwa 1–2 mg Eisen pro Tag aus. Bei einer täglichen Zufuhr von ca. 10–15 mg Eisen und einer angenommenen Bioverfügbarkeit von 10–15% ist die Bilanz von Resorption und Ausscheidung ausgeglichen. Die hauptsächlichen Eisenverluste erfolgen über die Desquamation von Haut- (ca. 200–300 µg/Tag) und Darmepithelzellen (ca. 500–700 µg/Tag) sowie über Urin, Galle und Schweiß (insgesamt ca. 300–500 µg/Tag). Frauen im gebärfähigen Alter verlie-

ren, unter der Annahme eines Blutverlustes von 20–60 ml pro Menstruationsblutung, zirka 10–30 mg Eisen. Daraus ergibt sich ein täglicher Bedarf von bis zu 3 mg/d. Im Rahmen der Schwangerschaft, vor allem gegen Ende, kann der Eisenbedarf bis zu 5 mg/d betragen. Der Eisenbedarf ist auch deutlich höher in der frühen Wachstumsperiode (6–24 Monate).

Dem menschlichen Körper stehen drei Mechanismen zur Verfügung, um den Eisenhaushalt zu regulieren und einem vermehrten Eisenverlust bzw. einer Eisenüberladung entgegenzuwirken:

1. Wiederverwendung des Hämoglobineisens aus den Erythrozyten

Beim Abbau der Erythrozyten nach im Mittel 120 d im retikulo-endothelialen System durch die Makrophagen wird Eisen freigesetzt, ans Transferrin gebunden und steht für die Erythropoiese bzw. für andere Zellen zur Verfügung. Die Aufnahme in die Zellen wird, in Abhängigkeit ihres Bedarfs, über die Expression von Transferrin-Rezeptoren an der Plasmamembran reguliert.

2. Ferritin

Eisen wird je nach Bedarf ans Ferritin gebunden bzw. aus diesem Speicherprotein freigesetzt.

3. Resorption des Eisens aus dem Darm

Je nach Zustand der Eisenspeicher (gefüllt oder geleert) wird die Resorption des Eisens auf Epithelebene gehemmt bzw. stimuliert. Bei gefüllten Speichern wird die Eisenresorption so lange gehemmt, bis ein Gleichgewicht zwischen Eisenbedarf und Resorption auftritt. Bei Eisenmangel kann die Resorption jedoch nur bis zu einem bestimmten Grad hochreguliert werden.

Einen Überblick über den Eisentransfer zwischen den Geweben gibt Abb. 1.

Resorption von Eisen

Da der Eisenverlust nur geringfügig reguliert werden kann und bei Erwachsenen relativ konstant 1–2 mg/d beträgt, erfolgt die

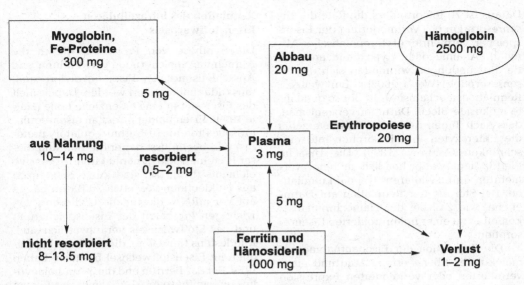

Abb. 1. Überblick über den täglichen systemischen Eisenstoffwechsel

Steuerung der Eisenbalance über die Resorption im oberen Dünndarm (Conrad u. Umbreit 2002). Die Eisenresorption erfolgt hauptsächlich im Duodenum, wobei primär zwischen Hämeisen und ionischem Nicht-Häm-Eisen zu differenzieren ist (Abb. 2). Im Gegensatz zu ärmeren Ländern macht in der industrialisierten Welt das Hämeisen den größeren Anteil aus.

Die Zellen, die für die Eisenresorption verantwortlich sind, werden in den Krypten der Darmmukosa gebildet. Von dort wandern sie in Richtung Villi und formieren sich zu funktionellen Eisen-resorbierenden Zellen. Nach einer kurzen Periode werden sie zusammen mit dem Eisen, das nicht resorbiert wurde, ins Darmlumen abgestoßen. Dieser Zellturnover vollzieht sich in 2–4 Tagen.

Resorption von Nichthäm-Eisen

Im Darm wird Fe^{3+} im Rahmen der Verdauung aus der Nahrung freigesetzt und bindet sich an organische Liganden, wie z.B. Ascorbinsäure. Danach erfolgt die Reduktion zu Fe^{2+} entweder durch Reduktionsmittel wie Vitamin C oder durch eine Bürstensaummembran-assoziierte Fe^{3+}-Reduktase (DCytB) (Abb. 2). Das Fe^{2+} wird über einen Divalent-

Metall-Transporter (DMT1 oder auch bezeichnet als DCT1 oder NRAMP2) in die Enterozyten eingeschleust. Das zelluläre Eisen kann jetzt entweder in Form des Ferritins gespeichert oder an der basolateralen Seite über den Transporter Ferroportin 1 (auch IREG1) ins Blut ausgeschleust werden. Der basolaterale Transport des Fe^{2+} wird unterstützt durch die Ferrooxidase-Aktivität des Ceruloplasmin-ähnlichen Enzyms Hephaestin.

Resorption des Häm-Eisens

Häm wird im Darm vom Globin abgespalten und als intaktes Porphyrin in die Zelle transportiert. Das Fe^{2+} wird dann entweder durch eine Häm-Oxygenase freigesetzt oder in Form des Häms ins Plasma transportiert.

Regulation der intestinalen Eisenresorption

Verschiedene Faktoren können die Rate der Eisenresorption im Darm beeinflussen (Fleming 2005). Dazu gehören vor allem 1) die Eisenspeicher des Körpers, 2) die Hämoglobin-Konzentration im Blut, 3) die erythropoietische Aktivität des Knochenmarks, 4) der pO_2 im Blut und 5) das Vorhandensein von systemischen Entzündungsprozessen.

Daraus ist zu folgern, dass die Rate der Eisenresorption bei Verminderung der Eisenspeicher, vermehrter erythropoietischer Aktivität, Anämie oder Hypoxämie ansteigt. Bei Entzündungen vermindert sich die Eisenresorption (Weiss 2002b). Ein weiterer Regulationsmechanismus ist der so genannte mukosale Block. Darunter versteht man, dass nach Tagen reichlichen Eisenverzehrs die Enterozyten ihre Resorptionsrate einschränken (Andrews 1999). Die Ursache hierfür liegt wahrscheinlich in einer vermehrten intrazellulären Eisenakkumulation. Bei Störung der Regulation auf Darmebene, wie z.B. bei der Hämochromatose, kommt es zu einer unkontrollierten Eisenresorption.

Die Regulation der Eisenaufnahme auf molekularer Ebene erfolgt aufgrund einer vermehrten oder verminderten Expression von intestinalen Eisentransportproteinen, wie z.B. DMT1 oder Ferroportin 1.

Neuere Studien lassen vermuten, dass Hepcidin, ein in der Leber gebildetes und aus 25 Aminosäuren aufgebautes Peptid, eine wichtige Rolle bei der Eisenresorption spielt (Sharma et al. 2005). Es hat antimikrobielle Eigenschaften und wird über den Harn ausgeschieden. Die ersten Hinweise, dass Hepcidin wichtig für den Eisenstoffwechsel ist, kamen von Mäusen, die eine erhöhte Hepcidin-Expression bei diätetischer Eisenüberladung zeigten. Umgekehrt hatten Knockout-Mäuse, die kein Hepcidin exprimierten, erhöhte Eisenspeicher (Nicolas et al. 2001). Außerdem zeigten transgenische Mäuse mit einer vermehrten Expression von Hepcidin eine hochgradige Eisenmangelanämie. In Studien bei Menschen wurde außerdem beschrieben, dass Mutationen des Hepcidins zu einer juvenilen Form der Hämochromatose führen. Daraus kann eindeutig geschlossen werden, dass Hepcidin direkt oder indirekt für eine Hemmung der Eisenresorption auf Darmebene verantwortlich ist (Ganz 2004). Der Wirkungsmechanismus des Hepcidins wird derzeit erforscht. Die Expression des Hepcidins wird im Rahmen von Entzündungen durch Lipopolysaccharide und dem inflammatorischen Zytokin Interleukin-6 induziert. Anämie und Hypoxie sind negative Regulatoren.

Regulation des intrazellulären Eisenstoffwechsels

Die Synthese von Proteinen, die in die Aufnahme, Speicherung, Verwendung und Ausschleusung von Eisen involviert sind, muss adäquat reguliert werden. Dabei spielt das Eisen selber eine essenzielle Rolle (Haile 1999). Eisen bindet direkt an eisenregulatorische Proteine (IRP, iron-regulatory proteins) und beeinflusst daher die Bindung dieser Proteine an so genannte iron-responsive elements (IRE). IRE sind kurze Sequenzen aus Nukleotiden von etwa 30 Basen Länge auf der mRNA, die für die Codierung von wichtigen Proteinen der Eisenspeicherung und des Stoffwechsels verantwortlich sind. Mindestens fünf Gene, die wichtige Funktionen im Eisenstoffwechsel besitzen, haben IREs. Für das Ferritin und die δ-Aminolaevulinsäuresynthase (e-ALAS, zentrales Enzym der Häm-Biosynthese) sind die IREs in der 5′-nicht-translatierten Region ihrer mRNA lokalisiert. Im Falle der Transferrin-Rezeptor-mRNA befinden sich diese Elemente in der 3′-nicht-translatierten Region. Ist genügend Eisen verfügbar, bindet sich dieses an die IRP und verhindert demzufolge dessen Bindung an die IRE. Dadurch wird die Synthese von Ferritin und e-ALAS induziert und die des Transferrin-Rezeptors gehemmt. Dies führt zu einer vermehrten Speicherung (Ferritin) und Utilisation (Hämoglobin) des Eisens bei gleichzeitiger Hemmung der zellulären Aufnahme (Transferrin-Rezeptor vermindert). Bei einem Eisenmangel geschieht genau das Gegenteil. Ebenso werden die mitochondriale Aconitase (ein Enzym des Citratzyklus), das Ferroportin 1 sowie DMT-1 über diese IRP/IRE-Interaktionen reguliert.

Neben Eisen werden IRPs auch durch andere Faktoren, wie reaktive Sauerstoffverbindungen, NO (Stickstoffmonoxid) oder Hypoxie reguliert.

Wichtige Proteine des Eisenstoffwechsels

Ferritin

In den meisten Zellen des Körpers, aber vor allem in der Leber und im retikuloendothelialen System wird nichtfunktionelles Eisen in Form des Ferritins gespeichert und somit

Tabelle 2. Wichtige Proteine des Eisenstoffwechsels

Protein	Molekular-gewicht (Da)	Genlokus	(Haupt-)Funktion
Transferrin	79 570	3q21	Eisentransportprotein in der extrazellulären Flüssigkeit
Ferritin	440 000	H-Kette: 11q12-q13 L-Kette: 19q13	Speicherung von Eisen
Transferrin Rezeptor 1	185 000	3q29	Endozytose des Transferrin-Eisen-Komplexes
Transferrin-Rezeptor 2	≈ 215 000	7q22	Unklar, nur in bestimmten Organen vorhanden; möglicherweise Endozytose des Transferrin-Eisen-Komplexes (deutlich geringere Affinität als TfR1)
IRP-1, IRP-2	≈ 100 000	IRP-1: 9 IRP-2: 15	Regulation der Synthese von Proteinen des zellulären Eisenstoffwechsels (Ferritin, Transferrin-Rezeptor, u.a.)
DMT-1 (auch DCT-1 und NRAMP2)	≈ 90 000	12q13	Intestinales Eisentransportprotein; schleust Eisen in die Zelle ein; Transport von Eisen aus dem Endosom ins Zytoplasma
Hämoxygenase 1	32 000	22q12	Oxidation von Häm zu Fe^{2+}
Ferroportin 1 (auch IREG 1)	62 000	2q32	Eisentransportprotein; schleust Eisen aus der Zelle aus; an der basolateralen Seite der Darmepithelzelle, Hepatozyten, ZNS
Ceruloplasmin	132 000	3q23-24	Ferroxidase; $Fe^{2+} \rightarrow Fe^{3+}$; ähnlich auch Hephaestin
Laktoferrin	78 000	3q21-q23	In Milch und in anderen Körperflüssigkeiten; Funktion in der nicht-spezifischen Immunantwort bei Infektionen
Frataxin	≈ 18 000	9q13	Mitochondriale Eisenhomöostase
HFE	48 000	6p21.3	Zelluläre Eisenaufnahme; genauer Funktionsmechanismus noch unbekannt
Hepcidin	2000–3000	19q13	Hemmt möglicherweise die Expression von zellulären Eisentransportproteinen (Darm, Makrophagen, Placenta); möglicherweise bei Hämochromatose gestört

verhindert, dass freies Eisen die Entstehung von freien Radikalen fördert. Ein Molekül Ferritin kann 4500 Eisenatome binden. Die Ferritinsynthese wird durch Eisen induziert, wohingegen Eisenmangel zu einer Hemmung führt (Torti u. Torti 2002). Bei Säugetieren besteht Ferritin aus einer Apoproteinhülle mit 24 Subeinheiten, aufgebaut aus leichten (L) und schweren (H) Ketten, welche einen Kern mit bis zu 4500 Eisenatomen umhüllen. Die Ratio von leichten zu schweren Ketten variiert vor allem in Abhängigkeit vom Gewebe und Vorhandensein von entzündlichen Prozessen. Ferritin hat enzymatische Eigenschaften, indem es zur Speicherung Fe^{2+} zu Fe^{3+} oxidiert. Cytokine wie $TNF\alpha$, IL-1, IL-6 und Interferon-γ können die H-Ferritin-Expression stimulieren. Bei gesunden Menschen korreliert die Ferritinkonzentration im Serum (30 bis 300 ng/ml beim Mann und ca. 10 bis 20–100 ng/ml bei der prämenopausalen Frau) direkt mit der verfügbaren Menge an gespeichertem Eisen. Bei einem Erwachsenen repräsentiert 1 ng/ml Serum-Ferritin ungefähr 8 mg gespeichertes Eisen (Bothwell u. Charlton 1979). Ein Abfall der Serumferritinkonzentration unter 10 ng/ml bedeutet eine fast vollständige Entleerung der Eisenspeicher. Umgekehrt ist das Serumferritin bei Hämosiderosen und bei der Hämochromatose (s. unten) stark erhöht. Dabei können Ferritinwerte von über 500 bis zu 5000 ng/ml erreicht werden.

Da Ferritin zu den Akute-Phasen-Proteinen zählt, ist seine Serumkonzentration auch bei Infektionen, Entzündungen sowie Krebs erhöht. Des Weiteren finden sich hohe Werte bei Lebererkrankungen infolge einer vermehrten Ferritinfreisetzung durch geschädigte Leberzellen. Auch bei übermäßigem Alkoholkonsum und erhöhtem Blutzuckerspiegel treten größere Serumferritinmengen auf.

Die Freisetzung von Eisen aus dem Ferritin erfolgt durch eine NADH + H^+-abhängige Ferritinreduktase. Das frei gewordene Fe^{2+} wird anschließend vor der Bindung ans Transferrin durch eine kupferhaltige Ferrioxidase I (auch Cerulosplasmin genannt) zu Fe^{3+} oxidiert. Dies erklärt die Querverbindung zwischen Eisen- und Kupferhaushalt.

Ceruloplasmin

Für das Ausschleusen von Eisen aus nicht intestinalen Zellen wird Ceruloplasmin gebraucht (Hellman u. Gitlin 2002). Ceruloplasmin oxidiert Fe^{2+} zu Fe^{3+}, welches sich anschließend für den weiteren Transport an Transferrin binden kann. Patienten mit Ceruloplasmin-Mangel reichern Eisen in Makrophagen, Hepatozyten und Zellen des ZNS an, was auch zu einer Neurodegeneration führen kann.

Transferrin und Transferrin-Rezeptor

Innerhalb des Körpers, zwischen Darm und Orten der Speicherung und Verwendung, wird Eisen über das Transferrin transportiert. Fe^{3+} muss im Blut an Transferrin gebunden befördert werden, da es bei den vorliegenden pH-Werten nur eine begrenzte Löslichkeit besitzt. Außerdem wird durch die Bindung eine vermehrte Ausscheidung im Harn verhindert, und die Gewebe werden vor der oxidativen Wirkung des Eisens geschützt. Transferrin ist ein 80-kDA-Polypeptid mit 2 globulären Bindungsstellen für Eisen (Hentze et al. 2004). Die Affinität von

Transferrin für Eisen ist pH-abhängig, wobei unter einem pH-Wert von 6,5 Eisen vom Transferrin freigesetzt wird. Zusätzlich zum Eisen kann Transferrin auch andere Metalle transportieren, wie z.B. Aluminium, Mangan, Kupfer und Chrom. Die höchste Affinität hat jedoch Eisen.

Transferrin wird vornehmlich in der Leber gebildet. Andere Organe, in denen Transferrin gebildet werden kann, sind ZNS, Testes, sowie einige fetale Organe im Rahmen der Entwicklung. Die normale Transferrin-Konzentration im Plasma beträgt ca. 250–400 mg/dl. Ein wichtiger Parameter für die Bestimmung des Eisenhaushaltes ist die Transferrin-Sättigung, das ist die Ratio zwischen Serum-Eisen und totaler Eisenbindungskapazität. Transferrin ist normalerweise zu etwa 30% mit Eisen gesättigt. Eine Sättigung unter 16% ist ein Hinweis für eine Minderversorgung des Gewebes mit Eisen, wohingegen ein Wert über 45–55% ein Hinweis für eine Überladung ist.

Für die zelluläre Aufnahme von Transferrin-Eisen ist zunächst eine Bindung von Transferrin an den Transferrinrezeptor notwendig. Es existieren zwei Typen des Transferrinrezeptors (Pietrangelo 2002). Transferrinrezeptor 1 (TfR 1) ist ein Zellmembran-Glykoprotein, welches in allen Zellen, außer in reifen Erythrozyten, exprimiert wird. Transferrinrezeptor 2 wird vor allem in der Leber exprimiert. Nach erfolgter Bindung wird der Komplex zwischen Transferrineisen und Transferrinrezeptor über Endozytose in die Zelle eingeschleust, und anschließend wird Eisen im sauren endosomalen Kompartment freigesetzt. Danach gelangt Eisen in den intrazellulären Eisenpool und steht dann für die Synthese von eisenabhängigen Proteinen zur Verfügung, oder es wird an Ferritin gebunden gespeichert (Abb. 2). Das an den Transferrinrezeptor gebundene Transferrin wird dann wieder aus der Zelle geschleust.

Transferrin übt indirekt eine proliferative Aktivität auf Zellen aus, indem es sie mit Eisen versorgt. So sind nicht nur normale Zellen betroffen, sondern verständlicherweise auch Krebszellen. Folglich ist auch die Dichte der Transferrinrezeptoren assoziiert mit Zellproliferation. Z.B. haben ruhende Lymphozyten eine geringe Anzahl von Transfer-

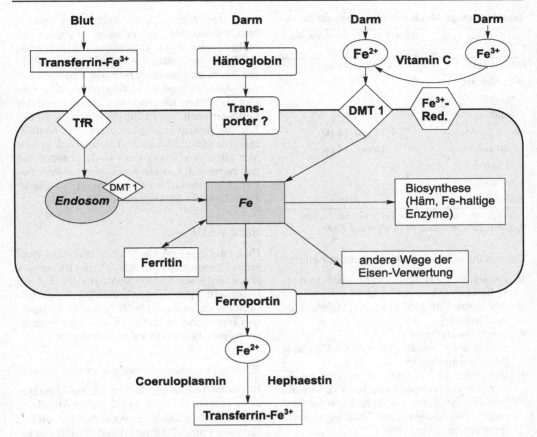

Abb. 2. Zellulärer Stoffwechsel des Eisens, modifiziert nach Hentze MW, et al., Cell 2004

rinrezeptoren, wobei im Rahmen einer Stimulation deren Zahl deutlich ansteigt (Seiser et al. 1993). Aus diesem Grund können Antikörper, die gegen den Transferrinrezeptor gerichtet sind, die Aktivierung von Lymphozyten und die Proliferation von Tumorzellen hemmen (Kemp et al. 1987). Außerdem wurde gezeigt, dass die Expression vom Transferrinrezeptor 1 und die proliferative Reaktion auf Transferrin mit der metastatischen Aktivität von Brustkrebszellen korreliert (Cavanaugh et al. 1999).

Laktoferrin

Laktoferrin ist ein eisenbindendes Protein mit bakterizider Aktivität (Teraguchi et al. 2004). Es kommt vor in der Granula von polymorphonuklearen (PMN) Granulozyten

sowie im Speichel und in Tränensekreten. Apolaktoferrin wird von PMN-Granulozyten im Rahmen einer Entzündung freigesetzt und bindet anschließend Eisen, woraufhin dieser Komplex von Makrophagen aufgenommen wird. Dadurch wird den Mikroorganismen Eisen entzogen. Experimentelle Studien haben gezeigt, dass Laktoferrin sowohl Herpes-simplex-Infektionen als auch die Replikation von HIV und Cytomegalie-Viren hemmt.

Zufuhr- und Bedarfsempfehlungen

In Tabelle 3 sind die empfohlenen Zufuhrmengen für Eisen, anlehnend an die Deutsch-Österreichisch-Schweizerische Ernährungsgesellschaften (D-A-CH), angeführt.

Tabelle 3. Empfohlene Zufuhrmengen für Eisen

	D-A-CH*-Empfehlungen mg/Tag
0–3 Monate	0,5 (Schätzwert)
4–11 Monate	8
1–6 Jahre	8
7–9 Jahre	10
10–18 Jahre	12 (m), 15 (w)
19–50 Jahre	10 (m), 15 (w)
> 51 Jahre	10
Schwangere	30
Stillende	20

* Adaptiert aus: Referenzwerte für die Nährstoffzufuhr, Umschau-Braus-Verlag 2000

Ein erhöhter Eisenbedarf besteht vor allem:

■ zwischen dem 6. Lebensmonat und 4. Lebensjahr
■ bei gebärfähigen Frauen (Menstruationsblutung)
■ bei Schwangeren
■ bei chronischem Blutverlust: GI-Blutung, parasitäre Infektionen
■ bei Helicobacter-Infektion: kann zu einer Eisenmangelanämie führen, vor allem bei Kindern, auch in Abwesenheit einer gastrointestinalen Blutung (Sherman u. Macarthur 2001)
■ bei Leistungssportlerinnen

Eisenbedarf von Säuglingen und Kleinkindern

Ein Neugeborenes hat eine Körpereisenmenge von ca. 250–300 mg. In den ersten zwei Lebensmonaten sinkt die Hb-Konzentration aufgrund der verbesserten Sauerstoffversorgung (im Vergleich zum Fetus) ab. Es kommt zu einer Umverteilung des Eisens aus abgebauten Erythrozyten in die Speicher. Das vermehrt gespeicherte Eisen wird in den nächsten Monaten (ca. bis zum 6. Monat) verwendet. Aus diesem Grund reicht in dieser Zeit die Muttermilch als Nahrungsquelle für Eisen in der Regel aus. Ein Liter Muttermilch enthält 0,3–0,7 mg Eisen. Bis zu 50% des Eisens werden daraus resorbiert. Im Anschluss an die sechs Monate muss auf eine angemessene Eisenzufuhr geachtet werden, da nun die Spei-

cher des Kindes fast vollständig aufgebraucht wurden. Diese kann nur über die Nahrung erfolgen, durch gut bioverfügbares Eisen und/oder durch Lebensmittel, die mit Eisen angereichert wurden. Frühgeborene haben geringere Eisenspeicher, da vor allem im letzten Trimenon der Eisenbedarf des Fetus ansteigt. Bei Frühgeborenen reicht daher die Eisenversorgung über die Muttermilch in den ersten sechs Monaten nicht aus. Vor allem zwischen dem 6.–12. Monat hat das heranwachsende Kind einen relativ hohen Eisenbedarf und verdoppelt in dieser Periode seine Eisenspeicher.

Blutspender

Eine jährliche Spende von 0,5 l Blut entspricht einer Eisenmenge von 200–250 mg Eisen, was einer täglichen Menge von zirka 0,6–0,7 mg entspricht. Blutspender haben häufig niedrigere Ferritinspiegel als Nichtspender. Häufiges Blutspenden kann vor allem für menstruierende Frauen problematisch sein.

Eisenbedarf von menstruierenden Frauen

Der mittlere Eisenverlust durch die Menstruation beträgt ca. 0,3–1 mg/d. Unter Annahme eines zusätzlichen Eisenverlusts über andere Quellen von ca. 0,8 mg/d ergibt sich ein totaler täglicher Eisenverlust von im Mittel 1,5 mg. Bei 5–10% der menstruierenden Frauen beträgt der Eisenbedarf sogar über 2 mg/d.

Eisenbedarf in der Schwangerschaft

Anämische schwangere Frauen haben ein höheres postpartales Mortalitätsrisiko. Verschiedene Gründe werden hierfür in Betracht gezogen, dazu gehören Herzinsuffizienz, Blutungen und Infektionen. Außerdem ist eine maternale Anämie assoziiert mit Frühgeburt, geringem Geburtsgewicht und Infektionen (Baker 2000).

Der Eisenbedarf während der Schwangerschaft beträgt ca. 1 g (300 mg für den Fetus, 450 mg durch Zunahme der Erythrozyten, 250 mg durch basale Eisenverluste und 50 mg für die Plazenta) (Picciano 2003). Bei der Geburt gehen ca. 250 mg Eisen verloren, und im Anschluss daran stehen wieder 450 mg Eisen im Rahmen des Abbaus der

Erythrozyten zur Verfügung. Jene Menge an Eisen, welche resorbiert werden muss, um die Bedürfnisse von Mutter und Fetus zu erfüllen, wird geschätzt mit 4–5 mg/d im zweiten Trimenon und mit 6–7 mg/d im dritten Trimenon. Diese Bedürfnisse werden zum Teil durch Mobilisierung von Eisen aus den Speichern erfüllt. Das vermehrte Eisen im Hämoglobin ist notwendig für den erhöhten Sauerstoffbedarf. Zu Beginn der Schwangerschaft sind daher hohe Eisenspeicher vorteilhaft. Dies ist jedoch häufig nicht der Fall, und viele Frauen zeigen geringe bis teilweise mangelhafte Eisenvorräte. Die geschätzte resorbierte Eisenmenge im Mittel liegt bei ca. 10% bei normalem Eisenstatus und 15–20% bei Personen mit Eisenmangel. Das bedeutet, dass eine Frau im zweiten Trimenon bis zu 30–40 mg Eisen mit der Nahrung zuführen muss, um ihren erhöhten Bedarf zu decken. Da dies praktisch nur selten möglich ist, wird Schwangeren zu einer Eisensupplementation geraten. Die WHO empfiehlt eine Eisensupplementation mit 60 mg Eisen/d so früh wie möglich in der Schwangerschaft. Für anämische Frauen oder bei Risikopatientinnen wird die doppelte Menge empfohlen. Das US Institute of Medicine empfiehlt eine Supplementation mit 120 mg/d bei Hb-Werten zwischen 90 und 109 g/l. Bei Schwangeren mit normalen Hb-Werten, jedoch Ferritin-Werten < 20 µg/l, wird eine tägliche Supplementation mit 30 mg/d empfohlen.

Neuere Cochrane-Metaanalysen kamen zu folgenden Ergebnissen: 1.) Eine Cochrane-Database-Analyse von 20 randomisiert-kontrollierten Studien verglich eine Eisen-Supplementation bei schwangeren Frauen (< 28 SSW) mit normalen Hb-Spiegeln mit Placebo. Dabei zeigte sich in der Eisengruppe ein Anstieg der Ferritin-Konzentration sowie ein geringerer Abfall des Hb in der späten Schwangerschaft, jedoch keine Evidenz für negative bzw. vorteilhafte Effekte einer Eisensupplementation auf Mutter oder Fetus (Mahomed 2000b). 2.) Eine andere Cochrane-Analyse untersuchte den Effekt einer routinemäßigen Eisen- und Folsäuresupplementation bei Schwangeren mit normalen Hb-Spiegeln (Mahomed 2000a). Ähnlich wie bei der ersten Analyse kam es zu einem

Anstieg des Hb, und es traten weniger Hb-Abfälle in der Eisengruppe auf. Ansonsten waren zwischen der Eisen- und Placebogruppe keine vorteilhaften Effekte zu sehen. 3.) Eine dritte Arbeit untersuchte die Wirksamkeit verschiedener Eisentherapien (oral, i.m., i.v.) bei einer Eisenmangelanämie in der Schwangerschaft (Cuervo u. Mahomed 2001). Das Fazit dieser Analyse war, dass aufgrund fehlender, gut durchgeführter Studien diesbezüglich keine spezielle Empfehlung ausgesprochen werden kann.

Während der Schwangerschaft ist die Diagnose einer Eisenmangelanämie nicht immer leicht, denn es kommt zu einer Zunahme des Plasmavolumens, was, durch einen gewissen Verdünnungseffekt, die Diagnose einer Anämie möglicherweise erschwert. Als Gründe für die Zunahme des Plasmavolumens wird eine Verbesserung des plazentaren Blutflusses durch eine Verminderung der Blutviskosität diskutiert. Wahrscheinlicher ist jedoch eine Rechtsverschiebung der Sauerstoffbindungskurve, durch eine Erhöhung der erythrozytären 2,3-Biphosphoglycerat-Konzentration. Dies bewirkt eine verbesserte O_2-Abgabe an den Fetus. Das Plasmavolumen kann im Rahmen der Schwangerschaft bis zu 50% zunehmen, wohingegen die Erythrozytenmasse lediglich um bis zu 20% ansteigt. Dies erscheint dann möglicherweise bei der Befundung wie eine Anämie. Wegen dieses Verdünnungseffektes werden daher teilweise niedrigere Hb-Werte von verschiedenen Gesellschaften toleriert. Jedoch sind Hb-Werte über 11 g/dl anzustreben. Werte unter 10,5 g/dl gehen mit einem erhöhten Risiko für Frühgeburten und Schwangerschaftskomplikationen einher.

Schwangerschaft im Rahmen der Wachstumsphase bei Jugendlichen stellt ein besonderes Risiko für einen Eisenmangel dar, weil in dieser Phase noch zusätzliches Eisen für das Wachstum benötigt wird.

Auf der anderen Seite sollte jedoch bedacht werden, dass sehr hohe Hb-Werte in der Schwangerschaft auch ein gewisses Risiko beinhalten. Beschrieben wurden ein erhöhtes Risiko für Prä-Eklampsie, vermindertes fetales Wachstum, niedrige Apgar Scores sowie Hypertension (Yip 2000).

Sportler

Viele Studien zeigten, dass vor allem regelmäßig Sport treibende Frauen im gebärfähigen Alter häufig einen suboptimalen Eisenstatus aufweisen (Shaskey u. Green 2000). Die wichtigsten Gründe für einen Eisenmangel bei Leistungssportlerinnen sind (Shaskey u. Green 2000):

- Verminderte Zufuhr von (gut bioverfügbarem) Eisen über die Nahrung
- Eisenverluste über die Menstruationsblutung
- Gastrointestinaler Blutverlust
- Vermehrte Eisenverluste über den Schweiß
- Vermehrte Eisenverluste über den Harn

Die täglichen Eisenverluste bei Athletinnen betragen bis zu 2,3 mg/d, im Vergleich zu menstruierenden, nicht übermäßig Sport treibenden Frauen, wo die Verluste bei ca. 1,5 mg/d liegen (Weaver u. Rajaram 1992). Außerdem besteht bei Leistungssportlerinnen u.U. auch eine vermehrte intravaskuläre Hämolyse. Des Weiteren zeigten Studien einen erhöhten Erythrozytenturnover und Erythrozytenfragilität bei Athleten. Aus den oben genannten Gründen haben vor allem Sportlerinnen einen bis zu 30–70% höheren Eisenbedarf.

Athletinnen sollten daher darauf bedacht sein, eine Diät mit gut bioverfügbarem Eisen zu verzehren (s. Kapitel Bioverfügbarkeit). Vor allem bei starker Menstruationsblutung ist auf eine eisenreiche Kost zu achten. Der Eisenverlust über den Schweiß sollte ebenfalls berücksichtigt werden. Studien bei beiden Geschlechtern zeigten eine Eisen-Konzentration im Schweiß von ca. 0,1–0,5 mg/l während eines Trainings. Höhere Werte (bis zu 1,6 mg/l) finden sich bei heißen Umgebungstemperaturen. In heißer Umgebung verlieren Athleten bis zu 2 l Schweiß. Jedoch sollte bedacht werden, dass die Eisenkonzentration im Schweiß im Verlauf der körperlichen Anstrengung auch abnimmt, so dass nur mehrere Messungen ein realistisches Bild über den Eisenverlust im Rahmen einer Belastung ergeben.

GI-Blutungen sind ein weiterer wichtiger Grund für Eisenverluste bei Ausdauersportlern. Dabei steigt das Risiko insbesondere bei Einnahme von Aspirin oder anderen nicht-steroidalen Antiphlogistika an.

Die Eisenverluste über den Harn betragen bei Läufern bis zum Doppelten der Menge, die bei gesunden Nichtsportlern gemessen wurde (0,1 mg/d). Mögliche Quellen für Eisen hier sind Hämosiderin, Transferrin, Erythrozyten und Hämoglobin. Bei 15% der Marathonläufer findet man eine Hämaturie nach dem Lauf.

Verschiedene Studien konnten zeigen, dass eine schwere bzw. mittelschwere Eisenmangelanämie zu einer Beeinträchtigung der Ausdauerleistung führt, welche durch eine Korrektur des Hb-Wertes wieder verbessert werden kann (Haas u. Brownlie 2001). Die Beeinträchtigung der Ausdauerleistung ist abhängig von der Schwere der Anämie und führt zu Abnahmen des V_{O2max} zwischen 10–50%. Im Gegensatz dazu scheint ein Eisenmangel ohne begleitende Anämie keinen negativen Effekt auf die Ausdauer zu haben. Der Grund hierfür liegt in der Tatsache, dass die V_{O2max} vom Sauerstofftransport abhängig ist. Dieser ist bei nicht anämischen Patienten jedoch nicht beeinträchtigt. Andererseits konnten Tierversuche nachweisen, dass ein Eisenmangel die Aktivität von eisenabhängigen Enzymen, wie Cytochromen, in der Muskulatur unter Umständen negativ beeinflussen kann. Neben der Gefahr einer Anämie kann ein Eisenmangel die Glykolyse beeinträchtigen und somit zu einer vermehrten Laktatproduktion führen, welche dann zur Bildung von oxidativem Stress beiträgt (Clarkson u. Sayers 1999). Es konnte außerdem gezeigt werden, dass Menschen mit Eisendefizit, aber grenzwertig normalen Hb-Spiegeln, nach einer Eisentherapie niedrigere Herzfrequenzen während Belastung haben.

Athletinnen haben im Vergleich zu Nicht-Leistungssportlerinnen häufiger niedrigere Serum-Ferritinspiegel (Fogelholm et al. 1995). Dabei sollte jedoch auch bedacht werden, dass schwere körperliche Leistungen, wie ein Marathon oder Triathlon, die eine kurze Zeit zurückliegen, zu einer erhöhten Serum-Ferritin-Konzentration beitragen können. Die Transferrin-Sättigung kann während eines schweren Trainings erhöht sein und sinkt in Ruhe ab. Diese Erhöhungen von Ferritin und Transferrin-Sättigung können einen Eisenmangel bei einem Athleten maskieren. Bedacht werden sollte auch, dass Athleten häufig eine relative Erhöhung des Plasmavolumens aufweisen (bis zu 15%), was fälschlicherweise, vor allem bei grenzwertigen Laborwerten, einen Eisenmangel vortäuschen könnte.

Effekt einer Eisensupplementation bei Sportlern

Da viele Frauen, vor allem Sportlerinnen, an Eisenmangel leiden, werden relativ häufig Supplemente verabreicht (Nielsen u. Nachtigall 1998). Es ist erwiesen, dass eine Eisentherapie die Leistungsfähigkeit von anämischen Sportlern verbessert und zu niedrigen Herzfrequenzen und Blutlaktatspiegeln während der Belastung führt. Ob jedoch die Einnahme von Eisensupplementen Ähnliches bei nicht anämischen Sportlern mit Eisenmangel bewirkt, bleibt umstritten. Studien haben gezeigt, dass die Gabe von niedrig dosierten Eisensupplementen bei nicht-eisendefizitären Sportlern keinen Effekt auf den Eisenstatus hat. Bei höher dosierten Supplementen bei Sportlern mit Eisenmangel zeigten sich signifikante Verbesserungen des Eisenstatus. Die Verwendung von Eisensupplementen kann auch prophylaktisch eingesetzt werden, um einen Eisenmangel bei Sportlerinnen vor stärkeren Ausdauerbelastungen zu verhindern. Jedoch zeigten die meisten Studien keinen vorteilhaften Effekt einer Eisensupplementation bei nicht anämischen Sportlern mit normalem Eisenstatus. Die Eisensupplementation führte jedoch zu einer Verringerung der Blutlaktatspiegel im Rahmen von schweren körperlichen Anstrengungen.

Nahrungsquellen und Bioverfügbarkeit

Mit einer typischen Mischkost werden zirka 4–6 mg Eisen per 1000 kcal aufgenommen. Eisen findet sich sowohl in tierischen Lebensmitteln als auch in pflanzlichen. Die besten Nahrungsquellen für Eisen sind Fleisch, Innereien, diverse Wurstsorten, einige grüne Gemüsesorten, Hülsenfrüchte und Vollkorngetreideerzeugnisse. In tieri-

Tabelle 4. Eisenreiche Lebensmittel, geordnet nach Gruppen

Lebensmittel	Eisengehalt in mg pro 100 g verzehrbaren Anteils*
Weizenkleie	16
Hirse	7
Haferflocken	5
Reis, unpoliert	3
Vollkornbrot	2
Spinat	4
Linsen und Erbsen	3–8
Schwarzwurzel	3
Fenchel	3
Artischocke	2
Kürbiskerne	13
Leinsamen	8
Pistazien	7
Haselnuss	4
Walnuss	3
Schweineleber	18
Rind- und Schweinefleisch	2
Leberkäse	2
Hühnerei	2
Truthahn	1

* Gerundete Werte

schen Produkten liegt Eisen in Form des gut bioverfügbaren Häm-Eisens vor, wohingegen pflanzliche Lebensmittel Eisen als Fe^{3+} enthalten. Dessen Bioverfügbarkeit hängt vor allem vom Vorhandensein von Promotoren und Inhibitoren in der Mahlzeit ab (s. nächstes Kapitel). In Tabelle 4 sind eisenreiche Lebensmittel angeführt.

Bioverfügbarkeit des Eisens im Magen-Darm-Trakt

Der Begriff Bioverfügbarkeit kann definiert werden als die Fraktion des oral aufgenommenen Nährstoffs, welche für die physiologischen und metabolischen Funktionen des Körpers verwendet werden kann. Eine wichtige Determinante der Bioverfügbarkeit bezieht sich auf die Verdauung und Resorption der Nährstoffe im Darm (Ekmekcioglu 2000). Es ist bekannt, dass mit der Nahrung aufgenommene Nährstoffe nur zu einem bestimmten Prozentsatz aus dem Darm ins Blut resorbiert werden (fraktionelle Absorption, Abkürzung = FA). Eine Bioverfügbarkeit von z.B. 10% bedeutet, dass von 10 mg eines Nährstoffs in einer Mahlzeit 1 mg resorbiert wird. Der Rest wird mit dem Stuhl ausgeschieden. Die Bioverfügbarkeit kann abhängig vom Nährstoff zwischen ca. 0,3% (Chrom) und bis zu etwa 90% (gewisse Selenverbindungen) schwanken. Sie ist abhängig von verschiedenen diätetischen und metabolischen Faktoren.

Die intestinale Bioverfügbarkeit (FA aus dem Darm) des Eisens wird vorwiegend durch den individuellen Eisenstatus, aber auch durch andere Komponenten in der Nahrung, welche die Löslichkeit und die Resorptionsfähigkeit des Eisens beeinflussen, determiniert. Daher ist bei der Zusammenstellung von Diäten nicht nur auf einen hohen Eisenanteil zu achten, sondern es sind auch mögliche Promotoren und Inhibitoren zu berücksichtigen, welche die intestinale Bioverfügbarkeit des Eisens beeinflussen können.

Faktoren, welche die Bioverfügbarkeit von Nicht-Häm-Eisen beeinflussen

Die fraktionelle Resorptionsrate von Häm-Eisen weist mit bis zu 35–40% einen hohen Wert auf und wird hauptsächlich vom individuellen Eisenstatus determiniert. Möglicherweise kann Calcium auch dosisabhängig die Bioverfügbarkeit von Häm-Eisen geringfügig beeinträchtigen (s. unten). Im Gegensatz dazu spielen bei der intestinalen Bioverfügbarkeit von Nicht-Häm-Eisen neben dem Eisenstatus vor allem auch Inhibitoren und Promotoren in der Nahrung eine bedeutende Rolle (Hurrell 1997; Fairweather-Tait 2001; Miret et al. 2003; Teucher et al. 2004).

1. Inhibitoren: Die wichtigsten Inhibitoren der Nicht-Häm-Eisen-Bioverfügbarkeit sind Phytinsäure und Polyphenole. Zu weiteren potenziellen Inhibitoren werden auch Calcium und Soja-Protein gezählt.

a) Phytinsäure, Myoinositol-Hexaphosphat, ist Bestandteil von Getreidekörnern und Hülsenfrüchten und der Hauptgrund für die verminderte Bioverfügbarkeit von Eisen aus diesen Lebensmitteln. Degra-

dierung oder enzymatische Entfernung der Phytinsäure führt zu einer deutlichen Erhöhung der Eisenresorptionsrate beim Menschen. Ungefähr 90% der Phytate in der europäischen Kost finden sich im Getreide.

b) Zu den Polyphenolen werden Phenolsäuren sowie Flavonoide und deren Polymerisationsprodukte gezählt. Polyphenole finden sich in Gemüse, Getreide, Gewürzen und vor allem in Früchten und Getränken. Polyphenole haben wünschenswerte, aber auch nachteilige Wirkungen und können als Inhaltsstoffe mit 2 unterschiedlichen Gesichtern gewertet werden. Auf der einen Seite sind sie derzeit sehr beliebt aufgrund ihrer antioxidativen und kanzeropräventiven Effekte, wohingegen vor allem die hydrolysierbaren Tannine, welche z.B. im schwarzen Tee vorkommen, und die chlorogene Säure (eine Phenolsäure) des Kaffees zu den potentesten Inhibitoren der Eisenresorption gezählt werden. Es wurde z.B. gezeigt, dass die Bioverfügbarkeit von Eisen invers korreliert mit der Polyphenolmenge in der Nahrung. Die wirksamen Komponenten der Polyphenole werden im Rahmen der Verdauung freigesetzt und bilden Komplexe mit Nicht-Häm-Eisen, welches somit der Resorption entzogen wird. Die hemmende Wirkung der Polyphenole ist dosisabhängig und kann durch Zugabe von Vitamin C und möglicherweise auch Fleisch abgeschwächt werden.

c) Soja-Protein, aber auch Ei-Albumin sowie Casein haben einen hemmenden Einfluss auf die Resorption von Nicht-Häm-Eisen. Verschiedene Studien zeigten außerdem einen negativen Effekt von Calcium auf die Resorption von Häm- und Nicht-Häm-Eisen. Calcium beeinflusst möglicherweise die Degradierung der Phytinsäure und den mukosalen Transport von Eisen. Die hemmende Wirkung scheint zum einen dosisabhängig zu sein und bei komplexeren Mahlzeiten geringer auszufallen als bei einfachen Speisen.

2. Promotoren: Die wichtigsten Promotoren der Nicht-Häm-Eisen-Resorption sind Fleisch und Ascorbinsäure.

a) Sowohl Rind-, Schwein-, Lamm- und Hühnerfleisch haben einen steigernden Einfluss auf die Resorption von Eisen. Der Grund dafür ist immer noch unbekannt. Angenommen wird, dass „meat (Fleisch)"-Faktoren, die im Rahmen der Verdauung freigesetzt werden, diesen günstigen Effekt bewirken. Dazu gehören möglicherweise gewisse Aminosäuren, vor allem Cystein, das in hoher Konzentration im Fleisch enthalten ist. Mehrere Untersuchungen konnten z.B. zeigen, dass Cystein die Eisenaufnahme aus Mahlzeiten steigert, wobei die Fähigkeit, Eisen zu binden und Fe^{3+} zu Fe^{2+} zu reduzieren, als wichtigste Gründe für diesen Effekt des Cysteins angeführt werden können. Auch die Aminosäure Histidin scheint einen positiven Effekt auf die FA von Nicht-Häm-Eisen zu haben.

b) Vitamin C (Ascorbinsäure), sowohl in ihrer natürlichen Form als auch als Supplement, ist der potenteste Promotor der Nicht-Häm-Eisen-Resorption. Der Effekt ist dosisabhängig. In höherer Konzentration kann Ascorbinsäure den hemmenden Einfluss von Phytaten und Polyphenolen zu einem großen Teil kompensieren. Hohe Ascorbinsäure-Konzentrationen finden sich in Blumenkohl und Brokkoli sowie in Zitrusfrüchten, wie z.B. in Orangen. Der stimulierende Effekt der Ascorbinsäure beruht vor allem auf seiner Fähigkeit, Fe^{3+} zu Fe^{2+} zu reduzieren und Eisen zu komplexieren.

c) Ein weiterer Promotor ist Vitamin A. Vitamin A ist nicht nur wichtig für das Sehen, sondern auch für die Differenzierung von verschiedenen Zellen. Frühe Studien zeigten einen Zusammenhang zwischen einem schweren Vitamin-A-Mangel und einer Anämie bzw. einer Reduktion des hämatopoietischen Gewebes. Gründe hierfür, die diskutiert werden, sind: 1. Verbesserung der Eisenresorption durch Vitamin A, 2. Vitamin A senkt die Infektionsrate und verbessert dadurch den Eisenstatus, 3. Verbesserung des Vitamin-A-Status verbessert die Mobilisation von Eisen aus den Gewebespeichern. Verschiedene Studien bei Tieren zeigten außerdem, dass die Gabe von Vitamin A bei der Eisentherapie im Rahmen einer Anämie die Erythropoiese optimiert. Die Effekte des Vitamin A sind jedoch nur bei einem Vitamin-A-Mangel zu sehen.

Wichtige Empfehlungen für eine Verbesserung der Eisen-Bioverfügbarkeit sind:

■ Keinen Tee oder Kaffee direkt zu den Hauptmahlzeiten, sondern 1–2 h früher oder 2–4 h später konsumieren
■ Milchprodukte (Calcium) zwischen den Hauptmahlzeiten verzehren
■ Vitamin-C-Quellen zum Essen (Zitronensaft); oder Vitamin-C-reiche Gemüse (z.B. Kohl) verzehren

Tabelle 5. Eisenbedarf, empfohlene Zufuhrmengen in Abhängigkeit von der Bioverfügbarkeit des Eisens

Gesamtbedarf (median, mg/d)	Empfohlene Zufuhrmenge in Abhängigkeit von der Bioverfügbarkeit (in %)	
	Hohe Bioverfübarkeit (15%)	Niedrige Bioverfügbarkeit (5%)
0,50	4,2	12,6
0,72	6,2	18,6
1,50	12,5	37,6
1,68	21,8	65,4

Adaptiert und gekürzt aus: WHO, Iron deficiency anaemia, 2001, sowie, FAO/WHO. Expert consultation on human vitamin and mineral requirements, Bangkok, Thailand, 1998. http://www.who.int/nut/documents/ida_assessment_prevention_control.pdf

Tabelle 6. Ausgewählte Algorithmen zur Berechnung der FA von Nicht-Häm-Eisen aus Mahlzeiten

Methode (Referenz)	FA (in %) von Nicht-Häm-Eisen	Beschreibung
(FAO/WHO 1988)	5	Bei < 25 mg As und < 30g tierische Nahrung (Bei 500 mg Fe-Speichern)
	15	Bei > 75 mg As und/oder > 90 g tierische Nahrung (Bei 500 mg Fe-Speichern)
(Monsen et al. 1978; Monsen u. Balintfy 1982)	3–8	Bei < 75 (mg As + g tierisches Gewebe); FA (%) = 3 + 8,93 ln [(Promotoren + 100)/100].
	8	Bei ≥ 75 (mg As + g tierisches Gewebe) der Promotoren
(Du et al. 2000)	Variabel	% FA = 1,7653 + 1,1252 ln (Promotoren/Inhibitoren), wobei: Promotoren = As (mg) + tierische Nahrung (g) + Gemüse und Früchte (g) + 1 Inhibitoren = Reis (g) + Bohnen (g) + Tee (g) +1
(Hallberg u. Hulthen 2000)[*]	22,1 x Faktor	1. Phytate (mg): Log_{10} (Faktor) = − 0,3 x log (1 + Phytate) 2. Tannine (mg): Log_{10} (Faktor) = 0,4515 − 0,715 x log Tannine.

[*] Weitere Formeln sind in der Originalarbeit zu finden; As = Ascorbinsäure

Abschätzung der fraktionellen Absorption von Nicht-Häm-Eisen unter Verwendung von Algorithmen

Mathematische Modelle zur Bestimmung der Bioverfügbarkeit von Nicht-Häm-Eisen sind derzeit sehr populär, da sie die Möglichkeit geben, ohne aufwändige Studien die Resorptionsrate von Nicht-Häm-Eisen abzuschätzen (Tabelle 6).

I. Bei der einfachsten Methode zur Abschätzung der Nicht-Häm-Eisen-Bioverfügbarkeit, die von der FAO/WHO (1988) vorgeschlagen wurde, beträgt die fraktionelle Resorption 5 bzw. 15% und ist abhängig von der Menge an Promotoren, d.h. tierischen Lebensmitteln und Ascorbinsäure, in der Mahlzeit.

II. Eine genauere Methode wurde von Monsen et al. (Monsen et al. 1978; Monsen u. Balintfy 1982) veröffentlicht, wobei postuliert wurde, dass die Resorption von Nicht-Häm-Eisen, abhängig von der Menge an Promotoren (tierisches Gewebe + As), 3–8% beträgt.

Der Nachteil sowohl der FAO/WHO- als auch der Monsen-Methode war es, Inhibitoren nicht mit einzubeziehen, welche bei den nachfolgenden 2 Ansätzen berücksichtigt wurden.

III. Du et al. (2000) haben festgestellt, dass die oben genannten Algorithmen zur Abschätzung der Nicht-Häm-Eisen-Bioverfügbarkeit bei der chinesischen Bevölkerung nicht geeignet sind, und haben daher unter Berücksichtigung der für China ernährungsrelevanten Inhibitoren und Promotoren einen neuen Algorithmus entwickelt. Inwieweit diese Formel auch für die restliche Welt zutrifft, bleibt offen.

IV. Hallberg und Hulthen (2000) haben verschiedene Algorithmen entwickelt, welche die Einflüsse von Promotoren und Inhibitoren im einzelnen berücksichtigen. Die Basis ihrer Algorithmen war die Eisenresorption aus einer dephytinisierten Weizenrolle (22,1%), welche keine Modulatoren der Eisenresorption enthielt. Dieser Wert wird multipliziert mit einem Faktor, welcher unter Verwendung eines Algorithmus generiert wurde. Verschiedene Formeln, die unter anderem die Mengen an Phytaten, Polyphenolen, Fleisch und Ascorbinsäure berücksichtigen, wurden verwendet, um den Einfluss dieser Modulatoren genauer zu beleuchten. In Tab. 6 werden exemplarisch die Formeln für Phytate und Tannine präsentiert.

Eine wichtige Voraussetzung für die Verwendung von Algorithmen ist das Vorhandensein einer detaillierten Information über den Gehalt der Lebensmittel an Eisen, Polyphenolen, Phytaten, Ascorbinsäure und evtl. anderen Modulatoren der Eisenresorption. Außerdem ist es natürlich notwendig, genaue Aufzeichnungen über die Zusammensetzung der Nahrung über einen längeren Zeitraum durchzuführen.

Diagnostik des Eisenstatus

Plasmaeisen

Die Plasmaeisenkonzentration zeigt einen breiten Referenzbereich (75–175 µg/dl bei Männern), was schon auf die Ungenauigkeit der Methode hinweist (Heimpel et al. 2003). Daraus lässt sich ableiten, dass das Plasmaeisen nur bei deutlich erniedrigten oder erhöhten Eisenspeichern verändert wird. Berücksichtigt werden sollte auch die Tatsache, dass das Plasmaeisen deutlichen Tagesschwankungen ausgesetzt ist, die u.U. über oder unter den Normbereich gehen. Besonders ausgeprägt sind die Tagesschwankungen bei vegetativ labilen Personen. Bei entzündlichem Geschehen ist die Plasmaeisenkonzentration vermindert.

Totale Eisen-Bindungskapazität

Eisen wird im Plasma an Transferrin gebunden transportiert. Die Transferrinsättigung ist ein Maß für die Eisenbeladung des zirkulierenden Transferrins, das vor allem für den Transport von Eisen aus den Speichern zum Knochenmark verantwortlich ist. Bei chronisch ungenügender Eisenzufuhr sinken zunehmend die Serumeisenspiegel ab und sukzessive die Transferrin-Sättigung. Sättigungsraten unter 16% sind ein Hinweis, dass die Eisenversorgung des Knochenmarks zu niedrig ist, um eine adäquate Hämoglobinsynthese aufrecht zu erhalten. Geringe Sättigungsspiegel sind nicht nur spezifisch für einen Eisenmangel, sondern treten auch auf bei Anämien aufgrund chronischer Krankheiten, bei denen die Eisenfreisetzung aus den Speichern beeinträchtigt ist (Cook 1999). Die mediane Transferrin-Sättigung für Männer beträgt 26–30% und 21–24% für Frauen.

Hämoglobingehalt der Retikulozyten

Neuere Methoden können den Hb-Gehalt der Retikulozyten messen, wobei ein Wert unter 28–29 pg (unterschiedlich in der Literatur) als ein sehr guter Indikator für das Vorliegen einer Erythropoiese unter Eisenmangel ist (Brugnara 2000). Im Gegensatz zum Ferritin und zur Transferrinsättigung spiegelt dieser Wert die Eisenversorgung des Knochenmarks direkt wider.

Anteil hypochromer Erythrozyten

Hypochrome Erythrozyten sind solche, deren Hb-Konzentration unter 28 pg liegt (Schaefer u. Schaefer 1999). Normalerweise zirkulieren weniger als 2,5% hypochrome Erythrozyten im Blut. Werte über 10% zeigen mit einer hohen Sensitivität eine, durch einen Eisenmangel hervorgerufene, ineffiziente Erythropoiese an.

Protoporphyrin-Konzentration in den Erythrozyten (EPK)

Häm wird gebildet in Erythrozytenvorstufen durch Einbau von Eisen ins Protoporphyrin IX unter Beteiligung der Ferrochelatase. Bei ungenügender Eisenversorgung reichern die Erythrozyten Protoporphyrin an, welches dann in den Erythrozyten während ihrer gesamten Lebensdauer bestehen bleibt. Eine erhöhte Protoporphyrin-Konzentration ist daher ein Hinweis, dass zu dem Zeitpunkt der Erythropoiese eine unzureichende Eisenversorgung vorlag. Erythrozyten-Protoporphyrin ist nicht nur spezifisch für einen Eisenmangel, sondern kann auch erhöht sein bei unzureichendem Eisentransport zu reifenden Erythrozyten (chronische Erkrankung) oder gestörter Häm-Synthese, z.B. bei Bleivergiftung oder auch bei Infektionskrankheiten. Bei Eisenmangel kann Zink in das Protoporphyrin IX eingebaut werden, unter Entstehung des Zink-Protoporphyrins. Die Zink-Protoporphyrin/Häm-Ratio wird verwendet als ein Indikator für eine gestörte Häm-Synthese und ist ein Hinweis für eine unzureichende Eisenversorgung der Erythrozyten (Braun 1999). Die EPK ist normal bei Eisenüberladung, normalem Eisenstatus oder geringem Eisenmangel

Tabelle 7. Indikatoren des Eisenstatus

Parameter	Normalbereiche	Überprüfung von
Serum-Ferritin	10–20 bis 300 µg/l	Speichereisen
Transferrin-Sättigung	16–40%	Funktionelles Eisen
Mittlerer Hämoglobingehalt des Einzelerythrozyten	27–34 pg	Funktionelles Eisen
Mittleres Einzelvolumen des Erythrozyten	83–97 fl	Funktionelles Eisen
Hb-Gehalt der Retikulozyten	> 28 pg	Funktionelles Eisen
Erythrozyten-Protoporphyrin	< 1–1,5 µmol/l	Funktionelles Eisen
Serum-Transferrin-Rezeptor	ca. 0,8–2 mg/dl*	Funktionelles Eisen
Serum-Eisen	75–175 µg/dl	Funktionelles Eisen
Retikulozyten	0,5–1,5/2,0%	Erythropoiese/Knochenmark

* Abhängig von Bestimmungsmethode

ohne Zeichen einer Anämie (Ferritin ca. 12–24 µg/l). Bei mittelmäßigem Eisenmangel (Ferritin knapp unter der unteren Normgrenze) ist die EPK eine gute Methode, um einen Eisenmangel festzustellen. Dabei steigt der Wert auf über ca. 1–1,5 µmol/l in den Erythrozyten an.

Löslicher Serum-Transferrin-Rezeptor

Die Plasmamembranen von allen Zellen im Körper exprimieren Transferrin-Rezeptoren. Ein extrazellulärer Anteil des Rezeptors wird durch Proteolyse ins Plasma freigesetzt. Dieser Anteil ist direkt proportional der Anzahl der membranständigen Rezeptoren. Im Rahmen eines Eisenmangels werden mehr Transferrin-Rezeptoren an der Membran exprimiert, so dass auch mehr extrazelluläre Anteile des Rezeptors ins Plasma freigesetzt werden. Daher ist die Serum-Transferrin-Rezeptor-Konzentration ein relativ spezifischer und sensitiver Indikator eines frühen Eisenmangels (Beguin 2003). Außerdem wird die Serum-Transferrin-Rezeptor-Konzentration, im Gegensatz zum Serum-Ferritin, nicht durch Infektionen, Entzündungen oder Krebs beeinflusst. Aus diesem Grund kann die Bestimmung der Serum-Transferrin-Rezeptor-Konzentration vor allem dann eingesetzt werden, wenn Ferritin, aufgrund verschiedener Krankheiten, nicht herangezogen werden kann. Jedoch können die Serum-Transferrin-Rezeptor-Spiegel bei erhöhter Produktion oder erhöhtem Turnover von Erythrozyten, wie bei einer hämolytischen Anämie, erhöht sein.

Eisenmangel und Eisenmangelanämie

Eisenmangel ist ein Zustand, bei dem die mobilisierbaren Eisenspeicher minimiert sind und bei dem die Eisenversorgung der Gewebe eingeschränkt ist. Die Folge ist eine gestörte Erythropoiese mit einem Abfall der Hämoglobin-Konzentration. Bei Fortdauer bzw. Verschlechterung des Eisenmangels entwickelt sich eine Anämie. Bedeutsam ist, dass es bei einem Eisenmangel ohne evidente Anämie auch zu Funktionsstörungen gewisser Organsysteme kommen kann. Obwohl Eisenmangel den häufigsten Grund für eine Anämie darstellt, sollte differenzialdiagnostisch auch an andere Ursachen, wie Mangel an anderen essenziellen Nährstoffen (Vitamine A, B_{12}, C und Folsäure), Malaria, genetische Defekte in der Hb-Synthese sowie an einen Glukose-6-Phosphat-Dehydrogenase-Mangel gedacht werden.

Ein Eisenmangel lässt sich in 3 Stadien einteilen:

- Eisenspeicher vermindert bzw. geleert, funktionelle Eisenversorgung erhalten (latenter Eisenmangel)
- Eisenspeicher und funktionelles Eisen vermindert, mit Störung der Erythropoiese, jedoch nicht so ausgeprägt, dass eine Anämie diagnostiziert werden kann
- Eisenmangelanämie mit mikrozytären, hypochromen Erythrozyten.

Bei einem absoluten Eisenmangel liegen die Ferritinwerte unter 10–20 µg/l. Bei Patienten mit erniedrigten Ferritinwerten, bei denen die Hb-Werte im Normbereich sind, spricht man von einem latenten Eisenmangel.

Eine Variante des funktionellen Eisenmangels liegt vor, wenn die Speicher ausreichend mit Eisen versorgt sind, jedoch die Eisenversorgung des Knochenmarks für die Erythropoiese unzureichend ist (Ferritin normal oder erhöht, Transferrinsättigung erniedrigt, Anteil hypochromer Erythrozyten >10%). Gründe für den funktionellen Eisenmangel sind: 1) erhöhter Eisenbedarf bei hochdosierter Erythropoietin-(EPO)-Therapie, 2) Verlagerung des zirkulierenden Eisens in die Speicher bei chronisch-entzündlichen oder malignen Erkrankungen.

Die Eisenmangelanämie ist global gesehen eine der am häufigsten vorkommenden Erkrankungen. Weltweit leiden etwa 1,5 Milliarden Menschen an einer Eisenmangelanämie. Ursachen für die Eisenmangelanämie (Tabelle 8) sind vor allem GI-Blutungen, unzureichende Zufuhr gut bioverfügbaren Eisens, vermehrter Bedarf in Schwangerschaft und Wachstumsphase und höhere Verluste z.B. bei Dialyse. Des Weiteren sollte an eine Eisenmalabsorption bei chronischer Achlorydie (verminderte Löslichkeit des Nicht-Häm-Eisens) oder nach chirurgischer Resektion des oberen Dünndarms gedacht werden. Außerdem kann eine Eisenman-

Tabelle 8. Ursachen des Eisenmangels

Verminderte diätetische Zufuhr von bioverfügbarem Eisen

Gastrointestinale Blutungen (Bsp.):
– Peptische Ulzera
– Kolonkarzinom
– Hämorrhoiden
– Dickdarmpolypen
– M.Crohn, Colitis Ulcerosa

Chronisch, atrophe Gastritis mit Achlorydie

Chirurg. Resektion des oberen Dünndarms (Resorptionsstelle entfernt)

Gastrektomie (schnellere Passage)

Hämodialyse, vor allem unter EPO-Therapie

Malabsorptionssyndrome (v.a. Zöliakie und Sprue)

Parasiten-Infektionen (v.a. Hakenwurm)

Vitamin-A-Mangel

Gravidität, Menstruation

gelanämie bei Schistosomiasis (Bilharziose), Hakenwurm-Infektionen und Vitamin-A-Mangel auftreten.

Symptome einer Eisenmangelanämie

1. Verminderte Leistungsfähigkeit

Die Eisenmangelanämie hat vor allem einen Einfluss auf den maximalen Sauerstoffverbrauch. Eine leichte Anämie reduziert die Leistungsfähigkeit während kurzen, intensiven Belastungen aufgrund der gestörten Kapazität des Skelettmuskels für den oxidativen Stoffwechsel. Das Ausdauertraining ist vor allem wegen der geringeren intrazellulären Eisenverfügbarkeit in Skelettmuskelzellen beeinträchtigt. Tierversuche zeigten, dass im Rahmen der Anämie vor allem die Aktivität von oxidativ wirksamen Enzymen beeinträchtigt ist (Maguire et al. 1982). Außerdem kommt es zu einer starken Abnahme des Myoglobins und anderer eisenbindender Proteine. Hohe Herzfrequenzen, Palpitationen und schnelles Atmen sind typische Kennzeichen eines Eisenmangels. Verminderte Myoglobinspiegel, vor allem in der (roten) Muskulatur, bewirken, dass weniger gespeicherter Sauerstoff für die Energiegewinnung bereitgestellt wird. Dies wiederum führt zu einer verminderten Ausdauerleistungsfähigkeit. Die Laktat-Produktion ist ebenfalls bei Eisenmangel erhöht (Geerken u. Gibbons 1972).

2. Psychomotorische Entwicklung von Kindern

Eisen kommt in verschiedenen Hirngebieten vor, und Tierversuche zeigten, dass Eisen eine wichtige Rolle im ZNS spielt. Tiere mit Eisenmangel wiesen teilweise gravierende Verhaltensstörungen auf. Verschiedene Studien zeigten schlechtere Ergebnisse bei psychologischen und motorischen Tests sowie Verhaltensstörungen bei Kleinkindern mit einer Anämie (Olivares et al. 1999). Außerdem konnten Studien aus Mittelamerika zeigen, dass Kinder mit einer Eisenmangelanämie eher wachsam und vorsichtig waren. Außerdem bestand bei Kindern, die in der frühen Kindheit eine Anämie hatten, trotz Behandlung ein erhöhtes Risiko für eine spätere Beeinträchtigung der geistigen und motorischen Fähigkeiten (Lozoff 2000). Als Gründe hierfür kommen vor allem Störungen der Nervenleitgeschwindigkeit sowie der Gedächtnisfunktion im zentralen Nervensystem in Betracht. Dies könnte Resultat einer verminderten Myelinisierung von Nervenfasern sowie einer verminderten Neurotransmittersynthese bei einem Eisenmangel sein, wobei andere Gründe nicht ausgeschlossen werden können.

Anlehnend an die Global Database on Iron Deficiency and Anaemia der WHO (http://www.who.int/nut/ida.htm) entwickeln möglicherweise bis zu 10–20% der Vorschulkinder in Industrieländern und 30–80% in Entwicklungsländern im 1. Lebensjahr eine Anämie. Daraus kann man ableiten, dass möglicherweise viele dieser Kinder nicht die optimale psychomotorische Entwicklung durchmachen wie nicht anämische Kinder und somit Defizite im späteren Leben aufweisen.

Nachteilige Effekte einer Anämie bei Kindern und Jugendlichen sind unter anderem:

- Kleinkinder zeigen Veränderungen von Verhalten und Wahrnehmung, unter anderem vermehrte Ängstlichkeit, Reizbarkeit und Unzufriedenheit sowie eventuell motorische Störungen, wie erhöhte Müdigkeit oder vermindertes Interesse, Neues zu erforschen.
- Kinder und Jugendliche, die als Kleinkind anämisch waren, haben häufiger Lernschwierigkeiten in der Schule und zeigen unter Umständen verminderte Leistungen bei kognitiven Tests.

3. Infektionen

Die Sterblichkeit durch Infektionskrankheiten ist, aufgrund einer Störung im Immunsystem, bei Eisenmangel erhöht. Zu den Immunparametern, die bei Eisenmangel beeinträchtigt sind, gehören 1) die Proliferation von Lymphozyten auf ein Mitogen sowie 2) die zytotoxische Aktivität von Leukozyten gegenüber Mikroorganismen.

Obwohl Eisen eine wichtige Funktion im Immunsystem erfüllt, bleibt der Zusammenhang zwischen Eisenmangel bzw. Eisensupplementation bei gewissen Infektionskrankheiten, vor allem bei Malaria, kontroversiell (Brock 1999). Bei Kindern aus tropischen Ländern führte eine stark dosierte Eisentherapie zu einem erhöhten Risiko für eine Verschlechterung der Malariasymptomatik. In-vitro-Studien zeigten, dass die Lebensdauer von Erregern wie Plasmodien (Malariaerreger) und Mykobakterien (Tuberkulose), die einen Großteil ihres Lebens intrazellulär verbringen, durch eine Eisentherapie verlängert wird.

Andere pathologische Störungen bei Eisenmangel sind

1. Stomatitis, Glossitis, chronische Gastritis
2. Brüchige Haare und Nägel
3. Pica (Ingestion von Materialien, die nicht für den Verzehr bestimmt sind, z.B. Erde oder Eiswürfel)

Tabelle 9. Ursachen, die bei Säuglingen und Kindern den Eisenstatus negativ beeinflussen können

Ursache	Effekt auf den Eisenstatus
Häufige Infektionen	Erythropoiese ↓, GI-Blutverluste bei parasitären Infektionen
Nahrungszusammensetzung	Geringe Resorption von schlecht bioverfügbarem Eisen
Kuhmilch statt Muttermilch	Geringe Resorption von schlecht bioverfügbarem Eisen
Ausschließlich Muttermilch über längere Zeit	Unzureichende Eisenzufuhr
Frühzeitiges Abklemmen der Nabelschnur	Verminderter Übergang von Eisen in Form des Hämoglobins auf den Fetus
Frühgeburt	Geringe Eisenspeicher bei Geburt

Tabelle 10. Differentialdiagnose zwischen einer Eisenmangelanämie und einer Anämie aufgrund einer chronischen Krankheit

Laborparameter	Eisenmangelanämie	Anämie bei chronischer Krankheit
Transferrin-Sättigung	Erniedrigt	Erniedrigt bis Normal
Plasma-Ferritin	Erniedrigt	Normal bis erhöht
Plasma-Transferrin-Rezeptor	Erhöht	Normal
Transferrin-Rezeptor/ Log Ferritin	Hoch	Niedrig
Art der Anämie	Hypochrom, mikrozytär	Normochrom, normozytär oder hypochrom, mikrozytär

4. Gestörte Temperaturregulation (Brigham u. Beard 1996)
5. Plummer-Vinson-Syndrom: Schluckbeschwerden aufgrund einer Geweberückbildung der Schleimhaut im Bereich von Mund, Rachen und Speiseröhre. Bedarf wahrscheinlich auch einer genetischen Prädisposition.
6. Schwangerschaftskomplikationen

Eisenmangel und Schwermetall-Resorption

Bei einem Eisenmangel steigt das Risiko für eine vermehrte Schwermetallbelastung bei Kindern. Die Resorption von bivalenten Kationen, inklusive Schwermetallen wie Blei und Cadmium, ist bei Eisenmangel erhöht (Ragan 1983). Eine Korrektur des Eisenmangels würde somit auch die Bleibelastung des Menschen aus der Umwelt, wie von Autoabgasen, reduzieren. Einige epidemiologische Untersuchungen beschrieben einen Zusammenhang zwischen Eisenmangel und erhöhten Bleiwerten im Blut (Wright et al. 2003).

Anämie bei chronischen Krankheiten

Patienten mit gewissen chronischen Krankheiten haben ein erhöhtes Risiko für eine Anämie (Weiss u. Goodnough 2005). Diese sollte man jedoch abgrenzen von der Eisenmangelanämie.

Gründe für eine Anämie bei chronisch entzündlichen Prozessen sind: 1. Unzureichende Eisenverfügbarkeit für die Erythropoiese aufgrund einer verminderten Eisenfreisetzung aus dem retikuloendothelialen System bzw. einer verminderten Eisenre-

sorption, 2. Hemmung der Erythropoiese, 3. inadäquate EPO-Produktion und 4. verminderte Lebensdauer der Erythrozyten.

Ein zentraler Befund der Anämie bei chronischen Krankheiten ist eine Verlagerung des Eisens in die Speicher im retikuloendothelialen System. Makrophagen können über verschiedene Wege Eisen anreichern, dazu gehören TFR-mediierte Aufnahme, NRAMP-1, Laktoferrin, Hb-Rezeptor und Phagozytose von Erythrozyten. Cytokine beeinflussen diese Aufnahme und hemmen die zelluläre Abgabe von Eisen über den Eisentransporter Ferroportin1 (Ludwiczek et al. 2003). Dadurch wird die Eisenversorgung für die Erythropoiese eingeschränkt. Akute-Phase-Proteine hemmen außerdem die Transferrin-abhängige Aufnahme von Eisen in die Erythroid-Progenitor-Zellen. Außerdem wird unter Einfluss von Cytokinen, wie TNF-α oder IL-1, die Ferritin-Synthese in Makrophagen und in der Leber angeregt. Cytokine hemmen auch die Erythrozytenvorstufen im Knochenmark, unter anderem durch Hemmen der Aktivität von CFU-E. Der Grund, warum Eisen in die Speicher verlagert wird, ist noch unklar. Möglicherweise steht durch diesen Effekt weniger Eisen und damit auch Sauerstoff (vermindertes Hb) für Mikroorganismen und Tumorzellen zur Verfügung, die dann unter Umständen in ihrem Wachstum beeinträchtigt werden.

Typische Befunde bei einer Anämie im Rahmen von chronischen Entzündungen sind normal-erhöhtes Serum-Ferritin, erniedrigte Serum-Eisenspiegel sowie Eisenbindungskapazität und eine normozytäre oder mikrozytäre Anämie (Andrews 1999).

Diagnose einer Eisenmangelanämie

Faktoren zur Diagnose der Eisenmangelanämie sind Hb, Hämatokrit, Ferritin und die Erythrozytenindices. Genaueres über die diagnostischen Kriterien findet sich in Lehrbüchern der Inneren Medizin. Es sei bemerkt, dass der Hb-Wert auch physiologisch variieren kann, z.B. in der Schwangerschaft, bei Rauchern oder bei Höhenaufenthalt. Außerdem scheinen genetische Faktoren ebenfalls eine Rolle zu spielen.

Eisen und klinische Erkrankungen

Karzinome

Die Anämie ist ein häufiges Begleitsymptom einer Krebserkrankung, wobei der pathophysiologische Mechanismus immer noch nicht eindeutig klar ist (Balducci 2003). Möglicherweise sind multiple Veränderungen bei der Entstehung beteiligt. Ursachen können sein: 1. niedrige Erythropoietin-Spiegel, wobei die Ansprechbarkeit auf EPO-Gabe bei Krebspatienten schlechter ist als bei Gesunden; 2. verkürzte Lebensdauer der Erythrozyten, die nicht über die Erythropoiese kompensiert werden kann; 3. evtl. Hemmung der Erythropoiese durch Cytokine, wie IL-1, IL-6 oder TNF α. Tumorpatienten haben häufig auch erhöhte Ferritinspiegel und niedrige Serumeisenspiegel, was auf ein vermehrtes Bestreben deuten könnte, Eisen zu speichern. Die Ferritinspiegel korrelieren ferner häufig mit der Tumorprogression, wie es z.B. bei Krebs im Kopf und Nackenbereich oder renalem Krebs gezeigt wurde (Kirkali et al. 1999). Aus diesem Grund wäre die Bestimmung des Ferritinspiegels als diagnostisches Werkzeug sinnvoll.

Umgekehrt können hohe Eisenspeicher auch ein Risiko für Krebserkrankungen darstellen. Dies wurde bereits für verschiedene Krebsarten beschrieben. Vor allem gilt dies für das hepatozelluläre Karzinom bei Hämochromatose. Als Mechanismus ist eine durch oxidativen Stress induzierte Schädigung der DNA denkbar (Papanikolaou u. Pantopoulos 2005). Außerdem wurden Zusammenhänge zwischen Eisenüberladung und Dickdarmkrebs bzw. Dickdarmpolypen (Adenom) beschrieben. Dabei ist ein erhöhter Fleischverzehr u. U. ein Risikofaktor, wobei jedoch nicht sicher ist, ob hier das Eisen oder z.B. die erhöhte Ausscheidung von Gallensäuren, welche toxisch auf Colonozyten wirken können, verantwortlich für die Krebsentstehung sind.

Eisen wird benötigt für die Zell- und damit Tumorproliferation. Aus diesem Grund wäre daher ein Ansatzpunkt eine therapeutische Eisenentleerung bei Krebserkrankungen. Dabei wurden Gallium-Nitrat und der Eisenchelator Desferrioxamin getestet. Gallium wird in die Zelle nach Transferrinbindung aufgenommen und verhindert möglicherweise eine Ansäuerung im Endosom, was die Grundlage für die Eisenabgabe aus dem Transferrin darstellt. Desferrioxamin hemmt möglicherweise die DNA-Synthese durch Beeinflussung der Ribonucleotid-Reduktase-Aktivität. Anti-Transferrinrezeptor-1-Antikörper stellen einen weiteren Ansatzpunkt für die klinische Testung dar.

Lebererkrankungen – chronische Hepatitis C

Bei der chronischen Hepatitis C findet sich häufig eine Eisenanreicherung in der Leber, die sich auch in den Laborparametern manifestiert (Snover 2000). Der Mechanismus ist nicht eindeutig klar, wobei eine vermehrte Eisenresorption sowie eine gestörte Erythropoiese diskutiert werden. Erhöhte Eisenkonzentrationen finden sich in den Hepatozyten, wobei hier auch die Lipid-Peroxidation gesteigert ist. Dies könnte bei der Pathogenese der Erkrankung eine Rolle spielen. Z.B. wurde gezeigt, dass eine Interferon-γ-Therapie zu einer Verminderung der Eisenbelastung und der Lipid-Peroxidation führt (Kageyama et al. 2000).

Alkoholische Lebererkrankung

Alkoholmissbrauch führt, aufgrund einer erhöhten Eisenaufnahme über den parazellulären Weg, zur vermehrten Eisenresorption (Fletcher 1996). Die Serum-Ferritinspiegel bei Alkoholikern sind häufig erhöht.

Alkoholiker haben außerdem signifikant erhöhte Eisenspiegel in der Leber (Fletcher u. Powell 2003). Bei experimentellen Untersuchungen an Tieren mit alkoholischer Leberschädigung wurde gezeigt, dass Eisen-Infusionen die Lebersymptomatik verschlechtern (Valerio et al. 1996). Alkoholiker sollten daher bei normalem Eisenstatus Eisensupplemente in Kombination mit Vitamin C meiden. Der Grund, warum vermehrtes Eisen leberschädigend ist, liegt höchstwahrscheinlich in der Initiierung von oxidativem Stress durch freies Eisen (siehe auch unten). Außerdem entstehen bei der Entgiftung von hohen Mengen Alkohol über das MEOS-System freie Radikale. Oxidativer Stress in der Leber führt zur Aktivierung von NF-κB, welches wiederum die Transkription von proinflammatorischen Cytokinen, wie TNF-α, induziert. Experimentelle Untersuchungen konnten zeigen, dass Eisen diesen Weg verstärkt. Außerdem haben Hämochromatose-Patienten, die regelmäßig hohe Mengen Alkohol konsumieren, ein deutlich höheres Risiko, eine Leberzirrhose zu entwickeln, als Alkoholabstinente.

Gastrointestinale Erkrankungen

Gastrointestinale Blutungen sind, neben der Menstruationsblutung, einer der wichtigsten Gründe für einen Eisenverlust und das Entstehen eines Eisenmangels. Dabei erfolgt die Abklärung der Blutungsquelle mit diversen gastroenterologischen Methoden (Rockey 1999). Häufig sind es akute Blutungen aus Geschwüren und Polypen oder chronische Blutungen bei den Krankheitsbildern M. Crohn, Colitis Ulcerosa oder M. Osler.

Die Ursachen für eine Anämie beim M. Crohn sowie bei der Colitis Ulcerosa können vielfältig sein. An erster Stelle steht ein Eisenmangel sowie eine Anämie bei chronischer Entzündung (s. oben). Seltenere Ursachen sind Medikamenten-NW, Folsäure- und Vitamin-B$_{12}$-Mangel, und sehr seltene Gründe (< 1%) sind Aplasien, myelodysplastische Syndrome, die Autoimmunhämolytische Anämie oder ein Glukose-6-Phosphat-Dehydrogenase-Mangel. Die Therapie des Eisenmangels bei chronisch entzündlichen Darmerkrankungen ist nicht unproblematisch, da bei der oralen Therapie die Wahrscheinlichkeit von Nebenwirkungen im Vergleich zu Gesunden relativ hoch ist. Außerdem können Eisenverbindungen oxidativen Stress hervorrufen (s. unten). Aus

diesem Grund bietet sich als Alternative die i.v. Eisentherapie an.

Untersuchungen bei Nagetieren zeigten, dass hohe Dosen an Eisen die Darmmukosa schädigen können. Die schädigende Wirkung beruht wahrscheinlich auf der Bildung von freien Radikalen (Gassull 2004) und scheint vor allem bei Eisenmangel stärker zu sein. Effekte einer Schädigung sind Verlust der Integrität und niedrigerer Turnover der Mukosa-Zellen. Studien konnten zeigen, dass durch die gleichzeitige Gabe von Antioxidantien wie Vitamin C und Vitamin E dieser schädigende Effekt abgeschwächt werden kann (Srigiridhar u. Nair 2000). Neuere Studien wiesen außerdem nach, dass auch durch die Gabe von Zink der schädigende Effekt von Eisen signifikant vermindert werden kann (Sreedhar et al. 2004). Als Mechanismus stehen im Vordergrund die Induktion von Metallothionein sowie Erhöhung der Glutathionspiegel. Der Nachteil einer gleichzeitigen Zinksupplementation ist eine potenzielle Beeinträchtigung der Eisenresorption.

Immunsystem und Infektionen

In experimentellen Untersuchungen an Nagetieren wurden die Effekte eines Eisenmangels auf das Infektionsrisiko untersucht (Weiss 2002a). Dabei zeigte sich bei Tieren mit Eisenmangel ein erhöhtes Risiko, an Salmonellen und Pneumonien zu erkranken. Außerdem wiesen Tiere, deren Eisenstatus korrigiert wurde, eine deutlich bessere Immunabwehr gegenüber Parasiten auf. Für die adäquate Entwicklung des Immunsystems scheint auch eine normale Eisenversorgung in der Schwangerschaft essenziell zu sein.

Die Proliferation von Lymphozyten sowie die Phagozytose-Aktivität von neutrophilen Granulozyten ist bei Eisenmangel beeinträchtigt. Außerdem wurde beschrieben, dass die Zahl zirkulierender Lymphozyten im peripheren Blut erniedrigt und die zytotoxische Aktivität von NK-Zellen eingeschränkt ist. Schließlich konnten einige Versuche bei Nagetieren eine verminderte Immunglobulinproduktion bei Eisenmangel zeigen. Ein Grund für eine gestörte Leukozytenfunktion könnte eine gestörte DNA-

Synthese durch Funktionsbeeinträchtigung der Ribonukleotid-Reduktase sein. Die Phagozytoseaktivität ist möglicherweise durch Beeinträchtigung der NADPH-Oxidase und auch des Cytochrom b gestört. Auch die intrazelluläre Eisenverfügbarkeit ist wichtig für die Erregerabwehr. Das Makrophagen-Protein NRAMP-1 z.B., ein transmembranöser Eisentransporter, ist wichtig für die zelluläre Resistenz gegenüber eindringenden Pathogenen.

Jedoch hat andererseits auch eine Eisenüberladung negative Effekte auf verschiedene Immunparameter (Sunder-Plassmann et al. 1999), wie z.B. eine Beeinträchtigung der Wirkung von TH1-Zellen oder eine verminderte Wirkung von Interferon γ. Außerdem ist die Funktion der neutrophilen Granulozyten bei Eisenüberladung beeinträchtigt (reduzierte Phagozytose und Bildung von Radikalen). Eisen ist wichtig für die Vermehrung von Mikroorganismen im Wirtsorganismus. Bei Hämochromatose-Patienten z.B. können Erreger wie Yersinia enterocolitica, die normalerweise milde enterische Infektionen hervorrufen, schwere Infektionen wie Sepsis und Abszesse induzieren. Eisenüberladung erhöht auch das Risiko für z.B. Hepatitis-B-Infektionen bei Hämochromatose-Patienten. Außerdem wurde beschrieben, dass Hämodialyse-Patienten, die ein erhöhtes Serumferritin aufwiesen, im Vergleich zu denjenigen mit niedrigen Ferritinwerten eine erhöhte Inzidenz von bakteriellen Infektionen hatten. Bei Menschen mit einer zerebralen Form der Malaria führte der Eisenchelatbildner Desferrioxamin zu einer Verbesserung des klinischen Verlaufs (Hershko et al. 1992). Eine Überprüfung von verschiedenen randomisierten Studien, die den Effekt einer Eisen-Supplementation auf die Inzidenz von Infektionskrankheiten bei Kindern untersucht haben, zeigte kein erhöhtes Infektionsrisiko bei Kindern unter Eisentherapie. Lediglich das Risiko, eine Diarrhö zu bekommen, stieg ein wenig an (Gera u. Sachdev 2002).

Neurodegenerative Erkrankungen

Eisen, als Bestandteil von verschiedenen Enzymen, ist wichtig für Nervenzellen, dabei vor allem für die Synthese von Neuro-transmittern und Myelin (Ke u. Ming Qian 2003; Thomas u. Jankovic 2004; Zecca et al. 2004). Gewisse Gebiete im Gehirn, wie der Globus pallidus, die Substantia nigra und der motorische Cortex, weisen hohe Eisenkonzentrationen auf. Die Neurone speichern Eisen in Form des Ferritins. Bei Störungen der Ferritin-Funktion, z.B. durch Adeninbindung an die leichte Kette, wie bei der Neuroferritinopathie, kann es zu einer verminderten Eisenabgabe kommen. Dies führt zur Neurodegeneration. Es gibt multiple Wege der Eisenregulation im Gehirn. Diese betreffen 1) die Eisenaufnahme (Transferrin, Transferrin-Rezeptor, Melanotransferrin, HFE, Laktotransferrin, Divalent Metal Transporter-1), 2) Eisenspeicherung (Ferritin, Neuromelanin), 3) Intrazelluläre Eisenhomöostase (Hämoxygenase-1, Frataxin), 4) Posttranskriptionale Kontrolle (IRP-1,2, Veränderung des intrazellulären Redoxstatus).

Jedes Gehirn produziert ca. 10^{11} freie Radikale pro Tag (Perry et al. 2002). Oxidativer Stress wird für das Altern des Gehirns sowie für viele neurodegenerative Erkrankungen verantwortlich gemacht. Möglicherweise ist auch freies Eisen bei der Entstehung von oxidativem Stress im Gehirn beteiligt.

Alzheimer-Erkrankung

Alzheimer-Patienten akkumulieren Eisen in verschiedenen Hirnregionen, unter anderem im cerebralen Cortex und im Hippokampus (Todorich u. Connor 2004). Studien konnten insbesondere zeigen, dass Fe(III), aber auch Cu(II) und Zn(II) im Kern und in der Peripherie von senilen Plaques konzentriert sind (Lovell et al. 1998). Eisen, aber auch Kupfer können mit dem Amyloid-β-Peptid (Aβ-Peptid) interagieren und somit die Bildung von Hydrogenperoxid induzieren. Dieses wiederum bewirkt eine Autooxidation und Quervernetzung des Aβ-Peptids. Aβ-Plaques hingegen können eine weitere Bildung von Hydrogenperoxid durch mikrogliale Aktivierung induzieren. Als Endresultat kommt es zur Lipid-Peroxidation und DNA-Schädigung. Aus diesem Grund sind derzeit Medikamente im Versuchsstadium, die die Interaktion von Eisen (Kupfer) mit ZNS-Proteinen, hier vor allem Aβ-Peptid und Neuromelanin, hemmen und damit die nachfolgende Bildung von freien Radikalen unterbrechen. Z.B. konnte durch die Gabe von Metallchelatoren (Desferrioxamin) die Redox-Aktivität in AD-Läsionen vermindert werden (Sayre et al. 1999).

Des Weiteren sind Unterschiede in der Interaktion von eisenregulatorischen Proteinen mit iron responsive elements (IRE) bei Alzheimer-Patienten im Vergleich zu Gesunden beschrieben worden (Pinero et al. 2000). Dabei sind die Komplexe zwischen den beiden Elementen bei Alzheimer-Patienten viel stabiler als bei den Kontrollgruppen.

Parkinson-Erkrankung

Verschiedene Studien haben beschrieben, dass bei Parkinson-Patienten in der Substantia nigra, den dopaminhaltigen Hirnregionen, die im Rahmen dieser Erkrankung degenerieren, erhöhte Eisenspiegel vorkommen (z.B. Griffiths et al. 1999). Zellen der Substantia nigra sind besonders anfällig für oxidativen Stress aufgrund ihres Dopamin-Stoffwechsels. Die Autooxidation von Dopamin führt zur Bildung von Wasserstoffperoxid. Dies wiederum könnte, wenn nicht genügend Glutathion vorhanden ist, zu einer vermehrten Bildung von stark toxischen Hydroxylradikalen führen. Jedoch ist es immer noch nicht sicher, ob der Anstieg des Eisens in der Substantia nigra ein kausaler Faktor für die Entstehung von M. Parkinson ist oder eine Folge der Erkrankung. Neue Studien konnten zeigen, dass eine Komplexierung von Eisen mit Ferritin oder Clioquinol die Toxizität von Parkinson-induzierenden Substanzen (MPTP) reduzieren kann (Kaur u. Andersen 2002). Auch eine genetisch induzierte vermehrte Expression der H-Ferritin-Kette verhindert eine vermehrte Degeneration der SN-dopaminergen Neurone, was wiederum auf die Rolle von Eisen in der Ätiopathogenese schließen lässt. Die H-Kette des Ferritins kann das (Redox)-toxischere Fe^{2+} zu dem ungiftigeren Fe^{3+} oxidieren und ist die Form, die sich vor allem in ZNS-Neuronen findet. Es wird im Rahmen von oxidativem Stress schnell hochreguliert und eine experimentelle Induktion dieser Ferritin-Subeinheit schützt vor vermehrter schädlicher Wirkung durch H_2O_2. Eine Mutation des IRE-Elements des H-Ferritin-Gens führte zu erhöhten zytoplasmatischen Eisenspiegeln. ZNS-Spiegel der H-Kette des Ferritins erhöhen sich im Alter, möglicherweise als Schutzmechanismus vor zu viel Eisen. Dabei scheinen jedoch Alzheimer- und Parkinson-Patienten keine Erhöhung zu zeigen (Thompson et al. 2001).

Arteriosklerose

Seit etwa zwei Jahrzehnten wird die Hypothese, dass vermehrte Eisenspeicher mit einem erhöhten Risiko für das Auftreten einer koronaren Herzkrankheit einhergehen, intensivst untersucht (Wood 2004). Dieser Zusammenhang wird vor allem aufgrund der Eigenschaften von Eisen, oxidativen Stress hervorzurufen (s. unten), vermutet. Oxidativer Stress begünstigt die Entstehung von ox-LDL, einer zentralen Substanz in der Atherogenese. Dabei konnten zahlreiche Studien eine direkte Korrelation zwischen vermehrten Eisenspeichern (gemessen üblicherweise als Serum-Ferritin) und der Inzidenz einer KHK feststellen. Zusätzlich zeigten neuere Untersuchungen einen Zusammenhang zwischen der Mutation HFE C282Y, die normalerweise bei hereditärer Hämochromatose auftritt, und dem Auftreten einer KHK (Rasmussen et al. 2001). Diese Ergebnisse hätten eine hohe klinisch-praktische Relevanz vor allem für diätetische Empfehlungen und eine prophylaktische Eisensupplementation, da viele Menschen die heterozygote Form dieser Mutation haben (unter anderem ca. 9–10% der Nordeuropäer). Jedoch konnte der Zusammenhang zwischen erhöhten Eisenspeichern und dem Auftreten einer KHK nicht in allen Studien bestätigt werden, so dass immer noch Unklarheiten bestehen. Da diese Möglichkeit jedoch theoretisch besteht, wäre es vernünftig, von einer unkritischen Eisensupplementation bei normalen hämatologischen Parametern bzw. Eisenstatus abzusehen.

Zusätzlich zu der Fragestellung, ob eine Eisenüberladung das KHK-Risiko erhöht, wurde der umgekehrte Weg auch untersucht, ob nämlich ein Eisenmangel mit einem geringeren Risiko für KHK assoziiert ist. Dabei konnte kein bzw. nur ein nicht signifikanter Zusammenhang gefunden werden (Sempos et al. 2000). Auch bei regelmäßigen Blutspendern zeigten zwei von drei Untersuchungen keinen Zusammenhang zwischen KHK und niedrigen Eisenspeichern.

Diabetes mellitus

Die ersten Hinweise für eine potenzielle Beteiligung des Eisens beim Diabetes kamen von Hämochromatose-Patienten (Yaouanq 1995). Diabetes bei Hämochromatose-Patienten ist charakterisiert durch eine Insulin-Resistenz. Außerdem findet sich eine pathologische Glukose-Toleranz bei ca. einem Drittel der Hämochromatose-Patienten, die keinen manifesten Diabetes haben (Dymock et al. 1972). 30–40% der Patienten mit Hämochromatose und Diabetes, die mittels Phlebotomie therapiert wurden, zeigten eine Verbesserung der diabetischen Stoffwechsellage (weniger Bedarf an Insulin oder oralen Antidiabetika). Diese Daten unterstützen die These, dass eine Eisenüberladung einen negativen Effekt auf Insulinsynthese bzw. -ausschüttung hat. Verschiedene Studien konnten bisher einen Zusammenhang zwischen Serum-Ferritin-Spiegeln und Typ-II-Diabetes mellitus [z.B. (Ford u. Cogswell 1999)] zeigen. Dabei wiesen ein Drittel oder mehr der Typ-II-Diabetiker erhöhte Serum-Ferritin-Spiegel auf. Des Weiteren zeigten Studien eine Korrelation zwischen Serum-Ferritin und Glukose-Insulin- sowie HbA_{1c}-Spiegel (Tuomainen et al. 1997). Jedoch sollte bedacht werden, dass Ferritin auch ein Akute-Phase-Protein ist und somit möglicherweise im Rahmen eines Diabetes reaktiv sekundär erhöht ist. In einer Studie bei 15 Patienten mit hochgradiger Eisenüberladung aufgrund von Transfusionen fand sich bei allen eine pathologische Glukose-Toleranz (Schafer et al. 1981). Eine der ersten Veränderungen bei Eisenüberladung ist eine Hyperinsulinämie und eine Insulin-Resistenz. Eine Eisenchelatortherapie mit Desferrioxamin bei Patienten mit Thalassämie führte zu geringeren Eisenspiegeln in der Leber, geringerem Ferritin und einer geringeren Prävalenz für Diabetes und Glukose-Intoleranz (Brittenham et al. 1994). Eine Phlebotomie bei Patienten mit nichtalkoholischer Fettleber und pathologischer Glukose-Toleranz brachte eine deutliche Verbesserung der OGTT und eine Reduktion der HbA_{1c}-Spiegel (Facchini et al. 2002). All diese Studien weisen auf eine potenzielle, kausale Rolle von Eisen in der Pathogenese des Diabetes hin. Als pathophysiologischer Mechanismus wird eine vermehrte Bildung von reaktiven Radikalen unter Beteiligung von freiem Eisen angenommen (s. Kapitel oxidativer Stress). Bei Patienten mit Diabetes sind LDL-Lipoproteine möglicherweise auch durch die nichtenzymatische Glykosylierung anfälliger für eine Oxidation.

Renale Anämie

Der primäre Grund für eine renale Anämie ist eine unzureichende endogene EPO-Produktion. Zusätzliche Faktoren sind 1) eine verkürzte Lebensdauer von Erythrozyten aufgrund der Urämie, 2) GI-Blutungen, vor allem aufgrund einer Veränderung der Darmmukosa oder sekundär aufgrund einer Störung der Thrombozytenfunktion, weiters 3) häufige Blutabnahmen und 4) Blutretention im Dialysat (Sargent u. Acchiardo 2004). Die EPO-Therapie ist mittlerweile zum Standard bei renalen Patienten geworden. Die EPO-Therapie führt jedoch dazu, dass der Eisenbedarf stark ansteigt. Wird der Eisenbedarf nicht gedeckt, entsteht eine EPO-Resistenz. Es wird geschätzt, dass für einen Anstieg des Hb um 1 g/dl (entspricht ca. 3% Anstieg im HKT) ungefähr 150 mg Eisen benötigt werden (Cook et al. 1986).

Bei einem Patienten mit chronischer Nierenerkrankung können drei Formen des Eisenmangels vorkommen: 1. absoluter Eisenmangel, 2. funktioneller Eisenmangel und 3. Eisenmangel wegen retikuloendothelialer Blockade. Ein funktioneller Eisenmangel liegt vor, wenn die Transferrin-Sättigung und das Ferritin oberhalb der unteren Normgrenzen liegen, jedoch gleichzeitig ein Abfall des Hämatokrits unter EPO-Therapie festgestellt wird. In diesem Fall kann eine Eisentherapie die Ansprechbarkeit von EPO erhöhen. Bei der retikuloendothelialen Blockade wird nicht genügend Eisen aus den Speichern freigesetzt und kann daher nicht an Transferrin gebunden zum Knochenmark transportiert werden. Dies äußert sich in einem rapiden Anstieg des

Ferritins in Verbindung mit einem Abfall der Transferrinsättigung.

Andere Ursachen der Anämie sollten jedoch ebenfalls abgeklärt werden, wie Thalassämien, Vitamin-B_{12}- oder Folsäuremangel und Einfluss toxischer Elemente. Verschiedene Methoden wurden entwickelt, um den Eisenbedarf von Patienten mit chronischer Nierenerkrankung abzuschätzen. Diesbezüglich sei auf die entsprechende Literatur verwiesen.

Orale Eisentherapie bei renaler Anämie

Der Effekt einer Therapie mit Eisen p.o. bei Patienten mit Anämie und chronischer Nierenerkrankung wird in der Literatur unterschiedlich bewertet (Markowitz et al. 1997). In der Regel wurde gezeigt, dass die Gabe von oralem Eisen nicht ausreicht, um die Eisenverluste bei Patienten mit rHuEPO auszugleichen. Zu ähnlichen Ergebnissen kam man bei Supplementation von Eisen und Vitamin C. Ein Hauptgrund ist die verminderte Bioverfügbarkeit der oralen Eisenpräparate. Gleichzeitige Gabe von H_2-Antagonisten und Antazida vermindert zusätzlich die Bioverfügbarkeit aufgrund einer verminderten Löslichkeit der Eisenpräparate. Vitamin C fördert die Eisenresorption. Jedoch kann es dadurch zu einer vermehrten Anreicherung von Oxalat kommen. Die Gabe von calciumhaltigen Phosphatbindern (Calciumacetat, Calciumcarbonat) sollte nicht zeitgleich mit der Eisengabe erfolgen, um Interaktionen zu vermeiden.

Ein weiterer Nachteil der oralen Eisentherapie ist die möglicherweise geringere Patientencompliance aufgrund gastrointestinaler Nebenwirkungen. Bei einer oralen Eisentherapie können folgende GI-Nebenwirkungen auftreten: Übelkeit, Erbrechen, Völlegefühl, Oberbauchschmerzen und Obstipation. Diese NW treten vor allem bei Einnahme auf leerem Magen auf. Um das Auftreten der NW zu minimieren, nehmen die Patienten daher die Eisenpräparate mit der Nahrung auf. Dies jedoch resultiert möglicherweise in einer verminderten Bioverfügbarkeit von Eisen.

Verschiedene Eisenpräparate sind im Handel. Die meisten sind Verbindungen von Fe^{2+} mit Sulfat, Gluconat oder Fumarat. Trotz der oben erwähnten potenziellen Nachteile sind die oralen Präparate bei gewissen Patienten von Vorteil, z.B. Patienten mit Peritoneal-Dialyse, die keinen ständigen i.v. Zugang haben und bei denen der Blutverlust geringer ausfällt. Auch bei Patienten, die eine i.v. Eisentherapie nicht tolerieren, ist die orale Therapie eine sinnvolle Alternative.

Intravenöse Eisentherapie

Die i.v. Eisentherapie bei Patienten mit chronischer Nierenerkrankung und Anämie ist der oralen Therapie hinsichtlich des Aufrechterhaltens eines normalen Eisenstatus bei weitem überlegen (Cavill 2003). An Eisenpräparaten sind am Markt Eisen-Dextran, Eisen-Glukonat sowie Eisen-Sukrose (Silverstein u. Rodgers 2004). Eisen-Dextran (Eisen-II-Hydroxid) wird aufgrund der relativ hohen Rate an NW (ca. 5%), inkl. anaphylaktischer NW (ca. 1,5–2%), nicht mehr generell empfohlen. Falls doch Eisen-Dextran gegeben wird, sollte eine Testdosis von 25 mg appliziert werden und der Patient anschließend (mindestens 1h) beobachtet werden. Eisen-Glukonat ist seit über 40 Jahren in Europa erhältlich. Dieses Präparat hat ein deutlich niedrigeres Risiko, NW auszulösen. Ähnlich geringes Nebenwirkungspotenzial hat Eisen-Sukrose. Bei beiden Komplexen kann es jedoch zur Freisetzung minimaler Eisenmengen aus der Verbindung kommen. Dies kann, vor allem bei schneller Applikation, zu einer akuten Eisentoxizität führen (Blutdruckabfall, Kollaps). Diese Nebenwirkung scheint vor allem bei Eisen-Glukonat eine gewisse Rolle zu spielen, wohingegen dieser potenzielle Nachteil bei Eisen-Sukrose bisher nicht beschrieben wurde. Nach Applikation von Eisen-Glukonat wurden Transferrinsättigungen von bis zu 100% (+ Bindung an andere Plasmaproteine) beschrieben.

Die Empfehlungen der European Renal Association-European Dialysis Transplant Association (ERA-EDTA) 2004 zu der Eisentherapie bei Patienten mit renaler Anämie sind (Locatelli et al. 2004):

■ Alle Patienten mit chronischer Nierenerkrankung und einer Anämie, die mit einem Medikament, welches die Erythro-

Tabelle 11. Parenterale Eisenpräparate

	Eisen-Dextran	Eisen-Sukrose	Eisen-Glukonat
Molekulargewicht (kD)	variabel	ca. 3–60	ca. 350
Bioverfügbarkeit	+	++	++
Eisenbindung (Stabilität)	+++	++	+
$T_{1/2}$ Halbwertszeit (h)	6	5–6	1
Anaphylaxierisiko	vorhanden	sehr gering	sehr gering
Akute Eisentoxizität	selten	selten	möglich*

* Vor allem bei schneller Applikation

poiese stimuliert, behandelt werden, sollten zusätzlich Eisen bekommen, unabhängig ob sie dialysepflichtig sind oder nicht.

■ Patienten unter Hämodialyse haben üblicherweise einen höheren Eisenbedarf als ohne Dialyse.

Die Hauptgründe für diese Empfehlungen sind zum einen ein jährlicher Blutverlust durch die Dialyse von ca. 2–2,5 l, was einem Eisendefizit von ca. 750 mg Eisen (ca. 2 mg/d) entspricht. Außerdem steigt der Eisenbedarf bei einer Erythropoiese-stimulierenden Therapie stark an.

Weitere Empfehlungen bzw. Bemerkungen zur Eisentherapie bei Patienten mit renaler Anämie durch die ERA-EDTA sind:

■ Die i.v. Therapie ist die Applikationsmethode der Wahl.

■ Bezüglich der Häufigkeit der Eisengabe kann keine definitive Empfehlung ausgesprochen werden.

■ Die optimale i.v. Eisendosis sollte zwischen 25–150 mg/Woche für die ersten 6 Monate der Erythropoiese-stimulierenden Therapie liegen.

■ Der Eisenstatus sollte in regelmäßigen Abständen überprüft werden. Dabei wird als Indikator Ferritin verwendet. Um den funktionellen Eisenstatus zu überprüfen, ist der Anteil der hypochromen Erythrozyten (normalerweise unter 2,5%) ein sehr guter Parameter. Zusätzlich kann die Transferrin-Sättigung herangezogen werden. Schließlich ist eine dritte Möglichkeit die Bestimmung des Hb-Gehalts der Retikulozyten.

■ Eisen-Sukrose und in zweiter Linie auch Eisen-Glukonat sind relativ sichere Ver-

bindungen. Eisen-Dextran wird nicht mehr generell empfohlen.

Bei Patienten, die mit intravenösem Eisen therapiert werden, sollte das Serumferritin vierteljährlich kontrolliert werden, um Mangelzustände, aber auch eine Überladung zu erkennen.

Das Auftreten von mehr als 10% hypochromen Erythrozyten im Kreislauf deutet mit hoher Sensitivität auf eine eisendefizitäre Erythropoiese hin. Die Bestimmung dieses Funktionsparameters erfordert spezielle Analysemethoden, die nicht überall verfügbar sind. Jedoch bleibt der Parameter normalerweise 24h stabil. Aus diesem Grund können die Blutproben unter Umständen eingeschickt werden.

Restless Leg Syndrom (RLS)

Das RLS, auch Ekbom's Syndrom genannt (Ekbom 1960), ist eine neurologische Erkrankung mit einer Prävalenz von bis zu 15% in der Allgemeinbevölkerung. Die Prävalenz steigt mit dem Lebensalter und scheint bei Frauen häufiger aufzutreten als bei Männern. Das Hauptsymptom der Erkrankung ist ein unangenehmer Drang, die Beine zu bewegen (Akathisie), häufig verbunden mit störenden Missempfindungen (Spannung, Kribbeln, Brennen) in den Beinen (Earley 2003). Die Symptome treten vor allem in ruhender (angenehmer) Position, beim Liegen oder Sitzen, auf. Bewegung oder unkomfortable Stellungen führen zu einem Verschwinden der Symptome. Obwohl die Symptome auch tagsüber auftreten, sind sie vor allem gegen Abend und nachts im Bett vorhanden. Dies führt zu einer deutlichen Beeinträchtigung der Schlafqualität, verständlicherweise auch die des Partners (störende Beinbewegungen). Eine weitere unangenehme Folge sind verschiedene Symptome, die mit der Schlaflosigkeit assoziiert sind, wie z.B. Müdigkeit, Konzentrationsschwäche und depressive Verstimmung. Das RLS ist durch einen chronischen, aber fluktuierenden Verlauf gekennzeichnet. Beschwerdefreie Intervalle variabler Dauer können vorkommen. Vor allem der Erkrankungsbeginn ist durch unterschiedliche nächtliche Dauer und Intensität der Symptome gekennzeichnet. Mit zunehmendem Alter zeigt sich eine Progredienz der Erkrankung.

Die Ursachen des RLS sind vor allem eine genetische Prädisposition, Schwangerschaft sowie eine Urämie. Patienten mit RLS haben relativ häufig einen Eisenmangel und weisen niedrige Ferritin-Spiegel und höhere Transferrin-Konzentration im Liquor cerebrospinalis auf. Außerdem zeigen sich in der Magnet-Resonanz-Tomographie niedrige Eisenspiegel in gewissen Hirnregionen. Zur Therapie dieser Erkrankung stehen zum einen dopaminerge Substanzen, wie Levodopa oder Bromokriptin, oder auch Opiate und Benzodiazepine zur Verfügung (s. Lehrbücher der Inneren Medizin). Da viele Patienten einen Eisenmangel aufweisen, ist hier auch eine Eisensupplementation indiziert. Bei Patienten mit einem Serum-Ferritin von weniger als 18 µg/l zeigte eine Eisensupplementierung deutlich positive Effekte auf die Symptomatik (O'Keeffe et al. 1993). Andererseits zeigte eine Eisentherapie bei normalen oder erhöhten Ferritinspiegeln keinen vorteilhaften Effekt auf den Krankheitsverlauf.

Hereditäre Erkrankungen des Eisenstoffwechsels

Hämochromatose

Pathogenese: Erstmalig wurde der Begriff Hämochromatose 1889 von von Recklinghausen verwendet. Die Hämochromatose ist eine autosomal rezessive Erkrankung mit einer hohen Prävalenz bei Kaukasiern; für Homozygote von ca. 0,3–0,5% und bei Trägern von ca. 10%. Sie ist eine der häu-

figsten Erbkrankheiten bei Weißen und kommt daher zahlreicher vor als die zystische Fibrose oder die Sichelzellanämie. Bei Patienten mit Hämochromatose wurden bisher Mutationen von fünf Genen gefunden (HFE, TFR-2, Hemojuvelin, Hepcidin, Ferroportin) (Robson et al. 2004; Franchini u. Veneri 2005). Am bekanntesten ist das HFE-Gen. Das Gen kodiert für das Protein HFE, das zur MHC-Klasse I gehört. Dieses HFE-Protein wird vor allem in der Leber und in Dünndarmepithelzellen exprimiert. Es findet sich an der Zelloberfläche und bildet einen Komplex mit dem Transferrin-Rezeptor (TfR). Dadurch wird die Affinität zwischen TfR und Transferrin negativ beeinflusst. Verschiedene Mutationen des HFE-Gens sind bekannt. Zwei häufige Allele des HFE-Gens, welche ein HCC-1-Molekül kodieren, haben Mutationen von entweder Cystein zu Tyrosin bei der Aminosäure 282 (C282Y) oder von Histidin zu Asparaginsäure bei der Aminosäure 63 (H63D). Die Mutation C282Y hat eine höhere Prävalenz. Der Austausch der Aminosäuren führt dazu, dass zum einen das HFE-Produkt und der Transferrin-Rezeptor verändert reagieren und zum anderen durch einen unbekannten Mechanismus das Eisen im Darm unkontrolliert aufgenommen wird. Neuere Studien konnten des Weiteren zeigen, dass Hämochromatose-Patienten mit HFE-Mutationen eine geringe Expression von Hepcidin in der Leber aufweisen. Daher wird vermutet, dass dies einen wichtigen pathophysiologischen Mechanismus für die Eisenüberladung darstellt (s. auch oben).

Klinik: Homozygoten für HFE resorbieren pro Tag bis zu viermal mehr Eisen als gesunde Menschen (Fodinger u. Sunder-Plassmann 1999). Da der Mensch nur eine begrenzte Kapazität hat, Eisen auszuscheiden, kommt es zu einer vermehrten Eisenablagerung in diversen Organen, vor allem in Leber, Pankreas und Herz. Aufgrund der Redoxeigenschaften von Eisen resultiert daraus erhöhter oxidativer Stress und dadurch Schädigung von Biomolekülen. Da Eisen langsam akkumuliert, beginnen die Symptome erst im mittleren Lebensalter zwischen dem 40.–60. LJ, bei Frauen eher später als bei Männern, wahrscheinlich bedingt durch die physiologischen Eisenverluste während der Menstruationsblutung und Schwangerschaft. Die klassischen vier Symptome Hautpigmentation, Diabetes, Lebererkrankung und gonadale Störungen sind vor allem bei älteren Homozygoten zu sehen, wohingegen häufigere Symptome, wie Schwäche, Lethargie, Bauch- und Gelenkschmerzen, eher nicht spezifisch sind (Crawford et al. 1998). Eine Störung in der maximal möglichen Konzentrierungsfähigkeit des Harns in der Niere tritt möglicherweise auch bei Eisenüberladungsstörungen auf (Zhou et al. 1996). Die Leber ist das zentral betroffene Organ, und eine Hepatomegalie findet sich bei über 95% der symptomatischen Patienten. Mit zunehmendem Krankheitsverlauf entsteht eine Leberfibrose, welche in eine Zirrhose übergehen kann. Somit steigt das Risiko für ein hepatozelluläres Karzinom. Eine exzessive Hautpigmentation ist bei über 90% der Patienten zu sehen. Die „bronzene" Hautfärbung wird durch eine vermehrte Melanin- und Eisenablagerung in der Dermis verursacht. Eisenablagerungen im Myokard können zu Herzinsuffizienz führen. Eine Arthropathie findet sich bei 25–50% der Patienten und scheint unabhängig vom Ausmaß der Eisenspeicher zu sein, da sie auch nach Verminderung der Eisenspeicher bestehen bleibt. Die Handgelenke sind hier am stärksten betroffen.

Labor: Bei Diagnose der Erkrankung ist der Körpereisenspeicher typischerweise stark erhöht. Mit der Zunahme der Eisenspeicher nehmen auch die Plasmaeisenspiegel und die Transferrinsättigung zu, später dann auch der Ferritinspiegel. Zu den diagnostischen Kriterien für das Vorliegen einer hereditären Hämochromatose gehören: Transferrinsättigung von mehr als 45–50% (unterschiedliche Literaturangaben), ein Ferritin von mehr als ca. 400–500 µg/l. Da beide Parameter auch bei einer Autoimmunhepatitis oder einer toxischen Leberzellschädigung erhöht sein können, ist eine Leberbiopsie zur Bestätigung der Diagnose unbedingt notwendig. Zusätzlich wird der Befund durch eine Genanalyse (HFE und andere Gene) erhärtet.

Therapie: Aderlässe, zunächst wöchentlich 400–500 ml, entsprechend 200–250 mg Eisen, bis zur Normalisierung der Eisenparameter. Anschließend ist eine Erhaltungstherapie mit 4–10 Aderlässen pro Jahr indiziert. Diätetische Empfehlungen sind ebenfalls wichtig. Alkohol sollte gemieden werden. Eisenhaltige Supplemente sind kontraindiziert, und auf häufigen Fleischkonsum sollte verzichtet werden (viel bioverfügbares Eisen).

Juvenile Hämochromatose

Die juvenile Hämochromatose, eine autosomal-rezessive Erkrankung, ist charakterisiert durch eine hochgradige Eisenüberladung im frühen Lebensalter, so dass klinische Symptome bereits vor dem 30. Lebensjahr auftreten (Camaschella et al. 2002). Dabei stehen Hypogonadismus, Diabetes und kardiale Beteiligung im Vordergrund. Im Gegensatz zur HFE-abhängigen Hämochromatose, bei der vor allem Männer betroffen sind, sind bei der juvenilen Form beide Geschlechter betroffen. Zwei verschiedene Gen-Loci sind bei der Pathogenese beteiligt: 1. Zum einen eine Mutation des Gens HJV auf dem Chromosom 1q (häufiger), welches das Protein Hemojuvelin kodiert; 2. Der zweite Subtyp ist charakterisiert durch eine höhergradige Eisenüberladung als beim 1. Typ und wird verursacht durch eine Mutation des HAMP-Gens, welches Hepcidin kodiert.

Hereditäres Hyperferritinämie-Katarakt-Syndrom

Das Hereditäre Hyperferritinämie-Katarakt-Syndrom ist eine autosomal-dominante Störung, bei der die Patienten an frühzeitigem beidseitigem Katarakt erkranken und sich daraus Sehstörungen bis zur Erblindung entwickeln. Bei diesen Patienten wurde eine Punktmutation in der leichten Kette des Ferritin-Gens auf Chromosom 19q13.1 festgestellt (Beaumont et al. 1995). Aus diesem Grund sinkt die Affinität der eisenregulierenden Proteine für das mutierte iron-responsive element. Daraus resultiert eine unkontrollierte Überproduktion der leichten Ketten des Ferritins bei Eisenmangel. Die Patienten haben zwar hohe Ferritinspiegel, jedoch normale Serumeisenspiegel und Transferrinsättigung.

Porphyria cutanea tarda

Bei der Porphyria cutanea tarda existiert eine sporadische und eine familiäre Form, die autosomal-dominant vererbt wird. Die Ursache für die Hautläsionen sowie für die hepatische Dysfunktion ist ein Mangel an dem Enzym Uroporphyrinogen-Decarboxylase. Aus diesem Grund kommt es zur Anreicherung von Porphyrinen in Leber, Plasma, Harn und Stuhl. Eine Eisenüberladung scheint ein zusätzlicher Faktor für die klinische Manifestation der Erkrankung zu sein (Bulaj et al. 2000).

Kongenitale dyserythropoietische Anämien

Kongenitale dyserythropoietische Anämien sind eine heterogene Gruppe von seltenen Eisenfunktionsstörungen, bei denen eine ineffektive Erythropoiese sowie dysplastische Veränderungen der Erythroblasten im Vordergrund stehen (Heimpel 2004). Beim Typ I (autosomal-rezessiv, Chromosom 15q15.1-15.3) stehen neonatale Manifestationen wie Anämie sowie Hepatosplenomegalie im Vordergrund. Die meisten Erwachsenen zeigen eine progressive Eisenüberladung. Beim Typ II (autosomal-rezessiv, Chromosom 20q11.2) findet sich aufgrund einer vermehrten Hämolyse und ineffektiver Erythropoiese ein hohes Plasma-Bilirubin sowie eine variable Anämie. Typ III (2 Typen, ein Typ autosomal-dominant, chromosom 15q21-25, der anderer Typ sporadisch) ist die seltenste Störung und zeigt Symptome wie Müdigkeit, abdominelle Beschwerden und Gelbsucht.

Familiäre hypoferrämische, mikrozytäre Anämie

Die Patienten haben bei dieser Erkrankung keinerlei Störungen im Gastrointestinaltrakt bzw. chronische Blutverluste. Die Symptome sind eine höhergradige, hypoproliferative mikrozytäre Anämie und eine Eisenmalabsorption, die auf eine orale Eisentherapie nicht anspricht. Laborbefunde zeigen eine höhergradige Mikrozytose mit niedrigem Serumeisen, erhöhter totaler Eisenbindungskapazität und erniedrigtem Serumferritin. Interessanterweise sind trotz lebenslangem Ferritinmangel die psychomotorische Entwicklung und Leistungsfähigkeit der Patienten normal (Pearson u. Lukens 1999). Die Störung liegt in einer bisher unerklärlichen defekten Mobilisation von Eisen aus dem retikuloendothelialen System und der Darmmukosa ins Plasma.

Sideroblastische Anämie

Die Sideroblastische Anämie wird hervorgerufen durch Mutationen im Erythroid-spezifischen 5'-Aminolävulinsäure-Synthase-Gen (Furuyama u. Sassa 2002). Das kodierte Protein ist ein Schlüsselenzym der Häm-Synthese. Mutationen in der Erythroid-spezifischen Aminolävulinsäure-Synthase 2 führen zu einer Störung der Erythropoiese, Erhöhung der Erythroblastenzahl und einer vermehrten Eisenresorption. Ähnlich wie bei der Hämochromatose resultiert daraus eine vermehrte Anreicherung von Eisen in Leber, Pankreas, Herz und Gehirn. Pyridoxin, ein Kofaktor dieses Enzyms, führt zu einer Verbesserung der klinischen Symptomatik.

Sideroblastische Anämie und Ataxie

Die X-Chromosom-abhängige sideroblastische Anämie und Ataxie ist eine Sonderform der sideroblastischen Anämie. Diese Form ist charakterisiert durch eine frühzeitige cerebellare Ataxie und eine hypochrome mikrozytäre Anämie. Das verantwortliche Gen ist der ATP-bindende Cassette Transporter 7 (Xq13) (Allikmets et al. 1999). Das Produkt dieses Gens ist in der inneren Mitochondrienmembran lokalisiert und beteiligt beim Häm-Transport aus den Mitochondrien. Beim Fehlen dieses Gen-Produkts reichern die Mitochondrien Eisen an. Dies führt vor allem im Nervensystem zu Störungen.

Friedreich-Ataxie

Die Friedreichsche Ataxie ist eine autosomal-rezessive Erkrankung, die einen progressiv-degenerativen Verlauf zeigt (Pandolfo 2003). Sie wird hervorgerufen durch Mutationen im FRDA-Gen (Chromosom 9q13-21), welches ein mitochondriales Protein, das Frataxin, kodiert. Frataxin wird für den Efflux von Eisen aus den Mitochondrien benötigt, und das Fehlen von Frataxin resultiert in mitochondrialer Eisenakkumulation. Damit verbunden kommt es zu einer Zerstörung zellulärer Strukturen aufgrund von oxidativem Stress durch vermehrte Radikalbildung. Antioxidantien wie Coenzym Q_{10} oder Vitamin E können daher die Progression der Erkrankung bis zu einem bestimmten Grad aufhalten (Schols et al. 2004).

Atransferrinämie

Die Atransferrinämie ist eine seltene autosomal-rezessive Erkrankung, bei der sehr niedrige bzw. keine Transferrin-Spiegel im Plasma vorkommen (Hamill et al. 1991). Aus diesem Grund reichert sich Eisen in der Leber an. Die Klinik ist vor allem gekennzeichnet durch eine schwere mikrozytäre Anämie und Eisenablagerung in den Organen. Die Erkrankung kann teilweise erfolgreich durch Infusionen mit Apotransferrin oder fresh-frozen Plasma behandelt werden, manchmal in Verbindung mit Eisenchelatbildnern (Hayashi et al. 1993).

Ferroportin-Krankheit

Es handelt sich dabei um eine autosomal-dominant vererbte Krankheit, die durch eine Mutation im SLC40A1-Gen 2q32 verursacht wird (Pietrangelo et al. 1999). Ferroportin 1 (IREG 1) ist verantwortlich für das Hinausschleusen von Eisen aus Zellen, die eine wichtige Funktion im Eisenstoffwechsel besitzen, vor allem aus duodenalen Enterozyten, Hepatozyten und Makrophagen des retikuloendothelialen Systems. Im menschlichen Darm wird dieses Protein vor allem kompensatorisch bei Anämie und pathologisch bei Hämochromatose exprimiert (Zoller et al. 2001). Liegt eine Dysfunktion des Ferroportin 1 vor, kommt es zu einer vermehrten Eisenspeicherung mit Erhöhung der Ferritinspiegel bei normaler Transferrin-Sättigung. Das klinische Bild kann frei von Symptomen bis zum kompletten klinischen Bild der Hämochromatose sein. Im Vergleich zur progressiven hereditären Hämochromatose bleibt der Phänotyp jedoch eher mild.

Aceruloplasminämie

Die Aceruloplasminämie ist eine autosomal-rezessive Erkrankung, die mit einer Mutation des Gens 3q23-24, welches Ceruloplasmin kodiert, einhergeht (Yoshida et al. 1995). Die Folge ist eine verminderte Ferrooxidase-Aktivität und damit eine vermehrte Ablagerung von Eisen im ZNS und in inneren Organen. Die prominenten Symptome sind: retinale Degeneration, Diabetes mellitus, Anämie und neurologische Symptomatik, wie Ataxie, Dystonie, Tremor, Parkinsonismus und kognitive Dysfunktion bis zur Demenz.

Neuroferritinopathie

Die Neuroferritinopathie ist eine autosomal-dominante Krankheit mit einer vermehrten Eisenablagerung in den Basalganglien, verursacht durch eine Mutation im Gen auf Chromosom 19q13.3, welches die leichte Kette des Ferritins kodiert (Levi et al. 2005). Die Serum-Ferritin-Spiegel sind niedrig. Die Klinik inkludiert motorische Störungen wie Dystonie, Spastik und Rigor. Die Erkrankung tritt am häufigsten zwischen dem 40.–55. LJ. auf.

Hallervorden-Spatz-Syndrom

Dabei handelt es sich um eine neurodegenerative Erkrankung mit einer Anreicherung von Eisen im Gehirn (Hayflick 2003). Zur klinischen Symptomatik gehören ein Parkinsonismus, cerebellare Ataxie, kognitive Verluste sowie bulbäre Veränderungen. Bei der Erkrankung kommt es zu einer Degeneration von Nervenzellen und Anreicherung von Eisen in verschiedenen Hirnarealen, unter anderem im Globus pallidus und in der Substantia nigra.

Eisentherapie

Unterschieden werden sollte zwischen einer prophylaktischen Supplementation, die darauf abzielt, eine Eisenmangelanämie zu verhindern, und einer therapeutischen Supplementation bei Eisenmangelanämie. Die prophylaktische Supplementation ist sowohl für Ärzte (Eisenpräparate) als auch nichtärztliches Personal (Nahrungsergänzungsmittel) relevant, wohingegen die therapeutische Supplementation der ärztlichen Verschreibung unterliegt. Die prophylaktische Eisensupplementation ist vor allem dann überlegenswert, wenn die Prävalenz der Anämie in einer bestimmten Population über 40% beträgt. Ausgenommen sind frühgeborene Säuglinge sowie Schwangere. Die empfohlenen Dosierungen (WHO) für eine prophylaktische Eisensupplementation zur Vermeidung einer Eisenmangelanämie liegen bei 2 mg/kg Körpermasse pro Tag für Kinder bis zum 59. Monat (max. 30 mg/d), 30 mg/d für Schulkinder sowie 60 mg/d für Frauen über einen Zeitraum von drei Monaten (bei Kleinkindern eventuell auch länger).

Nebenwirkungen, die unter Umständen bei einer oralen Eisentherapie auftreten können, sind:

1. Gastrointestinale Beschwerden, wie epigastrische Beschwerden, Übelkeit, Obstipation und Durchfall, vor allem bei Dosen von 60 mg oder mehr, In diesem Fall sollten die Supplemente zu den Mahlzeiten eingenommen werden.
2. Eisenpräparate hemmen die Resorption von Tetrazyklinen, Sulphonamiden und Trimethoprim.
3. Schwarzfärbung des Stuhls (normalerweise keine NW, Fortsetzen der Therapie). Bei zusätzlicher Symptomatik und begründetem Verdacht Ausschluss einer gastrointestinalen Blutung.
4. Keine gleichzeitige Einnahme von hochdosiertem Vitamin C, da dies epigastrische Beschwerden verursacht bzw. möglicherweise oxidativen Stress begünstigt.

Das Auftreten von Nebenwirkungen der Eisenpräparate ist auch dosisabhängig. Das Risiko kann vermindert werden bei gleichzeitiger Einnahme zu den Mahlzeiten. In diesem Fall wird die Resorptionsrate jedoch vermindert (Brise 1962). Um eine gute Patientencompliance zu erreichen, ist auch eine adäquate Information des Patienten wichtig.

Die Eisentherapie bei Eisenmangelanämie beträgt 120 mg/d für Erwachsene und 3 mg/kg/d für Kinder (max. 60 mg/d). Orale Gabe von Fe^{2+}-Eisensalzen ist die übliche Therapie. Dabei wird am häufigsten Fe^{2+}-Sulfat verwendet.

Toxizität von Eisen

Oxidativer Stress

Die biologische Bedeutung von Eisen resultiert aus seiner Eigenschaft, Elektronen abzugeben bzw. aufzunehmen. Daher wechselt in biologischen Systemen die Wertigkeit des Eisens zwischen Fe^{2+} und Fe^{3+}. Diese lebenswichtige Eigenschaft birgt auch potenzielle Nachteile. Unter aeroben Bedingungen, wie sie in unserem Körper vorliegen, kann freies Eisen die Bildung von schädigenden Radikalen unterstützen (s. Gleichungen 1–3) (McCord 1998). Aus diesem Grund müssen die freien Eisenspiegel niedrig gehalten werden. Zu diesem Zweck ist das meiste Eisen im Körper an Proteine wie Transferrin, Ferritin oder andere eisenhaltige Proteine gebunden. Dieses Eisen steht für Oxidationsreaktionen nicht zur Verfügung. Beim Gesunden liegt nur ein geringer Teil des Eisens in freier Form vor (Epsztejn et al. 1997). Diskutiert wird, dass dieser kleine freie Eisenpool an Liganden mit geringem Molekulargewicht gebunden ist (Phosphate, Carboxylate, Polypeptide, Phospholipide u.a.) (Kruszewski 2003). Dieses Eisen, das wahrscheinlich weniger als 5% des gesamten zellulären Eisens ausmacht, ist möglicherweise für die unkontrollierten eisenabhängigen Oxidationsreaktionen verantwortlich. Die freie Eisenkonzentration steigt bei Eisenüberladung und sinkt bei Eisenmangel bzw. Gabe von Eisenkomplexbildnern. Auch oxidativer Stress bei Überproduktion von $O_2^{\circ-}$ und H_2O_2 im Rahmen von verschiedenen Krankheitsbildern (Entzündungen, Infektionen, Ischämie) kann eine Freisetzung von Eisen aus den Speicherproteinen, vor allem aus Ferritin, bewirken. Unkontrollierte eisenabhängige Oxidationen werden und wurden mit verschiedenen Krankheiten und Störungen in Verbindung gebracht, dazu gehören Morbus Alzheimer und Parkinson-Syndrom, Arteriosklerose, Krebs, Rheumatoide Arthritis und postischämische Reperfusionsstörungen.

1. $Fe^{3+} + O_2^{\circ-} \rightarrow Fe^{2+} + O_2$
   Netto-Reaktion

2. $Fe^{2+} + H_2O_2 \rightarrow Fe^{3+} + OH^\circ + OH^-$
   (Fenton-Reaktion)

3. $H_2O_2 + O_2^{\circ-} \xrightarrow{Fe} OH^\circ + OH^- + O_2$
   (Haber-Weiss Reaktion)

Das Hydroxyl (OH°)-Radikal ist sehr reaktiv und seine geschätzte Halbwertszeit ist 10^{-9} Sekunden. Es kann DNA, Lipide, Proteine und Kohlenhydrate schädigen sowie die Zellproliferation beeinträchtigen. Redox-aktives Eisen kann nicht nur die Bildung von Hydroxyl-Radikalen katalysieren, sondern auch die von organischen reaktiven Verbindungen, wie z.B. Peroxyl- (ROO°), Alkoxyl- (RO°) oder Thiyl-Peroxyl (RSOO°)-Radikalen (Papanikolaou u. Pantopoulos 2005).

Potenziell toxische Effekte von Eisen

1. DNA-Oxidation: Eisen wird als kausaler Faktor in Verbindung mit verschiedenen Krebsarten gebracht. Dabei wird angenommen, dass Eisen zur Entstehung von Hydroxylradikalen (über die Fenton-Reaktion) beiträgt, die wiederum die DNA oxidieren.

2. Protein-Oxidation: Es wird angenommen, dass Fe^{2+} an Metallionen bindende Stellen an Proteinen bindet, und dass der Fe^{2+}-Protein-Komplex anschließend mit H_2O_2 unter Bildung von reaktivem OH° reagiert. Die Oxidation des Proteins kann in weiterer Folge zur Verminderung der katalytischen Aktivität (bei Enzymen) oder zu erhöhtem Risiko für Proteolyse führen. Gezeigt wurde dies unter anderem für die Beladung des Ferritins mit Eisen.

3. Lipid-Peroxidation: Die Lipid-Oxidation, generell als Lipid-Peroxidation beschrieben, da die Lipid-Peroxide eine Zwischenstufe in diesem Prozess darstellen, wurde intensivst in der wiss. Literatur der letzten Jahre untersucht. Anlehnend an zahlreiche experimentelle Untersuchungen, die jedoch nicht immer bestätigt werden konnten, wird von vielen Wissenschaftlern behauptet, dass Eisen bei der Initiierung der Lipid-Peroxidation beteiligt ist. Ein wichtiger Mechanismus, über den Eisen wirken soll, ist die Bildung von Hydroxyradikalen über die Haber-Weiss-Reaktion. Der wichtigste Schritt in der Lipid-Peroxidation ist die Entfernung eines H^+-Atoms aus einer Allyl-Bindung einer ungesättigten Fettsäure. Da das Hydroxyl-Radikal eines der potentesten Oxidantien in biologischen

Systemen ist, kann es diesen ersten Schritt der Lipid-Peroxidation ohne weiteres initiieren. Ein anderer denkbarer Mechanismus wäre über die Bildung von Fe^{3+}/Fe^{2+}-Komplexen. Z.B. wurde gezeigt, dass eine maximale Lipid-Peroxidation dann auftritt, wenn 50% des Fe^{2+} in oxidierter Form vorliegen (Minotti u. Aust 1987).

Akute Eisentoxizität

Die akute Eisenvergiftung ist bei akzidenteller oraler Zufuhr von sehr hohen Eisendosen fast ausschließlich bei Kindern zu sehen. Sie führt initial zu einer Schleimhautschädigung im oberen Magen-Darm-Trakt mit Erbrechen und Durchfällen. Hohe Mengen an resorbiertem Eisen können nach einer Latenzzeit von bis zu 12h zu Herz- und Leberinsuffizienz führen. Orale Dosen von 20–60 mg/kg Körpergewicht sollten ärztlich überwacht werden, und 180–300 mg Eisen/kg Körpermasse können letal sein (Berkovitch et al. 1994).

Therapeutische Dosen von Eisen können verschiedenartige Nebenwirkungen hervorrufen, dazu gehören Übelkeit und Erbrechen, Durchfall oder Obstipation sowie epigastrische Beschwerden.

Chronische Eisentoxizität

Eine chronische Eisentoxizität, die ohne genetische Grunderkrankung, wie z.B. einer Hämochromatose, auftritt, ist selten. Heutzutage relevant ist die potenzielle chronische Eisenüberladung und damit möglicherweise Toxizität durch längerdauernde Einnahme von Eisenpräparaten und Nahrungsergänzungsmitteln (NEM), die hohe Dosen an Eisen enthalten. Seit einigen Jahren sind NEM sehr populär. Daher gibt es in verschiedenen Ländern Kommissionen, die sich mit der Thematik der Zufuhrgrenzen befassen. Eine der größten Institutionen ist das Food and Nutrition Board des Institute of Medicine in den USA. Dieses Institut hat die so genannten Tolerable Upper Level of Intake (tolerable obere Zufuhrgrenzen UL) herausgegeben. Diese Höchstgrenze umfasst die gesamte Aufnahmemenge eines Nährstoffs pro Tag (Nahrung + Supplement + angereichertes Lebensmittel + Getränk). Die UL ist die höchste Zufuhrmenge eines Nährstoffs, die aller Wahrscheinlichkeit nach auch bei langfristiger Aufnahme nicht mit dem Risiko einer Gesundheitsgefährdung verbunden ist. Ausgangspunkt für die Festlegung der UL ist in der Regel der NOAEL (no observed adverse effect level). Das ist die höchste Aufnahmemenge einer Substanz bzw. eines Nährstoffes, bei der keine Nebenwirkungen beobachtet worden sind. Nach Division durch einen Unsicherheitsfaktor ergibt sich die UL. Ein Problem der UL ist, dass einige NEM-Hersteller diesen Wert als Höchstgrenze für Nährstoffe ansehen, die den Präparaten zugefügt werden können. Jedoch ist es wichtig zu wissen, dass die UL keine empfohlene Zufuhrmenge darstellt. Bei chronisch hoher Zufuhr über die UL steigt das Risiko für Nebenwirkungen. Ein großer Nachteil bei der Festlegung von Obergrenzen im Allgemeinen ist die Tatsache, dass es dazu wenige Untersuchungen bei Menschen gibt. Die Extrapolation von tierexperimentellen Untersuchungen auf den Menschen spiegelt häufig nicht die tatsächliche Situation wider, so dass wahrscheinlich in den nächsten Jahren, bei Bekanntwerden von neueren Studien, die Werte revidiert werden müssen.

Die UL für die tägliche Eisenzufuhr beträgt 45 mg für Erwachsene und 40 mg für Kinder bis zum 13 LJ.

Literatur

Allikmets R, Raskind WH, Hutchinson A, Schueck ND, Dean M, Koeller DM (1999) Mutation of a putative mitochondrial iron transporter gene (ABC7) in X-linked sideroblastic anemia and ataxia (XLSA/A). Hum Mol Genet 8:743–749

Andrews NC (1999) Disorders of iron metabolism. N Engl J Med 341:1986–1995

Baker WF, Jr. (2000) Iron deficiency in pregnancy, obstetrics, and gynecology. Hematol Oncol Clin North Am 14:1061–1077

Balducci L (2003) Anemia, cancer, and aging. Cancer Control 10:478–486

Beaumont C, Leneuve P, Devaux I, Scoazec JY, Berthier M, Loiseau MN, Grandchamp B, Bonneau D (1995) Mutation in the iron responsive element of the L ferritin mRNA in a family with dominant hyperferritinaemia and cataract. Nat Genet 11:444–446

Beguin Y (2003) Soluble transferrin receptor for the evaluation of erythropoiesis and iron status. Clin Chim Acta 329:9–22

Berkovitch M, Matsui D, Lamm SH, Rosa F, Koren G (1994) Recent increases in numbers and risk of fatalities in young children ingesting iron preparations. Vet Hum Toxicol 36:53–55

Boldt DH (1999) New perspectives on iron: An introduction. Am J Med Sci 318:207–212

Bothwell TH, Charlton RW (1979) Current problems of iron overload. Recent Results Cancer Res 69:87–95

Braun J (1999) Erythrocyte zinc protoporphyrin. Kidney Int Suppl 69:S57–S60

Brigham D, Beard J (1996) Iron and thermoregulation: A review. Crit Rev Food Sci Nutr 36:747–763

Brise H (1962) Influence of meals on iron absorption in oral iron therapy. Acta Med Scand 171(Suppl 376):39–45

Brittenham GM, Griffith PM, Nienhuis AW, McLaren CE, Young NS, Tucker EE, Allen CJ, Farrell DE, Harris JW (1994) Efficacy of deferoxamine in preventing complications of iron overload in patients with thalassemia major. N Engl J Med 331:567–573

Brock JH (1999) Benefits and dangers of iron during infection. Curr Opin Clin Nutr Metab Care 2:507–510

Brugnara C (2000) Reticulocyte cellular indices: A new approach in the diagnosis of anemias and monitoring of erythropoietic function. Crit Rev Clin Lab Sci 37:93–130

Bulaj ZJ, Phillips JD, Ajioka RS, Franklin MR, Griffen LM, Guinee DJ, Edwards CQ, Kushner JP (2000) Hemochromatosis genes and other factors contributing to the pathogenesis of porphyria cutanea tarda. Blood 95:1565–1571

Camaschella C, Roetto A, De Gobbi M (2002) Juvenile hemochromatosis. Semin Hematol 39:242–248

Cavanaugh PG, Jia L, Zou Y, Nicolson GL (1999) Transferrin receptor overexpression enhances transferrin responsiveness and the metastatic growth of a rat mammary adenocarcinoma cell line. Breast Cancer Res Treat 56:203–217

Cavill I (2003) Intravenous iron as adjuvant therapy: A two-edged sword? Nephrol Dial Transplant 18 Suppl 8:24–28

Clarkson PM, Sayers SP (1999) Etiology of exercise-induced muscle damage. Can J Appl Physiol 24:234–248

Conrad ME, Umbreit JN (2002) Pathways of iron absorption. Blood Cells Mol Dis 29:336–355

Cook JD (1999) Defining optimal body iron. Proc Nutr Soc 58:489–495

Cook JD, Skikne BS, Lynch SR, Reusser ME (1986) Estimates of iron sufficiency in the US population. Blood 68:726–731

Crawford DH, Leggett BA, Powell LW (1998) Haemochromatosis. Baillieres Clin Gastroenterol 12:209–225

Cuervo LG, Mahomed K (2001) Treatments for iron deficiency anaemia in pregnancy. Cochrane Database Syst Rev CD003094

Du S, Zhai F, Wang Y, Popkin BM (2000) Current methods for estimating dietary iron bioavailability do not work in China. J Nutr 130:193–198

Dymock IW, Cassar J, Pyke DA, Oakley WG, Williams R (1972) Observations on the pathogenesis, complications and treatment of diabetes in 115 cases of haemochromatosis. Am J Med 52:203–210

Earley CJ (2003) Clinical practice. Restless legs syndrome. N Engl J Med 348:2103–2109

Ekbom KA (1960) Restless legs syndrome. Neurology 10:868–873

Ekmekcioglu C (2000) Intestinal bioavailability of minerals and trace elements from milk and beverages in humans. Nahrung 44:390–397

Epsztejn S, Kakhlon O, Glickstein H, Breuer W, Cabantchik I (1997) Fluorescence analysis of the labile iron pool of mammalian cells. Anal Biochem 248:31–40

Facchini FS, Hua NW, Stoohs RA (2002) Effect of iron depletion in carbohydrate-intolerant patients with clinical evidence of nonalcoholic fatty liver disease. Gastroenterology 122:931–939

Fairweather-Tait SJ (2001) Iron. J Nutr 131:1383S–1386S

FAO/WHO (1988) Requirements of vitamin a, iron, folate, and vitamin b12. Food and Nutrition Series 23

Fleming RE (2005) Advances in understanding the molecular basis for the regulation of dietary iron absorption. Curr Opin Gastroenterol 21:201–206

Fletcher LM (1996) Alcohol and iron: One glass of red or more? J Gastroenterol Hepatol 11:1039–1041

Fletcher LM, Powell LW (2003) Hemochromatosis and alcoholic liver disease. Alcohol 30:131–136

Fodinger M, Sunder-Plassmann G (1999) Inherited disorders of iron metabolism. Kidney Int Suppl 69:S22–S34

Fogelholm GM, Kukkonen-Harjula TK, Taipale SA, Sievanen HT, Oja P, Vuori IM (1995) Resting metabolic rate and energy intake in female gymnasts, figure-skaters and soccer players. Int J Sports Med 16:551–556

Ford ES, Cogswell ME (1999) Diabetes and serum ferritin concentration among U.S. adults. Diabetes Care 22:1978–1983

Franchini M, Veneri D (2005) Recent advances in hereditary hemochromatosis. Ann Hematol 84:347–352

Furuyama K, Sassa S (2002) Multiple mechanisms for hereditary sideroblastic anemia. Cell Mol Biol (Noisy-le-grand) 48:5–10

Ganz T (2004) Hepcidin in iron metabolism. Curr Opin Hematol 11:251–254

Gassull MA (2004) Review article: the role of nutrition in the treatment of inflammatory bowel disease. Aliment Pharmacol Ther 20 Suppl 4:79–83

Geerken RG, Gibbons RB (1972) Lactic acidosis associated with iron deficiency anemia. JAMA 221:292–293

Gera T, Sachdev HP (2002) Effect of iron supplementation on incidence of infectious illness in children: Systematic review. BMJ 325:1142

Gerlach M, Ben-Shachar D, Riederer P, Youdim MB (1994) Altered brain metabolism of iron as a cause of neurodegenerative diseases? J Neurochem 63:793–807

Griffiths PD, Dobson BR, Jones GR, Clarke DT (1999) Iron in the basal ganglia in Parkinson's disease. An in vitro study using extended X-ray absorption fine structure and cryo-electron microscopy. Brain 122 (Pt 4):667–673

Haas JD, Brownlie T (2001) Iron deficiency and reduced work capacity: A critical review of the research to determine a causal relationship. J Nutr 131:676S–688S; discussion 688S–690S

Haile DJ (1999) Regulation of genes of iron metabolism by the iron-response proteins. Am J Med Sci 318:230–240

Hallberg L, Hulthen L (2000) Prediction of dietary iron absorption: an algorithm for calculating absorption and bioavailability of dietary iron. Am J Clin Nutr 71:1147–1160

Hamill RL, Woods JC, Cook BA (1991) Congenital atransferrinemia. A case report and review of the literature. Am J Clin Pathol 96:215–218

Hayashi A, Wada Y, Suzuki T, Shimizu A (1993) Studies on familial hypotransferrinemia: Unique clinical course and molecular pathology. Am J Hum Genet 53:201–213

Hayflick SJ (2003) Unraveling the Hallervorden-Spatz syndrome: Pantothenate kinase-associated neurodegeneration is the name. Curr Opin Pediatr 15:572–577

Heimpel H (2004) Congenital dyserythropoietic anemias: epidemiology, clinical significance, and progress in understanding their pathogenesis. Ann Hematol 83:613–621

Heimpel H, Riedel M, Wennauer R, Thomas L (2003) [Determination of plasma iron – useful, superfluous, or misleading?]. Med Klin (Munich) 98:104–107

Hellman NE, Gitlin JD (2002) Ceruloplasmin metabolism and function. Annu Rev Nutr 22:439–458

Hentze MW, Muckenthaler MU, Andrews NC (2004) Balancing acts: molecular control of mammalian iron metabolism. Cell 117:285–297

Hershko C, Gordeuk VR, Thuma PE, Theanacho EN, Spira DT, Hider RC, Peto TE, Brittenham GM (1992) The antimalarial effect of iron chelators: Studies in animal models and in humans with mild falciparum malaria. J Inorg Biochem 47:267–277

Hurrell RF (1997) Bioavailability of iron. Eur J Clin Nutr 51 Suppl 1:S4–S8

Jaakkola P, Mole DR, Tian YM, Wilson MI, Gielbert J, Gaskell SJ, Kriegsheim A, Hebestreit HF, Mukherji M, Schofield CJ, Maxwell PH, Pugh CW, Ratcliffe PJ (2001) Targeting of HIF-alpha to the von Hippel-Lindau ubiquitylation complex by O2-regulated prolyl hydroxylation. Science 292:468–472

Kageyama F, Kobayashi Y, Kawasaki T, Toyokuni S, Uchida K, Nakamura H (2000) Successful interferon therapy reverses enhanced hepatic iron accumulation and lipid peroxidation in chronic hepatitis C. Am J Gastroenterol 95:1041–1050

Kaur D, Andersen JK (2002) Ironing out Parkinson's disease: Is therapeutic treatment with iron chelators a real possibility? Aging Cell 1:17–21

Ke Y, Ming Qian Z (2003) Iron misregulation in the brain: A primary cause of neurodegenerative disorders. Lancet Neurol 2:246–253

Kemp JD, Thorson JA, McAlmont TH, Horowitz M, Cowdery JS, Ballas ZK (1987) Role of the transferrin receptor in lymphocyte growth: A rat IgG monoclonal antibody against the murine transferrin receptor produces highly selective inhibition of T and B cell activation protocols. J Immunol 138:2422–2426

Kirkali Z, Guzelsoy M, Mungan MU, Kirkali G, Yorukoglu K (1999) Serum ferritin as a clinical marker for renal cell carcinoma: Influence of tumor size and volume. Urol Int 62:21–25

Kruszewski M (2003) Labile iron pool: The main determinant of cellular response to oxidative stress. Mutat Res 531:81–92

Levi S, Cozzi A, Arosio P (2005) Neuroferritinopathy: A neurodegenerative disorder associated with L-ferritin mutation. Best Pract Res Clin Haematol 18:265–276

Lieu PT, Heiskala M, Peterson PA, Yang Y (2001) The roles of iron in health and disease. Mol Aspects Med 22:1–87

Locatelli F, Aljama P, Barany P, Canaud B, Carrera F, Eckardt KU, Horl WH, Macdougal IC, Macleod A, Wiecek A, Cameron S (2004) Revised European best practice guidelines for the management of anaemia in patients with chronic renal failure. Nephrol Dial Transplant 19 Suppl 2:1–47

Lovell MA, Robertson JD, Teesdale WJ, Campbell JL, Markesbery WR (1998) Copper, iron and zinc in Alzheimer's disease senile plaques. J Neurol Sci 158:47–52

Lozoff B (2000) Perinatal iron deficiency and the developing brain. Pediatr Res 48:137–139

Ludwiczek S, Aigner E, Theurl I, Weiss G (2003) Cytokine-mediated regulation of iron transport in human monocytic cells. Blood 101:4148–4154

Maguire JJ, Davies KJ, Dallman PR, Packer L (1982) Effects of dietary iron deficiency of iron-sulfur proteins and bioenergetic functions of skeletal muscle mitochondria. Biochim Biophys Acta 679:210–220

Mahomed K (2000a) Iron and folate supplementation in pregnancy. Cochrane Database Syst Rev CD001135

Mahomed K (2000b) Iron supplementation in pregnancy. Cochrane Database Syst Rev CD000117

Markowitz GS, Kahn GA, Feingold RE, Coco M, Lynn RI (1997) An evaluation of the effectiveness of oral iron therapy in hemodialysis patients receiving recombinant human erythropoietin. Clin Nephrol 48:34–40

McCord JM (1998) Iron, free radicals, and oxidative injury. Semin Hematol 35:5–12

Minotti G, Aust SD (1987) The requirement for iron (III) in the initiation of lipid peroxidation by iron (II) and hydrogen peroxide. J Biol Chem 262:1098–1104

Miret S, Simpson RJ, McKie AT (2003) Physiology and molecular biology of dietary iron absorption. Annu Rev Nutr 23:283–301

Monsen ER, Balintfy JL (1982) Calculating dietary iron bioavailability: Refinement and computerization. J Am Diet Assoc 80:307–311

Monsen ER, Hallberg L, Layrisse M, Hegsted DM, Cook JD, Mertz W, Finch CA (1978) Estimation of available dietary iron. Am J Clin Nutr 31:134–141

Nicolas G, Bennoun M, Devaux I, Beaumont C, Grandchamp B, Kahn A, Vaulont S (2001) Lack of hepcidin gene expression and severe tissue iron overload in upstream stimulatory factor 2 (USF2) knockout mice. Proc Natl Acad Sci U S A 98:8780–8785

Nielsen P, Nachtigall D (1998) Iron supplementation in athletes. Current recommendations. Sports Med 26:207–216

O'Keeffe ST, Noel J, Lavan JN (1993) Restless legs syndrome in the elderly. Postgrad Med J 69:701–703

Olivares M, Walter T, Hertrampf E, Pizarro F (1999) Anaemia and iron deficiency disease in children. Br Med Bull 55:534–543

Pandolfo M (2003) Friedreich ataxia. Semin Pediatr Neurol 10:163–172

Papanikolaou G, Pantopoulos K (2005) Iron metabolism and toxicity. Toxicol Appl Pharmacol 202:199–211

Pearson HA, Lukens JN (1999) Ferrokinetics in the syndrome of familial hypoferremic microcytic anemia with iron malabsorption. J Pediatr Hematol Oncol 21:412–417

Perry G, Sayre LM, Atwood CS, Castellani RJ, Cash AD, Rottkamp CA, Smith MA (2002) The role of iron and copper in the aetiology of neurodegenerative disorders: therapeutic implications. CNS Drugs 16:339–352

Picciano MF (2003) Pregnancy and lactation: Physiological adjustments, nutritional requirements and the role of dietary supplements. J Nutr 133:1997S–2002S

Pietrangelo A (2002) Physiology of iron transport and the hemochromatosis gene. Am J Physiol Gastrointest Liver Physiol 282:G403–G414

Pietrangelo A, Montosi G, Totaro A, Garuti C, Conte D, Cassanelli S, Fraquelli M, Sardini C, Vasta F, Gasparini P (1999) Hereditary hemochromatosis in adults without pathogenic mutations in the hemochromatosis gene. N Engl J Med 341:725–732

Pinero DJ, Hu J, Connor JR (2000) Alterations in the interaction between iron regulatory proteins and their iron responsive element in normal and Alzheimer's diseased brains. Cell Mol Biol (Noisy-le-grand) 46:761–776

Ragan HA (1983) The bioavailability of iron, lead and cadmium via gastrointestinal absorption: A review. Sci Total Environ 28:317–326

Rasmussen ML, Folsom AR, Catellier DJ, Tsai MY, Garg U, Eckfeldt JH (2001) A prospective study of coronary heart disease and the hemochromatosis gene (HFE) C282Y mutation: The Atherosclerosis Risk in Communities (ARIC) study. Atherosclerosis 154:739–746

Robson KJ, Merryweather-Clarke AT, Cadet E, Viprakasit V, Zaahl MG, Pointon JJ, Weatherall DJ, Rochette J (2004) Recent advances in understanding haemochromatosis: A transition state. J Med Genet 41:721–730

Rockey DC (1999) Gastrointestinal tract evaluation in patients with iron deficiency anemia. Semin Gastrointest Dis 10:53–64

Sargent JA, Acchiardo SR (2004) Iron requirements in hemodialysis. Blood Purif 22:112–123

Sayre LM, Perry G, Smith MA (1999) Redox metals and neurodegenerative disease. Curr Opin Chem Biol 3:220–225

Schaefer RM, Schaefer L (1999) Hypochromic red blood cells and reticulocytes. Kidney Int Suppl 69:S44–S48

Schafer AI, Cheron RG, Dluhy R, Cooper B, Gleason RE, Soeldner JS, Bunn HF (1981) Clinical consequences of acquired transfusional iron overload in adults. N Engl J Med 304:319–324

Schols L, Meyer C, Schmid G, Wilhelms I, Przuntek H (2004) Therapeutic strategies in Friedreich's ataxia. J Neural Transm Suppl 135–145

Seiser C, Teixeira S, Kuhn LC (1993) Interleukin-2-dependent transcriptional and post-transcriptional regulation of transferrin receptor mRNA. J Biol Chem 268:13074–13080

Sempos CT, Looker AC, Gillum RE, McGee DL, Vuong CV, Johnson CL (2000) Serum ferritin and death from all causes and cardiovascular disease: The NHANES II Mortality Study. National Health and Nutrition Examination Study. Ann Epidemiol 10:441–448

Sharma N, Butterworth J, Cooper BT, Tselepis C, Iqbal TH (2005) The emerging role of the liver in iron metabolism. Am J Gastroenterol 100:201–206

Shaskey DJ, Green GA (2000) Sports haematology. Sports Med 29:27–38

Sherman PM, Macarthur C (2001) Current controversies associated with Helicobacter pylori infection in the pediatric population. Front Biosci 6:E187–E192

Silverstein SB, Rodgers GM (2004) Parenteral iron therapy options. Am J Hematol 76:74–78

Snover DC (2000) Hepatitis C, iron, and hemochromatosis gene mutations. A meaningful relationship or simple cohabitation? Am J Clin Pathol 113:475–478

Sreedhar B, Subramaniyan R, Nair KM (2004) A protective role for zinc on intestinal peroxidative damage during oral iron repletion. Biochem Biophys Res Commun 318:992–997

Srigiridhar K, Nair KM (2000) Supplementation with alpha-tocopherol or a combination of alpha-tocopherol and ascorbic acid protects the gastrointestinal tract of iron-deficient rats against iron-induced oxidative damage during iron repletion. Br J Nutr 84:165–173

Sunder-Plassmann G, Patruta SI, Horl WH (1999) Pathobiology of the role of iron in infection. Am J Kidney Dis 34:S25–S29

Teraguchi S, Wakabayashi H, Kuwata H, Yamauchi K, Tamura Y (2004) Protection against infections by oral lactoferrin: Evaluation in animal models. Biometals 17:231–234

Teucher B, Olivares M, Cori H (2004) Enhancers of iron absorption: Ascorbic acid and other organic acids. Int J Vitam Nutr Res 74:403–419

Thomas M, Jankovic J (2004) Neurodegenerative disease and iron storage in the brain. Curr Opin Neurol 17:437–442

Thompson KJ, Shoham S, Connor JR (2001) Iron and neurodegenerative disorders. Brain Res Bull 55:155–164

Todorich BM, Connor JR (2004) Redox metals in Alzheimer's disease. Ann NY Acad Sci 1012:171–178

Torti FM, Torti SV (2002) Regulation of ferritin genes and protein. Blood 99:3505–3516

Tuomainen TP, Nyyssonen K, Salonen R, Tervahauta A, Korpela H, Lakka T, Kaplan GA, Salonen JT (1997) Body iron stores are associated with serum insulin and blood glucose concentrations. Population study in 1,013 eastern Finnish men. Diabetes Care 20:426–428

Valerio LG, Jr., Parks T, Petersen DR (1996) Alcohol mediates increases in hepatic and serum nonheme iron stores in a rat model for alcohol-induced liver injury. Alcohol Clin Exp Res 20:1352–1361

Weaver CM, Rajaram S (1992) Exercise and iron status. J Nutr 122:782–787

Weiss G (2002a) Iron and immunity: A double-edged sword. Eur J Clin Invest 32 Suppl 1:70–78

Weiss G (2002b) [Iron, infection and anemia–A classical triad]. Wien Klin Wochenschr 114:357–367

Weiss G, Goodnough LT (2005) Anemia of chronic disease. N Engl J Med 352:1011–1023

Wood RJ (2004) The iron-heart disease connection: Is it dead or just hiding? Ageing Res Rev 3:355–367

Wright RO, Tsaih SW, Schwartz J, Wright RJ, Hu H (2003) Association between iron deficiency and blood lead level in a longitudinal analysis of children followed in an urban primary care clinic. J Pediatr 142:9–14

Yaouanq JM (1995) Diabetes and haemochromatosis: Current concepts, management and prevention. Diabete Metab 21:319–329

Yip R (2000) Significance of an abnormally low or high hemoglobin concentration during pregnancy: Special consideration of iron nutrition. Am J Clin Nutr 72:272S–279S

Yoshida K, Furihata K, Takeda S, Nakamura A, Yamamoto K, Morita H, Hiyamuta S, Ikeda S, Shimizu N, Yanagisawa N (1995) A mutation in the ceruloplasmin gene is associated with systemic hemosiderosis in humans. Nat Genet 9:267–272

Zecca L, Youdim MB, Riederer P, Connor JR, Crichton RR (2004) Iron, brain ageing and neurodegenerative disorders. Nat Rev Neurosci 5:863–873

Zhou XJ, Vaziri ND, Pandian D, Wang ZQ, Mazowiecki M, Liao SY, Oveisi F (1996) Urinary concentrating defect in experimental hemochromatosis. J Am Soc Nephrol 7:128–134

Zoller H, Koch RO, Theurl I, Obrist P, Pietrangelo A, Montosi G, Haile DJ, Vogel W, Weiss G (2001) Expression of the duodenal iron transporters divalent-metal transporter 1 and ferroportin 1 in iron deficiency and iron overload. Gastroenterology 120:1412–1419

Kapitel 2

Zink (Zn)

C. Ekmekcioglu

Chemische Grundlagen

Der Name Zink kommt von Zinke, Zind = Zahn, Zacke, da Zink zackenförmig erstarrt. Zink ist ein häufig vorkommendes Übergangselement mit der Ordnungszahl 30 und der relativen Atommasse von 65,39. In der Regel liegt Zink in der Oxidationsstufe +II. Mehrere Salze binden Kristallwasser. Im Gegensatz zu Eisen und Kupfer weist Zink eine relativ stabile Elektronenkonfiguration auf und ist daher nicht direkt an Redoxreaktionen, die unter Umständen zur Generation von freien Radikalen führen, beteiligt.

Verteilung im menschlichen Organismus

Zink kommt in allen Geweben des Organismus vor (Tabelle 1). Die Hauptmenge von ca. 85% befindet sich in Skelettmuskulatur und Knochen, weitere 11% in Haut und Leber, der Rest in den anderen Geweben. Der Plasmazinkgehalt beträgt nur 0,1% vom Gesamtkörperbestand und bewegt sich zwischen 10–15 µmol/l.

Tierexperimentelle Untersuchungen zeigten, dass bei einem induzierten Zinkmangel durch eine akute, hochgradig zinkarme Diät nicht alle Organe gleich viel Zink verlieren (Jackson et al. 1982). Die Zinkkonzentrationen in Haaren, Haut, Herz und Skelettmuskulatur bleiben dabei relativ konstant, wohingegen Plasma, Leber, Knochen und Hoden zinkärmer werden. Die tierexperimentellen Ergebnisse wurden bei drei Patienten mit pathologischem Zinkmetabolismus repliziert. Warum es diese Unterschiede zwischen den einzelnen Organen gibt, ist unklar. Möglicherweise induziert der Abfall der Zinkkonzentration im Plasma nach einer hochgradig zinkarmen Diät bei manchen Geweben eine

Tabelle 1. Verteilung von Zink bei einem 70 kg schweren Erwachsenen

Gewebe	Zn-Konzentration (µg/g Feuchtgewicht)	% Anteil am Gesamtgehalt im Körper
Haare	150	~ 0,1
Knochen	100	29
Leber	58	5
Nieren	55	0,7
Skelettmuskulatur	51	57
Haut	32	6
Herz	23	0,4
Gehirn	11	1,5
Blutplasma	1	~ 0,1

Adaptiert von Jackson (1989)

Tabelle 2. Ausgewählte Funktionen von Zink

Bestandteil von:	Funktion:
Carboanhydrase	CO_2/HCO_3^- -Verteilung, Säure-Basen-Haushalt
Alkoholdehydrogenase	Entgiftung von Alkohol, Vitamin A-Stoffwechsel
Alkalische Phosphatase	Knochenbildung
Carboxypeptidasen, α-Amylase	Verdauung von Proteinen und Kohlenhydraten
t-RNA-Synthetase	Proteinsynthese
DNA-RNA-Polymerasen	Zellreplikation
Thymulin	Stimulation der T-Lymphozyten-Aktivität
Zink-Insulin-Komplex	Speicherung von Insulin in Bauchspeicheldrüse
Cu/Zn-Superoxiddismutase	$O_2^{-\bullet} + O_2^{-\bullet} + 2\,H^+ \rightarrow O_2 + H_2O_2$
Laktatdehydrogenase	Kohlenhydratstoffwechsel

vermehrte Abgabe von Zink und bei anderen Geweben eine erhöhte Konservierung.

Physiologische Funktionen

Zink erfüllt im menschlichen Körper verschiedene Funktionen (Coleman 1992; Rimbach et al. 1996; McCall et al. 2000). Diese können in drei Bereiche gegliedert werden:

1. Zink ist essenziell für die Aktivität von mehr als 200 verschiedenen Enzymen. Zinkabhängige Enzyme können in fast allen Enzymgruppen gefunden werden (Tabelle 2). Zink ist in Enzymen wichtig für die koordinative Bindung mehrerer Seitenketten der Aminosäuren. Dies begünstigt die Einleitung der chemischen Reaktion. Zusätzlich kann Zink selbst Substrate festhalten und aktivieren.
2. Zink, in Form von so genannten Zink-Fingern, ist wichtig für die strukturelle Integrität von Proteinen und Zellmembranen. Außerdem gehören die Zink-Finger-Proteine zu den „Gen-anschaltenden" Transkriptionsfaktoren. Viele Rezeptoren für Steroid-Hormone gehören z.B. zu diesem Typ. Nach der Aktivierung binden die Faktoren an die DNA. Dieser Vorgang initiiert über noch nicht vollständig aufgeklärte Prozesse die Transkription.
3. Zink übt auch regulatorische Funktionen aus. Dabei ist Zink beteiligt an der Informationsübertragung zwischen Zellen, wie z.B. der synaptischen Übertragung in GABAergen Neuronen (Xie et al. 1994). Außerdem beeinflusst Zink die Sekretion von Hormonen und ist unter Umständen bei der Apoptose beteiligt.

Zu den bekanntesten Funktionen von Zink gehören:

1. Förderung des Wachstums und der Proteinsynthese
2. Abwehr von oxidativem Stress
3. Stimulation des Immunsystems

Stoffwechsel

Zinkresorption

Die Resorption von Zink erfolgt in einer Größenordnung von 20–40% hauptsächlich als ein Komplex im Darm (Krebs 2000; Lonnerdal 2000; Ford 2004). Bei geringen Zinkmengen in der Nahrung erfolgt die Resorption über einen transzellulären Carrier-mediierten Mechanismus im Dünndarm. Die Transportrate ist sättigbar, und die Transportgeschwindigkeit nimmt bei niedrigem Zinkstatus zu. Beim transepithelialen Transport von Zink sind möglicherweise verschiedene Transporter beteiligt. Zum einen der DMT-1 (divalent Metall-Transporter), der unter anderem auch für die intestinale Eisenaufnahme verantwortlich ist. Außerdem sind verschiedene Zink-Transportproteine (ZnT-1 bis 4) bekannt, die in verschiedenen Organen, u.a. im Darm, exprimiert werden und daher wahrscheinlich auch bei der Zinkresorption eine Rolle spielen (McMahon u. Cousins 1998).

Bei hohen Zufuhrmengen wird Zink zusätzlich über einen nicht sättigbaren Mechanismus resorbiert. Dabei bindet sich Zink wahrscheinlich an einen Liganden, möglicherweise Metallothionein, der die Aufnahme von Zink stimuliert. Bei geringen Aufnahmemengen ist der Ligand nicht gesättigt, und viel Zink kann gebunden und anschließend resorbiert werden. Bei hohen intestinalen Zinkmengen geht andererseits viel über den Stuhl verloren. Im Gegensatz zu den fäkalen Verlusten sind die Verluste über den Harn relativ niedrig und konstant.

Intestinale Perfusionsstudien beim Menschen zeigten ein lineares Resorptionsmuster von Zink in einem Konzentrationsbereich von 0,1–1,8 mmol/l Zink (Lee et al. 1989). Die Zinkmenge im Duodenum nach einer Mahlzeit liegt normalerweise unter 2 mg/l (ca. 30 µmol/l) (Sandstrom 1992). Daher ist davon auszugehen, dass die Hauptmenge an Zink wahrscheinlich über spezifische Transporter resorbiert wird. Außerdem wurden deutliche Unterschiede in der Zinkresorptionsrate aus wässrigen Lösungen und festen Mahlzeiten beschrieben, wobei die Zinkresorptionsrate aus Lösungen deutlich höher lag (Lonnerdal 1997). Erhöhte Transportraten von Zink sind auch zu beobachten bei längerfristiger, niedriger Zinkaufnahme. Z.B. wurde beschrieben, dass die fraktionelle Resorptionsrate (FA) bei niedrigen Zufuhrmengen an Zink, ausgehend von Werten um 25%, auf bis zu 93% (King et al. 2000) steigen kann. Die Zunahme der FA bei verminderten·Zufuhrmengen bewirkt eine effizientere Resorptionsrate. Jedoch sollte bedacht werden, dass die absolut aufgenommene Menge trotz höherer FA-Rate i. d. Regel niedriger ist als die Menge, die normalerweise resorbiert wird. Beispielsweise führt eine Erhöhung der FA von 40% auf 93% bei einer Reduktion der Zinkzufuhr von 5,5 mg auf 0,78 mg zu einer Aufnahme von 0,73 mg, im Gegensatz zu einer Resorptionsrate von 2,2 mg bei 5,5 mg zugeführtem Zink (Taylor et al. 1991).

Saurer Magensaft ist wichtig für die nachfolgende Zinkresorption. Es wurde gezeigt, dass nach Einnahme von H_2-Blockern (Cimetidin und Ranitidin) bei gesunden Freiwilligen die Resorption von Zink vermindert wurde (Sturniolo et al. 1991).

Regulation des Stoffwechsels

Im Gegensatz zum Eisen ist über die Zinkhomöostase noch relativ wenig bekannt. Der Zinkstoffwechsel wird primär über die intestinale Resorption sowie über die Sekretion von endogenem Zink reguliert (King et al. 2000). Dabei kommt es bei einem Zinkmangel zu einer verminderten intestinalen Sekretion sowie einer erhöhten Aufnahmerate. Zink geht vor allem in der postprandialen Phase durch Pankreassaftsekrete und über die Abstoßung von intestinalen Epithelzellen verloren. Ein geringer Anteil wird über die Galle sezerniert. Über den Darm können die Verluste 1–5 mg/d betragen, je nach Zinkgehalt der aufgenommen Nahrung. Im Vergleich zu den intestinalen Verlusten werden über den Harn nur geringe Mengen an Zink ausgeschieden, in einem Bereich von 0,5–0,7 mg/d. Bei Zufuhrmengen an Zink unter ca. 3 mg/d wird weniger Zink über die Nieren eliminiert (Johnson et al. 1993). Die Abnahme der urinären Zinkausscheidung erfolgt in diesem Fall innerhalb von ein paar Tagen. Die verminderte Ausscheidung über Harn und Stuhl verhindert einen vermehrten Abfall des Plasmazinkspiegels. Eine vermehrte renale Ausscheidung ist vor allem bei sehr hohen Zufuhrmengen an Zink, bei erhöhtem Muskelkatabolismus, beim Fasten oder auch nach Traumen zu sehen. Die renale Ausscheidung von Zink wird auch über Hormone reguliert, wobei z.B. Insulin die Sekretion hemmt und Glukagon sie fördert (Cousins 1989). Schließlich verliert unser Körper Zink über den Schweiß, die Haare und über die Menstruationsblutung.

Die Samenflüssigkeit ist reich an Zink und kann eine erhebliche Quelle für Zinkverluste bei häufigen Ejakulationen darstellen. Im Rahmen einer Ejakulation gehen ca. 0,5 mg Zink verloren (Baer u. King 1984). Bei Zinkmangel sind die Zinkverluste über die Samenflüssigkeit niedriger, vor allem aufgrund eines geringeren Ejakulatvolumens.

Bei einem Erwachsenen finden sich ca. 3,5 mg Zink im Plasma (entspricht eine Plasmakonzentration von ca. 10–15 µmol/l), wo es vornehmlich an Albumin gebunden ist. Ein kleinerer Teil wird an α_2-Makroglobulin und ca. 1% an freie Aminosäure gebunden transportiert. Die Plasmakonzentration bleibt unabhängig von der diätetischen Nahrungszufuhr über längere Zeit konstant. Dies ist wichtig, da über das Plasma die Zinkversorgung der Gewebe stattfindet. Beim Menschen verändern sich die Plasmazinkspiegel daher normalerweise nur dann, wenn über längere Zeit die Zinkaufnahme zu gering oder zu hoch ist. Verschiedene Faktoren wie Stress und Infektionen können eine Veränderung des Plasmazinkspiegels bewirken. Dabei führt Fasten z.B. zu einer Erhöhung des Zinkspiegels, wahrscheinlich durch eine Katabolie im Muskelproteinstoffwechsel. Postprandiale Variationen des Plasmazinkspiegels sind ebenfalls bekannt (King et al. 1994). Diese werden durch hormonelle Veränderungen hervorgerufen.

Innerhalb der Zellen ist Zink hauptsächlich an Metalloproteine gebunden. Dazu gehören Metalloenzyme, genregulatorische Moleküle und Speicher bzw. Transportproteine (Vallee u. Falchuk 1993)

Zufuhr- und Bedarfsempfehlungen

Die empfohlenen Zufuhrmengen für Zink sind in Tabelle 3 angeführt.

Säuglinge und Kleinkinder

In den ersten 6 Monaten reicht die Zinkzufuhr über die Muttermilch aus, um den Bedarf des Säuglings zu decken. Zwischen dem 6. und 12. Monat werden die neonatalen Zinkspeicher langsam aufgebraucht. Die Muttermilch liefert ab diesem Zeitpunkt ca. im Mittel 0,5 mg/Zn pro Tag, so dass bei empfohlenen Zufuhrmengen von 2 mg/d ab dem 6. Monat die Muttermilch allein sehr wahrscheinlich nicht mehr genügend Zink liefert. Aus diesem Grund sollte Zink über Beikost zugefüttert werden. In der Kuhmilch variiert die Zinkkonzentration zwischen 3–5

Tabelle 3. Empfohlene Zufuhrmengen für Zink

	D-A-CH*-Empfehlungen mg/Tag
0–3 Monate	1 (Schätzwert)
4–11 Monate	2
1–3 Jahre	3
4–6 Jahre	5
7–9 Jahre	7
10–12 Jahre	9 (m), 7 (w)
13–14 Jahre	9.5 (m), 7 (w)
≥ 15 Jahre	10 (m), 7 (w)
Schwangere	10
Stillende	11

* Adaptiert aus: Referenzwerte für die Nährstoffzufuhr, Umschau-Braus-Verlag 2000

mg/l, wobei ein Drittel an Casein und der Rest an Calciumphosphate gebunden ist (Singh et al. 1989). Jedoch ist die Bioverfügbarkeit von Zink aus der Kuhmilch deutlich schlechter als aus der Muttermilch (Atkinson et al. 1989). Sojaprodukte haben im Vergleich zu Kuh- bzw. Muttermilch die geringste Zinkbioverfügbarkeit (Lonnerdal et al. 1988).

Schwangerschaft

Zink ist als Cofaktor in die DNA- und Proteinsynthese involviert und daher essenziell für das Wachstum. Verschiedene Studien untersuchten die Beziehung zwischen der maternalen Plasmazinkkonzentration sowie dem fetalen Wachstum. Dabei zeigte sich in einigen Studien eine signifikante Korrelation zwischen dem Plasmazink und dem Geburtsgewicht des Säuglings (Neggers et al. 1990). Frauen mit niedrigem Zinkstatus zeigten ein deutlich höheres Risiko für Säuglinge mit geringem Geburtsgewicht, im Vergleich zu Müttern mit guter Zinkversorgung. Zusätzlich hatten schwangere Frauen, die eine tägliche Zinkzufuhr von 6 mg oder weniger aufwiesen, ein erhöhtes Risiko für Frühgeburten (Scholl et al. 1993). Außerdem kann eine Zinkzufuhr von weniger als 7,5 mg/d im letzten Trimenon zu einer deutlich geringeren Zinkkonzentration in der Muttermilch führen (Ortega et al. 1997). Neben dem Plasmaspiegel sind auch niedrige Leukozytenzinkspiegel mit einem höheren Risiko für Störungen des fetalen Wachstums assoziiert (Meadows et al. 1981). Verschiedene Studien konnten positive Effekte einer Zinksupplementation in der Schwangerschaft auf Geburtsgewicht und Risiko für Frühgeburten zeigen (Kynast u. Saling 1986; Goldenberg et al. 1995).

Ein Zinkmangel in der Schwangerschaft kann außerdem Störungen der psychomotorischen Entwicklung des Kindes nach sich ziehen. Beschrieben wurden eine verminderte Aufmerksamkeit bei Neugeborenen sowie geringere motorische Aktivität im Alter von 6 Monaten. Außerdem zeigten verschiedene Studien, dass eine Zinksupplementation positive Effekte auf die motorische Entwicklung von Frühgeborenen und Kleinkindern hat (Caulfield et al. 1998).

Zusätzlich sollte bemerkt werden, dass Rauchen in der Schwangerschaft das Risiko für Kinder mit niedrigem Geburtsgewicht steigert. Bei Raucherinnen wurde im Vergleich zu Nichtraucherinnen eine niedrige Zinkkonzentration in den Leukozyten festgestellt. Kinder von Raucherinnen haben niedrige Plasma- und Erythrozytenzinkspiegel (Kuhnert et al. 1988) sowie eine geringere Alkalische Phosphatase-Aktivität. Dabei scheinen Kinder von Raucherinnen im Vergleich zu Nichtraucherinnen Zink nicht so gut aufnehmen zu können.

Stillperiode

Die Zinkkonzentration in der Muttermilch nimmt normalerweise von ungefähr 4 mg/l postpartum auf 1,2 mg/l nach 12–24 Wochen ab (Krebs et al. 1995). Unter Annahme eines Milchvolumens von ca. 0,8 l/d betragen die maternalen Zinkverluste daher 3,2 mg/l postpartum bis 0,96 mg/l nach 24 Wochen. Aus diesem Grund ist der Zinkbedarf in der Stillperiode höher als bei nicht stillenden Frauen (Tabelle 3).

Zinkbedarf von älteren Menschen

Verschiedene Untersuchungen zeigten einen geringeren Zinkstatus bei älteren Menschen im Vergleich zur jüngeren Population (zusammengefasst in Ekmekcioglu 2001). Die Gründe sind hier multifaktoriell. Jedoch steht an erster Stelle die verminderte Zinkzufuhr über die tägliche Kost, vor allem aufgrund eines geringeren Kalorienbedarfs. Die Zinkaufnahme korreliert mit der Proteinzufuhr, und bei älteren Menschen ist möglicherweise die Proteinaufnahme aufgrund kleinerer Mahlzeiten und deren Qualität vermindert. Die mittlere Zinkaufnahme bewegt sich, anlehnend an verschiedene Publikationen, zwischen ca. 7–10 mg (Abbasi u. Shetty 1999). Ausgehend von den D-A-CH-Empfehlungen (Tabelle 3) bedeutet das, dass Seniorinnen eher eine adäquate Zinkzufuhr aufweisen und ältere Männer möglicherweise eine suboptimale Zinkaufnahme haben. Ein erhöhtes Risiko für einen Zinkmangel haben vor allem hospitalisierte, pflegebedürftige Senioren und solche, die über ihre Ernährung wenig bioverfügbares, vegetarisches Zink aufnehmen.

Sportler

Diverse Untersuchungen ergaben, dass die Zinkkonzentration im Plasma bei vielen Sportlern unter dem Normalbereich liegt (Haymes 1998). Ursachen hierfür könnten sein:

1. Unzureichende diätetische Zufuhr oder Zufuhr von wenig bioverfügbarem Zink
2. Vermehrte Zinkverluste im Rahmen der sportlichen Belastung
3. Umverteilung des Plasmazinks in beanspruchte Gewebe
4. Expansion des Plasmavolumens

Zink geht zusätzlich zu den intestinalen und urinären Verlusten auch über die Haut verloren und wird mit dem Schweiß ausgeschieden. Die Verluste über die Haut liegen bei Männern um die 0,7–1 mg/d. Die Zinkkonzentration im Schweiß wird mit ca. 1,2 mg/l angegeben. Erwachsene, die über längere Zeit einer heißen Umgebung ausgesetzt wurden, zeigten niedrigere Plasmazinkspiegel. Daher ist es wahrscheinlich, dass bei längerdauernder, körperlicher Betätigung in heißer Umgebung relativ viel Zink über den Schweiß verloren geht. Außerdem kann es nach körperlichen Belastungen zu einer vermehrten Zinkurie kommen.

Des Weiteren sollte bemerkt werden, dass jede Art von Stress, auch körperlicher Stress, die Aufnahme von Zink in die Leber fördert und die Metallothioneinsynthese stimuliert. Daraus kann ein Abfall der Plasmazinkkonzentration resultieren.

Zinksupplemente werden von Sportlern verwendet, um eine Verbesserung des Zinkstatus zu erzielen und um die Leistungsfähigkeit zu verbessern. Vereinzelte Studien konnten positive Effekte auf die isometrische Kraftentwicklung oder die maximale O_2-Aufnahme nach Zinksupplementation zeigen. Diese Effekte konnten jedoch in weiteren Studien nicht bestätigt werden, so dass es derzeit keine gesicherte Evidenz für einen leistungssteigernden Effekt von Zink, bei normalem Zinkstatus, gibt.

Nahrungsquellen für Zink

Die höchsten Konzentrationen an Zink von mehr als 50 mg/kg Frischgewicht bzw. verzehrbarem Anteil finden sich in Austern und Weizenkeimen bzw. Weizenkleie. Weitere zinkreiche Lebensmittel mit einem Gehalt zwischen 25–50 mg/kg Frischgewicht sind Muskelfleisch (Rind, Kalb, Schwein, Geflügel), Innereien, gewisse Vollkorngetreideprodukte und Nüsse. Karotten, Kartoffeln, Fisch und Eier haben einen Zinkgehalt, der sich zwischen 5–20 mg/kg Frischgewicht bewegt. Im Gegensatz dazu haben Obst und grünblättrige Gemüsesorten einen Zinkgehalt von < 5 mg/kg. Fette und Öle sowie Zucker und Alkohol enthalten sehr wenig Zink.

Bioverfügbarkeit von Zink

Kupfer

Hohe Zinkkonzentrationen können die Kupferresorption negativ beeinflussen (Sandstrom 1997). Dabei induziert Zink die Bildung von zellulärem Metallothionein im En-

Tabelle 4. Ausgewählte Zinkhaltige Lebensmittel, geordnet nach dem Zinkgehalt

Lebensmittel	mg/100g verzehrbarem Anteil
Austern	22
Weizenkeime	17
Weizenkleie	9,4
Käse, Edamer	4,9
Innereien, Rinderleber	4,8
Haferflocken	4,4
Rindfleisch, Filet	4,4
Linsen	3,8
Milchpulver	3,1
Bohnen	2,6
Schweinefleisch, Schnitzel	2,6
Pistazie	1,4
Spaghetti	1,3
Roggenbrot	1,2
Petersilie	0,7
Pilze, Champignons	0,5
Topfen	0,5
Scholle	0,5
Datteln	0,4
Kuhmilch	0,4
Blumenkohl	0,3

Entnommen aus Souci-Fachmann-Kraut, Nährwert-Tabellen, 6. Auflage, 2000, CRC Press

terozyten, welcher Kupfer bindet und somit der Resorption entzieht. Diese Interaktion wird beim Morbus Wilson (Kupferspeicherkrankheit, s. dort) therapeutisch genutzt. Der negative Effekt auf die Kupferresorption ist neben der Zinktherapie beim M. Wilson auch vor allem bei zinkhaltigen Supplementen relevant.

Eisen

Die ständige tägliche Zufuhr von Eisen aus Supplementen kann zu einer Verminderung der Zinkresorption führen (O'Brien et al. 2000). Dies hat vor allem Beachtung gefunden bei Schwangeren, die häufig Eisensupplemente einnehmen. Insbesondere bei einer Eisen:Zink-Ratio von 3:1 (Whittaker 1998) scheint diese Hemmung aufzutreten. Der Effekt ist jedoch nur relevant, wenn Eisen in gelöster, flüssiger Form als Fe^{2+}-Salz eingenommen wird und nicht in Form einer Mahlzeit. Umgekehrt kann eine hohe Zink:Eisen-Ratio (5:1) in flüssiger Form die Eisenresorption negativ beeinflussen (Rossander-Hulten et al. 1991). Außerdem wird möglicherweise bei einem Eisenmangel die Zinkresorption aufgrund einer vermehrten Expression des Divalent-Metall-Transportes (DMT-1) stimuliert.

Calcium

Calcium ist ein Mineralstoff, der in beträchtlichen Mengen mit der täglichen Nahrung aufgenommen wird, und daher ist eine modulierende Wirkung von Calcium auf die Zinkresorption denkbar. Untersuchungen bei Menschen zeigten, dass Calcium in Form von Calciumphosphat (1,36 g/d) zu einer Verminderung der Zinkresorption führt (Wood u. Zheng 1997). Andererseits hatte Calcium in Form eines Citrat-Malat-Komplexes (1 g/d) keinen nennenswerten Effekt auf die Zinkresorption (McKenna et al. 1997). Diese abweichenden Ergebnisse sind möglicherweise durch die unterschiedliche Löslichkeit von Calcium erklärbar. Im Gegensatz zu Supplementen gibt es derzeit keine Hinweise, dass eine calciumreiche Diät zu einer Beeinträchtigung der Bioverfügbarkeit von Zink führt.

Cadmium

Cadmium wird im Darm über die gleichen Wege resorbiert wie gewisse essenzielle Metalle, unter anderem Kupfer und Zink. Toxische Mengen an Cadmium können die Zinkresorption hemmen. Als Ursache wird vor allem eine Induktion von Metallothionein durch Cadmium diskutiert. Umgekehrt ist es denkbar, dass durch eine Zinksupplementation die Cadmiumresorption und damit die darauffolgende Verteilung im Organismus gehemmt wird (Brzoska u. Moniuszko-Jakoniuk 2001).

Liganden mit niedrigem Molekulargewicht

Liganden bzw. Chelatbildner wie EDTA, gewisse Aminosäuren und organische Substanzen wie Citrat können die Zinkbioverfügbarkeit steigern. Der fördernde Effekt von EDTA auf die Zinkresorption wurde bereits Ende der 50er-Jahre des letzten Jahrhunderts an Truthähnen nachgewiesen (Kratzer et al. 1959). Studien bei Menschen bestätigten diese Resultate (Solomons et al. 1979). Ursache ist die Fähigkeit von EDTA, Zink noch stärker als Phytat zu binden und somit Zink in Lösung zu halten. Dabei scheint jedoch auch das Verhältnis von EDTA zu Inhibitoren wie Phytinsäure und anderen Kationen wie Ca^{2+}, Mg^{2+} und Fe^{2+}, die um die Bindungsstelle konkurrieren, eine Rolle zu spielen.

Aminosäuren

Histidin zeigt ein gutes Bindungsvermögen für Zink und ist daher in der Lage, dessen Resorption zu fördern (Scholmerich et al. 1987). Jedoch können sehr hohe Histidinkonzentrationen auch die urinäre Ausscheidung von Zink stimulieren, und damit würde dieser positive Effekt auf die Resorption möglicherweise aufgehoben werden.

Proteine

Da Zink bei neutralen pH-Werten das Bestreben hat, sich an Proteine zu binden, ist deren Anteil in der Nahrung ein wichtiger Faktor für die Güte der Zinkresorption. Das Vorhandensein von Zinkprotein bzw. Prote-inspaltprodukten begünstigt die Zinkresorption (s. oben). Aus diesem Grund kommt es bei Störungen der Proteinverdauung, z.B. im Rahmen von Pankreaserkrankungen bzw. Malabsorptionssyndromen, auch häufig zu einer Beeinträchtigungen der Zinkbioverfügbarkeit. Die Zinkaufnahme aus tierischen Produkten ist in der Regel besser als aus vegetarischen. Die Menge an Proteinen in einer Mahlzeit korreliert positiv mit der Zinkresorption. Die Art des Proteins beeinflusst ebenfalls die Aufnahme von Zink, wobei tierisches Protein (Fleisch, Eier, Käse) den hemmenden Einfluss von Phytinsäure auf die Zinkresorption ausgleichen kann (Sandstrom u. Cederblad 1980). Der Grund hierfür scheint in gewissen Aminosäuren zu liegen (s. auch oben), welche Zink in Lösung halten. Casein in der Milch hingegen hat einen negativen Effekt auf die Zinkresorption. Vor allem aus diesem Grund ist die Zinkresorption aus der Muttermilch deutlich besser als aus der Kuhmilch. Im Gegensatz dazu scheinen so genannte Casein-Phosphopeptide, welche im Rahmen der Verdauung aus Casein entstehen, möglicherweise einen positiven Einfluss auf die Zink- und Calciumbioverfügbarkeit zu haben (Hansen et al. 1996). Dieser fördernde Effekt ist vor allem abhängig von der Art der Mahlzeit (Phytatgehalt, flüssig oder fest). Casein-Phosphopeptide werden bereits industriell hergestellt und sind kommerziell erhältlich.

Phytat

Der Effekt von Phytinsäure auf die Bioverfügbarkeit von Zink betrifft nicht nur das diätetisch zugeführte, sondern auch das endogen in den Darm sezernierte Zink. Daher kann eine ständige phytatreiche Kost einen negativen Einfluss auf den Zinkstatus haben. Die Phosphatgruppen im Inositol-Hexaphosphat bilden wirksame, unlösliche Komplexe mit Kationen wie Zink. Aufgrund einer fehlenden Phytase-Aktivität im menschlichen Darm werden diese Komplexe mit dem Stuhl ausgeschieden. Phytate existieren in verschiedenen phosphorylierten Formen, wobei vor allem die Hexa- und die Pentaphosphatformen die Zinkresorption hemmen und nicht die weniger phosphorylierten Formen (Lonnerdal et al. 1989). Verschiedene Studien zeigten eine Abhängigkeit der Bioverfügbarkeit von Zink vom Phytatgehalt der Nahrung. Phytatreich sind vor allem:

- Weizen- und Speisekleie
- Weizenkeime
- Erdnüsse
- Sojabohnen
- Verschiedene Getreidesorten
- Unpolierter Reis
- Mais
- Bohnen

Es gibt verschiedene Methoden, den Phytatgehalt der Lebensmittel zu reduzieren und damit die Bioverfügbarkeit von Zink zu verbessern (Sandberg et al. 1996; Gibson et al. 1998; Mendoza et al. 1998). Dazu gehören:

- Keimen (Sprossen) und Mahlen
- Einwirken einer Phytase auf die Lebensmittel
- Entwicklung von gentechnischen Lebensmitteln mit niedrigem Phytatgehalt

Medikamente

Die gleichzeitige Aufnahme von Zinksupplementen und gewissen Antibiotika (vor allem Tetrazykline und Quinolone) beeinträchtigt möglicherweise die Bioverfügbarkeit der Antibiotika (Higdon 2003). Umgekehrt können Chelatbildner, wie Penicillamin oder DTPA, die Zinkresorption vermindern. Schließlich besteht bei einer chronischen Diuretikatherapie das Risiko der vermehrten Zinkurie.

Diagnostik des Zinkstatus

Um einen Zinkmangel zu diagnostizieren, muss neben der klassischen Anamnese und Einbeziehung der klinischen Symptomatik (vor allem: Immunschwäche, Wundheilungsstörungen, Wachstumsstörungen, Seh- und Geschmacksstörungen) und diverser Differentialdiagnosen auch eine Ernährungsanamnese durchgeführt werden. Diese inkludiert neben der Abklärung des generellen Ernährungsverhaltens (z.B. Vegetarier, wenig/viel Fleisch, Kalorienzufuhr) auch das Berücksichtigen der Bioverfügbarkeit von Zink. Um die Verdachtsdiagnose zu verifi-

zieren, ist es dann in weiterer Folge notwendig, gewisse biochemische und funktionelle Parameter heranzuziehen.

Plasma-Zink

Trotz der weltweiten Verbreitung des Zinkmangels und dessen Relevanz für weite Populationsschichten stellt die akkurate Bestimmung des Zinkstatus immer noch ein Problem dar. Es existiert kein einzelner Parameter, der den Zinkstatus eines Individuums genau widerspiegelt (Hambidge u. Krebs 1995). Die häufigste Methode, um den Zinkstatus zu bestimmen, ist die Analyse des Plasmazinkspiegels. Die Normwerte betragen je nach Labor zwischen 70–80 und 100–130 µg/dl. Obwohl diese Methode sehr praktisch und relativ günstig ist, gilt sie als ein nicht sehr sensitiver Parameter (King 1990), weil aufgrund von homöostatischen Mechanismen der Plasmazinkspiegel auch bei mangelhafter Zinkzufuhr über mehrere Wochen konstant bleibt. Eine Reihe von Studien konnten keine Korrelation zwischen dem Plasma-Zink und der diätetischen Zinkzufuhr finden.

Zinkabhängige Enzyme

Obwohl Zink in sehr vielen Enzymen vorkommt, ist keines dieser Enzyme zu einem Goldstandard in der Bestimmung des Zinkstatus geworden. Gründe hierfür sind zum einen homöostatische Mechanismen, die Zink im katalytischen Teil des Enzyms in relativ konstanter Konzentration halten, sowie widersprüchliche, spärliche Studienergebnisse. Zu den Enzymen, die derzeit am ehesten für die Bestimmung des Zinkstatus interessant sind, gehören vor allem die Alkalische Phosphatase sowie die Cu/Zn-Superoxid-Dismutase. Bei einem Zinkmangel kommt es zu einer Abnahme der Aktivität dieser Enzyme, wohingegen bei einer Zinktherapie die Aktivität bis zu einem Plateau ansteigt. Bedacht werden sollte jedoch, dass die Enzymaktivitäten bei gewissen Krankheiten verändert sein können. Denkbar wäre dies für die Aktivität der Alkalischen Phosphatase bei Knochen- und Leber-/Gallenwegs-Erkrankungen und für die Cu/ZN-SOD bei Zuständen, die mit erhöhtem oxidativem Stress einhergehen (Raucher). Ein neuerer potenzieller Parameter für die Statusbestimmung ist noch die Aktivität der Plasma 5'-Nucleotidase, welche vom CD73-Zellmembran-Marker der B- und T-Lymphozyten abstammt (Blostein-Fujii et al. 1997).

Metallothionein

Studien bei Menschen zeigten, dass nach einer kurzfristigen (8d) zinkarmen Ernährung mit 0,46 mg/d Zink die Metallothionein-Konzentration in den Erythrozyten um ca. 40% (von 34 auf 20 µg/g Protein) abnahm (Grider et al. 1990). Bei einer Subgruppe der Versuchsteilnehmer, die 50 mg/d Zink einnahmen, stieg der Metallothionein-Spiegel an. Ähnliche Ergebnisse wurden in einer Nachfolgestudie beschrieben (Thomas et al. 1992). Bei diesen Studien war keine Veränderung des Plasmazinkspiegels feststellbar. Daher scheint der erythrozytäre Metallothionein-Spiegel ein vielversprechender Marker für einen leichten Zinkmangel zu sein. Veränderungen der Metallothioneinkonzentration bei kurzfristiger Zinkdepletion wurden nicht nur in den Erythrozyten, sondern auch in den weißen Blutkörperchen nachgewiesen.

Zink im Haar

Haaranalysen zur Diagnose des Metallstatus sind derzeit sehr beliebt. Vereinzelte Studien konnten einen Zusammenhang zwischen Zink im Haar und beeinträchtigtem Wachstum zeigen (Ferguson et al. 1993). Jedoch verändert sich der Zinkgehalt in den Haaren erst bei einem längerfristigen Mangel und nicht bei einem induzierten, hochgradigen Mangel (Shamberger 2002). Grundsätzlich sind noch zu wenig Untersuchungen verfügbar, um diesen Parameter für die akkurate Bestimmung des Zinkstatus heranzuziehen. Des Weiteren wird die Zinkanalyse in den Haaren durch verschiedene Faktoren beeinflusst. Dazu gehören erhebliche Variationen in Methodik und Referenzwerten zwischen verschiedenen Laboratorien, sowie deutliche Kontaminationsgefahr der Proben durch verschiedene Faktoren, wie Shampoos, Färbemittel, etc.

Immunparameter

Zink ist essenziell für das Immunsystem, und ein marginaler Zinkmangel führt zu verschiedenartigen Störungen der Immunabwehr. Jedoch sind Veränderungen von Immunparametern in Abhängigkeit von der aufgenommenen Zinkmenge mit der Nahrung relativ unspezifisch.

Hormone

Zink ist in Synthese, Transport und Funktionen von Hormonen involviert. Dazu gehören Testosteron, IGF-1 sowie freies T_4. Die Supplementation von Zink führte z.B. zu einer Erhöhung der IGF-1-Konzentration und der Wachstumsgeschwindigkeit bei Kindern (Ninh et al. 1996). Jedoch haben bisher keine Studien die Hormonspiegel mit der diätetischen Zufuhr von Zink korreliert.

Plasmaproteine

Einige Studien zeigten, dass die Konzentration von gewissen hepatischen Blutplasmaproteinen bei eingeschränkter diätetischer Zinkzufuhr abnimmt. Dazu gehören das Präalbumin, Albumin sowie das Retinol-bindende Protein (Wada u. King 1986). Diese Proteine könnten daher als zusätzliche indirekte Indikatoren für einen Zinkmangel dienen.

Zinkmangel

Die klinische Symptomatik eines Zinkmangels wurde an verschiedenen Tierspezies wiederholt beschrieben. Zinkmangel beim Menschen ist erstmals bei jungen Ägyptern, die eine Diät mit wenig bioverfügbarem Zink aufgrund eines hohen Phytinsäureanteils verzehrten, nachgewiesen worden (Prasad et al. 1961). Diese Patienten zeigten eine Wachstumsverlangsamung und eine verzögerte sexuelle Entwicklung, welche nach einer Zinkgabe wieder reversibel waren. Weitere Erkenntnisse über die Klinik des schweren Zinkmangels stammen vor allem aus Studien, die Patienten mit Acrodermatitis enteropathica untersuchten, einer genetisch bedingten Erkrankung mit einer Störung der intestinalen Aufnahme und des

Tabelle 5. Symptome eines schweren Zinkmangels

Wachstumsstörung und Gewichtsverlust
Verspätete und gestörte Geschlechtsentwicklung (Gonadenunterfunktion, Oligospermie)
Charakteristische Hautveränderungen (erythematöse, pustulös-papulöse Veränderungen)
Chronische Diarrhö
Störungen des Immunsystems
Gestörte Wundheilung
Appetitmangel
Nachtblindheit
Cornea-Veränderungen
Geschmacksstörungen
Neurologische und psychische Störungen (Depression, Apathie, Lethargie)
Anämie und Gerinnungsstörungen

Tabelle 6. Risikofaktoren für einen Zinkmangel

Verminderte diätetische Zufuhr
Strikter Vegetarismus (verminderte Bioverfügbarkeit)
Langfristige parenterale Ernährung ohne adäquate Substitution
Malabsorptions-Syndrome
Entzündliche Darmerkrankungen
Chronische Diarrhö
Chronischer Alkoholismus
Protein-Energie-Malnutrition
Anorexia nervosa
Sichelzellanämie
Hämodialyse bei chronischer Nierenerkrankung
Schwangerschaft und Stillperiode

Transportes von Zink (s. unten). Sekundären Zinkmangel findet man häufig beim Down-Syndrom, im Alter, bei Sichelzellanämie sowie bei Patienten mit Hämodialyse oder parenteraler Ernährung. Symptome des schweren Zinkmangels sind in Tabelle 5 angeführt.

Leichter oder marginaler Zinkmangel stellt in Industrieländern das weitaus häufigere Problem dar. Erschwerend kommt die Tatsache hinzu, dass es keinen sensitiven Indikator für einen leichten Zinkmangel gibt. Bei Kindern führt ein leichter Zinkmangel zu Störungen im Wachstum und der psychomotorischen Entwicklung, sowie zu einer erhöhten Infektanfälligkeit. Ältere Menschen zeigen häufig Appetitmangel, Störungen der Geschmacksempfindung, erhöhte Infektanfälligkeit sowie eine schlechtere Wundheilung.

Verschiedene Zustände bzw. Krankheiten erhöhen das Risiko für einen Zinkmangel. Dazu gehören Malabsorptionssyndrome, chronische Diarrhö, Protein-Energie-Malnutrition (ältere Menschen, Alkoholiker) und schwere Verbrennungen (Tabelle 6).

Zink und klinische Erkrankungen

Acrodermatitis enteropathica (AE)

Die AE ist eine autosomal-rezessive Erkrankung, welche die frühe Kindheitsperiode betrifft (Perafan-Riveros et al. 2002). Sie ist charakterisiert durch eine Mutation in der chromosomalen Region 8q24. Das Gen ko-

diert für ein histidinreiches, transmembranöses Protein, hZIP-4, welches unter anderem für die zelluläre Zinkaufnahme verantwortlich ist. Aus der Mutation resultiert daher eine Beeinträchtigung der intestinalen Zinkresorption und eine begleitende Hypozinkämie. Zur klinischen Trias gehören eine schwere Dermatitis mit erythematösen, papulo-pustulösen Hautveränderungen und Alopezie sowie eine Diarrhö. Weitere Symptome sind Wachstums- und Verhaltensstörungen sowie rekurrente Infektionen. Die Therapie der Erkrankung ist eine Gabe von initial 100 mg/d Zink und daran anschließend eine Erhaltungstherapie von 1–2 mg Zink pro Tag pro kg Körpergewicht.

Neben der hereditären AE sind noch erworbene Formen der AE bekannt (Sehgal u. Jain 2000). Dazu gehören 1) die laktogene AE, welche durch eine verminderte Zinkverfügbarkeit über die Muttermilch entsteht, 2) die AE aufgrund einer zinkarmen parenteralen Ernährung und 3) AE-ähnliche Hautaffektionen, welche unabhängig von einem Zinkmangel auftreten, z.B. im Rahmen von seltenen Stoffwechselerkrankungen oder als Begleitsymptome von gastrointestinalen Erkrankungen, wie M. Crohn oder zystischer Fibrose.

Oxidativer Stress

Zink ist ein Spurenelement, dessen Wirkungsspektrum auch die antioxidative Abwehr inkludiert (Powell 2000; Ho 2004). Dies erklärt unter anderem, warum Zink als Nahrungsergänzungsmittel vertrieben wird. Bekannt ist etwa, dass ein chronischer Zink-mangel das Risiko für oxidativen Stress er-höht.

Über folgende Mechanismen wirkt Zink indirekt oder direkt antioxidativ:

- Aufrechterhaltung der zellulären Metal-lothioneinkonzentration
- Essenzielle Komponente der Cu/Zn-Su-peroxid-Dismutase
- Schutz von Thiol/Sulfhydryl-Gruppen vor freien Radikalen
- Antagonisierung der Bildung von freien Radikalen, an denen redoxaktive Metal-le wie Eisen und Kupfer beteiligt sind.

Man unterscheidet kurz- und längerfristige antioxidative Funktionen von Zink. Die kurz-fristigen Effekte beziehen sich auf den Schutz von Protein-Sulfhydrylgruppen durch Zink. Zink schützt durch diesen Mechanismus ei-nige Enzyme vor Oxidation. Dazu gehören DNA-Zink-bindende Proteine und t-RNA-Synthetasen. Dadurch wird die Inaktivie-rung der Enzyme verhindert.

Zu den akuten antioxidativen Effekten wird jedoch vor allem die Verminderung der Bildung von Hydroxylradikalen (OH°) aus H_2O_2 durch redoxaktive Übergangsmetalle wie Eisen und Kupfer gezählt. OH°-Radika-le können eine Lipid-Peroxidation initiieren (Valko et al. 2005). Dabei kommt es zu einer Entfernung eines Wasserstoffatoms aus ei-ner ungesättigten Fettsäure und dem Ent-stehen eines Lipid-Radikals. Eine Kettenre-aktion wird in Gang gesetzt mit dem wieder-holten Entstehen von kurzkettigen Alkanen und Lipidsäure-Aldehyd, welches zu einer Zerstörung der Lipid-Doppelschicht führt. Außerdem können Hydroxylradikale, Prote-ine und DNA oxidieren. Es wird angenom-men, dass Zink mit Eisen und Kupfer an mo-lekularen Bindungsstellen konkurriert und dadurch die Bildung der Hydroxylradikale

verhindert. Verschiedene Studien zeigten, dass Zink die Kupfer- bzw. Eisen-induzierte oxidative Schädigung in experimentellen Systemen antagonisieren kann. Dazu gehö-ren die Cu^{2+}-mediierte Ascorbat-Oxidation, die DNA-Schädigung durch Kupfer/Eisen/Ascorbat sowie die Fe^{3+}-Ascorbat-induzier-te Methämoglobin-Bildung in Erythrozyten.

Tierexperimentelle Studien, bei denen ein Zinkmangel induziert wurde, zeigten ein erhöhtes Risiko für oxidativen Stress und da-mit assoziierte Organschädigungen. Dabei können verschiedene Organe bzw. Organ-systeme involviert sein. Bekannt sind unter anderem:

1. hyperoxische Schädigung des Lungen-gewebes,
2. Lipid-Peroxidation in Leberzellen,
3. oxidativer Stress in Ratten-Hoden und
4. Galaktosamin-induzierte Hepatitis bei Ratten.

Außerdem konnten verschiedene tierexpe-rimentelle Studien den positiven Effekt ei-ner Zinkgabe auf die postischämische Ge-webeschädigung, die unter anderem durch vermehrten oxidativen Stress hervorgerufen wird, zeigen. Einen Überblick darüber gibt Tabelle 7.

Die längerfristigen antioxidativen Effek-te von Zink werden hauptsächlich hervorge-rufen durch die Induktion von Metallothio-nein. Metallothioneine sind eine Gruppe von metallbindenden Proteinen mit niedri-gem Molekulargewicht (6000–7000 Da) (Hi-jova 2004). Zahlreiche Studien konnten zei-gen, dass eine ständige Gabe von Zink die Expression von Metallothionein in verschie-denen Organen wie z.B. in der Leber indu-ziert (McCormick et al. 1981). Metallothio-neine zeigen antioxidative Wirkungen unter verschiedenen Belastungen, wie z.B. bei Strahlenexposition (Matsubara et al. 1987)

Tabelle 7. Einfluss von Zink auf die postischämische Gewebeschädigung bei Tieren

Organ	Effekt einer Zinkgabe
Herz	Verminderung von Reperfusions-Arrhythmien
Magen	Verminderung der Lipid-Peroxidation und postischämischen Erosionen
Niere	Verbesserung der postischämischen Funktionen
Darm	Verminderung der postischämischen Organschädigung
Gehirn	Verminderung des Infarktareals und der neuronalen Schädigung

* Zusammengefasst in Powell (2000)

oder Alkohol-Intoxikation (Harris 1990). Sie können außerdem induziert werden durch Glukokortikoide oder Katecholamine. Dies ist ein möglicher Grund für die Umverteilung von Zink im Rahmen von Stress oder Krankheiten.

Immunsystem und Infektionen

Die Acrodermatitis enteropathica ist eine der ersten Erkrankungen, bei der ein kausaler Zusammenhang zwischen einem Zinkmangel und gestörten Immunfunktionen beschrieben wurde. Diese Patienten zeigen vor allem eine Atrophie des Thymus sowie eine Lymphopenie. Außerdem treten eine gestörte, zellulär vermittelte Immunantwort und eine erhöhte Inzidenz von Infektionen auf.

Verschiedene Studien zeigten einen deutlichen Zusammenhang zwischen einem verminderten Zinkstatus und gestörten Immunfunktionen (Fraker et al. 2000). Neben der Acrodermatitis enteropathica weisen vor allem Patienten mit Sichelzellanämie, geriatrische Patienten und AIDS-Patienten gestörte Immunfunktionen auf. Eine Zusammenfassung der gestörten Immunparameter bei Zinkmangel gibt Tabelle 8.

Neben der Suppression von verschiedenen Immunparametern (Tabelle 8) regt eine suboptimale Zinkversorgung die ständige Produktion von Glukokortikoiden, die bekannterweise das Immunsystem supprimieren, an.

Die Mechanismen, über die Zink immunstimulatorisch wirkt, sind nur teilweise geklärt, jedoch sehr wahrscheinlich multifaktoriell (Dardenne 2002). Aufgrund seiner positiven Effekte auf DNA- und Proteinsynthese ist Zink wahrscheinlich wichtig für die Proliferation von Immunzellen. Thymulin,

ein Hormon, das aus dem Thymus freigesetzt wird, benötigt Zink für seine biologische Aktivität. Thymulin ist wichtig für die Reifung, Cytotoxizität und IL-2-Produktion von T-Lymphozyten. Des Weiteren ist Zink ein wichtiger Regulator der Apoptose von Lymphozyten. Dies erklärt die Tatsache, dass es bei Zinkmangel zu einer Atrophie des Thymus sowie zu einer Lymphopenie kommt.

Verschiedene Studien aus der Dritten Welt konnten zeigen, dass eine Zinksupplementation bei Kindern das Risiko für Durchfallerkrankungen senken kann, ebenso das Risiko für Pneumonien sowie die Häufigkeit klinischer Symptome bei Malaria (Black 2003). Ältere Menschen, die relativ häufig einen leichten Zinkmangel aufweisen, können hinsichtlich des Infektionsrisikos möglicherweise auch von einer Zinksupplementation (häufig in Kombination mit anderen Mikronährstoffen wie z.B. Selen) profitieren. Dies zeigte z.B. eine Placebo-kontrollierte französische Studie bei älteren Patienten, die täglich ein Placebo- oder Zink/Selen- oder Vitamin C/beta-Caroten/Vitamin E- oder ein Spurenelement/Vitamin-Kombinationspräparat erhielten. Am Ende der zweijährigen Untersuchungsperiode zeigte die Spurenelementgruppe einen signifikanten Rückgang der Infektionsfälle (2–4-mal weniger im Vergleich zu Placebo) (Girodon et al. 1997). Auch andere Studien konnten positive Effekte einer Zinkgabe auf immunologische Parameter bei älteren Menschen zeigen (zusammengefasst in Ekmekcioglu 2001).

Der banale grippale Infekt ("Common Cold")

Zink wurde bereits in den frühen 1980er-Jahren für die Behandlung des "Common Cold" verwendet. Mehr als 200 Viren können den banalen grippalen Effekt verursachen. Die häufigste Ursache sind Rhinoviren. Zink hemmt die Replikation von verschiedenen Rhinoviren *in vitro* (Geist et al. 1987). Ein ähnlicher Effekt konnte *in vivo* jedoch nicht gezeigt werden. Metaanalysen (Marshall 2000; Jackson et al. 2000), die den Effekt von Zink auf den banalen grippalen Infekt untersuchten, zeigten, dass keine si-

---

Tabelle 8. Immunologische Veränderungen bei Zinkmangel

Lymphopenie
Atrophie des Thymus
Gestörte zelluläre Immunantwort
Gestörte humorale Immunantwort nach Antigenexposition
Verminderte Resistenz geg. Infektionen
Verminderte Serum-Thymulinaktivität
Chronische Erhöhung der Glukokortikoide (wirken immunsuppressiv)

chere, mehrfach bestätigte Evidenz für einen positiven Effekt einer Zinkgabe auf Inzidenz und Krankheitsverlauf des Common Cold besteht. Zwar konnten einige Studien positive Effekte auf den Krankheitsverlauf zeigen. Dies wurde jedoch in anderen Studien nicht bestätigt. Bei Kindern z.B. führt die Gabe von 10 mg Zink-Glukonat zu keinem positiven Effekt auf den Krankheitsverlauf einer Erkältung im Vergleich zur Placebogruppe (Macknin et al. 1998). Intranasales Zink-Glukonat zeigte keine vorteilhaften Wirkungen in der Prävention und Behandlung der Rhinovirusinfektion (Turner 2001). Andere Studien konnten positive Effekte eines Zink-Nasalgels auf die Krankheitsdauer im Vergleich zu Placebo zeigen (Mossad 2003). Intranasale Zinkpräparate werden jedoch nicht mehr empfohlen, da in mehreren Fällen ein Verlust der Geruchsempfindung (Hypo- bzw. Anosmie) nach Verwenden der Präparate beschrieben wurde. Zusammengefasst bleibt trotz zahlreicher Studien die Effektivität von Zink beim banalen grippalen Infekt noch ungewiss.

HIV/AIDS

Zink ist wichtig für das Immunsystem, und HIV-Infizierte sind, vor allem aufgrund einer geringeren diätetischen Zufuhr, Malabsorption oder Verluste durch Diarrhö, besonders anfällig für einen Zinkmangel. Geringe Serum-Zinkspiegel werden in Verbindung gebracht mit einer Progression der klinischen Symptomatik und erhöhter Mortalität bei HIV-Patienten (Lai et al. 2001). In einer Supplementationsstudie mit 45 mg Zink/d über einen Monat bei AIDS-Patienten kam es im Vergleich zur Placebogruppe zu einer Verminderung von opportunistischen Infektionen (Mocchegiani u. Muzzioli 2000). Jedoch sollte bedacht werden, dass HIV-Viren Zink zur Replikation benötigen und somit eine erhöhte, lang dauernde Zinkzufuhr durch Supplemente möglicherweise auch negative Effekte haben könnte (Tang et al. 1996).

Knochen und Wachstum

Der Knochen enthält ca. 1/3 des gesamten Körperzinkgehaltes. Er scheint vor allem Zink zu speichern und dieses bei diäteti-

schem Zinkmangel selber zu verwenden. Hinweise, dass der Knochen bei Zinkmangel viel Zink freisetzt, konnten in experimentellen Untersuchungen nicht bestätigt werden (Zhou et al. 1993). Bei einem Zinkmangel sind die osteoblastische Aktivität, die Kollagen- und Proteoglykansynthese sowie die Alkalische Phosphatase-Aktivität im Knochen reduziert (Calhoun et al. 1974). Umgekehrt kann die Gabe von sehr hohen Zinkmengen die resorptive Aktivität des Knochens stimulieren (Yamaguchi et al. 1982). Dies sollte bei einer ständigen hochdosierten Zinksupplementation, insbesondere bei Personen mit Osteoporose, bedacht werden.

Verzögertes Wachstum ist ein häufiges Symptom eines Zinkmangels bei Kindern. Ein wahrscheinlicher Grund ist eine durch einen Zinkmangel induzierte Störung in der Ausschüttung des Wachstumshormons und des IGF-1 (MacDonald 2000). Verschiedene Studien konnten dabei zeigen, dass eine Zinksupplementation zu einer Erhöhung der Wachstumsrate führt. Bei gesunden Kindern mit niedriger Wachstumsperzentile resultierte eine Supplementation mit Zink in einem stärkeren Wachstum im Vergleich zu Placebo (Gibson et al. 1989). Eine Metaanalyse von 25 Interventionsstudien, bei denen Kindern unter dem 13. LJ eine mittlere Dosis von 14 mg/d Zink über im Mittel 7 Monate supplementiert wurde, zeigte einen geringen, jedoch signifikanten positiven Effekt auf Zunahme von Körpergröße und Körpergewicht (Brown et al. 1998). Die Effekte von Zink auf Wachstum und Körpergewicht sind markanter, wenn ein Zinkmangel vorliegt. Die Mechanismen, über die Zink das Wachstum beeinflussen kann, sind noch unzureichend erforscht. Gezeigt wurde z.B., dass durch eine Zinksupplementation bei Kindern die basalen Spiegel für die das Knochenwachstum stimulierenden Faktoren IGF-1, IGF-bindendes Protein 3, Alkalische Phosphatase sowie Osteocalcin zunahmen (Imamoglu et al. 2005).

Lebererkrankungen

Störungen der Zinkhomöostase können bei Lebererkrankungen auftreten. Bei einer akuten viralen Hepatitis z.B. wurden erniedrigte Plasmazinkspiegel gemessen, die nach Normalisierung der Transaminasen wieder anstiegen. Ein Grund hierfür könnte eine durch Cytokine verursachte Anreicherung von Zink im entzündeten Gewebe sein (Klasing 1984).

Die alkoholische Lebererkrankung ist assoziiert mit niedrigen Zinkspiegeln in Plasma und Leber. Interessanterweise ist die Zinkkonzentration in der Leber von Alkoholikern auch dann erniedrigt, wenn kein Leberschaden vorliegt (Milman et al. 1986). Langjähriger Alkoholmissbrauch kann zu einer gestörten Zinkresorption sowie einer erhöhten Zinkausscheidung führen. Zusätzlich kann eine reduzierte Proteinsynthese, vor allem die des Albumins, einen entscheidenden Einfluss auf die Zinkverteilung im Organismus haben. Des Weiteren nehmen viele Alkoholiker nicht genügend Zink über die Nahrung auf.

Bei Patienten mit hepatischer Enzephalopathie zeigt möglicherweise die Supplementation von Zink positive Effekte auf den Krankheitsverlauf. In einer Fallstudie bei einer 54-jährigen Frau wurde beschrieben, dass eine kurzzeitige Zinksupplementation zu einer Verbesserung der psychomotorischen Symptome führte und das Wiederauftreten von enzephalopatischen Episoden verminderte (Van der Rijt et al. 1991). Im Gegensatz dazu konnte eine italienische Studie keinen vorteilhaften Effekt nachweisen (Riggio et al. 1991). In einer anderen Studie wurde gezeigt, dass eine langfristige orale Zinksupplementierung die Synthese von Urea aus Aminosäuren und Ammoniak anregt (Marchesini et al. 1996).

Bei Lebertransplantationspatienten kommt Zinkmangel relativ häufig vor. Aus diesem Grund sollte während der Wartezeit auf eine adäquate Zinkversorgung geachtet werden.

Gastrointestinale Erkrankungen

Zink besitzt potenziell günstige Effekte bei Magengeschwüren. Zu den Wirkungsspektren gehören die Verbesserung der antioxidativen Kapazität sowie eine Erhöhung des mukosalen Widerstandes gegenüber Säureeinwirkung. Bei einem experimentell induzierten Magengeschwür verhinderte Zink (als Zink-Glukonat) die Zerstörung der Mukosa durch Alkohol (Bandyopadhyay u. Bandyopadhyay 1997). Außerdem wurde beschrieben, dass Zinkverbindungen das Wachstum von Helicobacter pylori, welcher mit der Pathogenese der Ulkuserkrankung assoziiert ist, hemmen können (Matsukura u. Tanaka 2000).

Geringe Konzentrationen von Zink in Plasma und Pankreassekret werden häufig bei Patienten mit chronischer Pankreatitis gefunden (Fabris et al. 1985). Außerdem wurden Korrelationen zwischen Zink und der Amylaseaktivität im Pankreassaft beschrieben. Bei Patienten mit chronischer Pankreatitis ist außerdem die Zinkresorption beeinträchtigt. Durch Gabe von zinkbindenden Liganden wie Citrat kann die Resorptionsrate verbessert werden.

Verschiedene Studien konnten zeigen, dass Zink sehr effektiv bei Durchfallerkrankungen von Kindern wirkt. Bei Kindern mit persistierender Diarrhö konnte durch Zinkgabe in Kombination mit einer oralen Rehydrierungstherapie signifikant die Dauer der Diarrhö gesenkt werden (Bhutta et al. 1999). Auch eine Analyse der WHO zeigte, dass nach Zinksupplementation die Durchfalldauer gesenkt werden kann (Bhutta et al. 2000). Dabei ist wahrscheinlich eine Dosis von 20 mg/d über einen begrenzten Zeitraum sicher. Außerdem wurde beschrieben, dass ein Zinkmangel die toxischen Effekte von E. coli bei der Diarrhö verstärken kann (Wapnir 2000).

Patienten mit M. Crohn haben ein höheres Risiko für einen Zinkmangel (Solomons et al. 1977). Gründe hierfür sind: 1. ungenügende diätetische Zufuhr, 2. beeinträchtigte intestinale Resorption aufgrund eines Proteinmangels sowie 3. erhöhte intestinale Verluste (Blutungen, Diarrhö). Die intestinale Permeabilität ist bei diesen Patienten häufig erhöht und ein wichtiger Grund für das Wiederauftreten bzw. für die Verschlechterung der klinischen Symptomatik. In einer Studie bei 12 M.-Crohn-Patienten, die über 8 Wochen 75 mg Zink/Tag erhielten, zeigte sich eine signifikante Verbesserung der intestinalen Permeabilität nach Therapieende sowie bei der Nachfolgeuntersuchung kein Wiederauftreten der klinischen Symptomatik bei 10 von 12 Patienten (Sturniolo et al. 2001).

Nierenerkrankungen und Hämodialyse

Patienten mit Urämie haben nicht nur ein erhöhtes Risiko für Hepatitis B, sondern möglicherweise auch eine geringere AK-Bildung nach Hepatitis-B-Impfung. Bei denjenigen, die nicht auf die HBV-Impfung reagieren, kann eine Gabe von Zink eventuell helfen (Brodersen et al. 1995). Des Weiteren werden bei Patienten mit chronischer Niereninsuffizienz und Hämodialyse häufiger niedrigere Plasmazinkspiegel gefunden (Vanholder et al. 2002). Jedoch sollte eine routinemäßige Gabe von Zink bei chronischer Niereninsuffizienz vermieden werden. Anzustreben ist zunächst eine Verbesserung der Zinkaufnahme über die Kost und Bestimmung des Zinkstatus.

Neurodegenerative Erkrankungen

M. Alzheimer

M. Alzheimer ist die häufigste Erkrankung, die mit einer Demenz einhergeht (Arendt 2005). Sie ist charakterisiert durch einen Verlust von cholinergen Neuronen und einen progressiven Verlust der kognitiven Funktionen, insbesondere des Gedächtnisses. Der zentrale Mechanismus in der Pathogenese der Erkrankung ist eine Akkumulation des Amyloid-β-Peptids, der Hauptkomponente der senilen Plaques im Gehirn, welches durch die proteolytische Einwirkung aus einem Amyloid-Vorläuferprotein gebildet wird. Zusätzlich ist eine vermehrte Anreicherung von neurofibrillären Bündeln („Tangles") und abnormalen Neuriten beobachtbar. All diese Mechanismen führen zum Absterben von Nervenzellen und/oder Beeinträchtigung der Fortleitung von Aktionspotenzialen bzw. synaptischen Übertragungen.

Ob Zink bei der Alzheimer Erkrankung positive oder negative Effekte hat, wird in der wissenschaftlichen Literatur noch kontroversiell diskutiert (Cuajungco u. Faget 2003). Verschiedene Untersuchungen zeigten, dass der Zinkstoffwechsel bei Alzheimer-Patienten gestört ist. Dabei scheinen vor allem die Aufnahme und Verteilung von Zink im Gehirn beeinträchtigt zu sein. Daraus resultieren unterschiedliche Zinkkonzentrationen in verschiedenen Hirnarealen. Diverse Studien zeigten z.B. hohe Zinkspiegel im Hippokampusbereich und in den Amygdala (Cornett et al. 1998). Außerdem wurden auch im frontalen, temporalen und parietalen Cortex sowie in der olfaktorischen Region höhere Zinkspiegel nachgewiesen.

Weniger untersucht wurde bisher der Effekt einer Zinkgabe auf Krankheitsverlauf bzw. Symptomatik bei Alzheimer-Patienten. Bei einer Studie an vier Patienten, die über ein Jahr hochdosiert Zink erhielten, wurde eine Verlangsamung des kognitiven Verlustes beschrieben (Potocnik et al. 1997). Im Gegensatz dazu weisen einige experimentelle Untersuchungen auf potenziell nachteilige Effekte einer Zinkakkumulation im ZNS hin. Zink findet sich z.B. in hohen Konzentrationen in Amyloid-Plaques. Experimentelle Untersuchungen konnten zeigen, dass Zink das Amyloid-β-Peptid schneller präzipitieren kann, und dass dieses Präzipitat u.U. schlecht auflösbar ist (Moir et al. 1999). In einer Studie mit Mäusen, die experimentell an Alzheimer litten, wurde gezeigt, dass durch die verminderte Expression eines Zink-Transport-Proteins und damit einer potenziell geringeren Zinkaufnahme deutlich weniger cerebrale Amyloid-β-Plaques auftraten (Lee et al. 2002). Denkbar wäre daher, dass aufgrund einer gestörten Blut-Hirn-Barriere im Rahmen der Erkrankung möglicherweise mehr Zink aufgenommen wird. Dies könnte eine erhöhte Expression von Metallothionein vor allem in reaktiven Astrozyten und Mikrokapillaren induzieren (Penkowa u. Moos 1995). Bei Alzheimer-Patienten finden sich des Weiteren aktivierte Glia-Zellen in oder um die senilen Plaques. In diesen Bereichen tritt auch eine erhöhte Expression von inflammatorischen Cytokinen wie TNF-α auf. Es ist bekannt, dass Zink die Freisetzung von Cytokinen aus Monozyten stimulieren kann. Daher ist eine Beteiligung von Zink bei der Freisetzung von Cytokinen aus Glia-Zellen theoretisch denkbar. Jedoch sollte bemerkt werden, dass die Effekte von Zink auf z.B die Zytotoxizität des Amyloid-β-Peptids auch von der Zinkkonzentration abhängen. Bei hohen Zinkkonzentrationen (ca. 1 mmol/l) wird die zytotoxische Wirkung des A-β-Peptids verstärkt (Lovell et al. 1999). Andererseits zeigten mehrere Untersuchungen, dass geringe Zinkmengen gegen die Toxizität des A-β-Peptids schützen (Cuajungco u. Faget 2003). Zusammengefasst ist derzeit die Rolle von Zink bei der Alzheimer-Erkrankung noch unklar. Aus diesem Grund sollte von einer prophylaktischen bzw. therapeutischen Zinksupplementation bei normalem Zinkstatus und normaler Zinkversorgung Abstand genommen werden.

Makuläre Degeneration

Zink ist essenziell wichtig für den Vitamin-A-Stoffwechsel (Grahn et al. 2001). In Form der zinkabhängigen Alkoholdehydrogenase katalysiert es die Umwandlung von Retinol in Retinal. Einer der häufigsten Gründe für eine Erblindung bei älteren Menschen ist die Degeneration der Makula (Arnold u. Sarks 2004; Fine 2005). Die Makula („gelber Fleck") ist der zentrale Bereich der Netzhaut und beinhaltet den Ort des schärfsten Sehens, die Fovea centralis. Hier findet man ausschließlich Zapfen, die farbempfindlichen Sinneszellen des Auges. Diese sind extrem dicht gepackt (ca. 150.000/mm^2). Ihr Zusammenspiel sorgt für ein kontrastreiches Sehen. Zinkmangel scheint aus folgenden Gründen ein zusätzlicher Faktor in der Pathogenese der Erkrankung zu sein: 1. Zink findet sich in hohen Konzentrationen in den Teilen der Retina, die degenerieren. 2. Die Aktivität von einigen zinkabhängigen Enzymen vermindert sich mit dem Alter. 3. Die retinale Zinkkonzentration reduziert sich mit dem Alter. Wenige Studien, die eine hochdosierte Zinktherapie (80 mg Zn/d) bei Patienten mit beginnender oder fortgeschrittener makulärer Degeneration durchführten, konnten entweder keinen (Stur et al. 1996) oder einen signifikanten Risikovermindernden Effekt (Newsome et al. 1988) finden. Außerdem fand sich ein günstiger Effekt bei Gabe von Zink in Kombination mit Antioxidantien im Vergleich zu Placebo bei Patienten mit mittelschwerer bis schwerer makulärer Degeneration (Mittra 2003). Aufgrund der wenigen Studien

und der Tatsache, dass potenziell-positive Effekte nur im hohen Dosiswirkungsbereich zu sehen waren, kann derzeit keine Empfehlung für eine prophylaktische Gabe von Zink für die makuläre Degeneration ausgesprochen werden.

Oberflächliche Wunden

Zink wurde erstmalig gegen Hauterkrankungen durch die alten Ägypter in Form des Calamins appliziert. Aufgrund seiner stimulierenden Wirkungen auf DNA- und Proteinsynthese und auf das (dermale) Immunsystem spielt Zink eine wichtige Rolle bei der Wundheilung (Patel 2005). Außerdem haben zwei Transkriptionsfaktoren, die für die Differenzierung von Kerotinozyten wichtig sind, Zinkfinger-DNA-Bindedomänen, die die Vorraussetzung für die Bindung an die DNA und in weiterer Folge für die Genexpression sind.

Durch erhebliche Variationen in den Zinkkonzentrationen zwischen den Geweben sowie interindividuellen Schwankungen war es bisher nur unzureichend möglich, die Mechanismen von Zink bei der Wundheilung zu evaluieren. Verschiedene Studien lassen vermuten, dass Zink vor allem im späten Stadium der Gewebereparatur und -regeneration benötigt wird (Wilkinson u. Hawke 1999). In der ersten inflammatorischen Phase der Wundheilung fällt die Zinkkonzentration, möglicherweise aufgrund des Einflusses von Cytokinen wie IL-6 und TNF-α, vorübergehend ab. In der späten Phase der Wundheilung steigen dann die Zinkspiegel im Blut und im Wundgebiet an (Henzel et al. 1970). Dies wird möglicherweise durch den Epidermal-Growth-Faktor und dem Prostaglandin E$_2$ bewirkt (Gonul et al. 1993). Des Weiteren ist es denkbar, dass Zink durch Stimulation der Expression von Integrinen wichtig für die Migration von Keratinozyten ist. Durch Induktion von Metallothionein und Beteiligung am Vitamin-A-Stoffwechsel ist Zink außerdem noch wichtig für dermale Proliferationsprozesse. Schließlich sind auch direkte antimikrobielle und antifungizide Wirkungen von Zink in der Haut beschrieben worden. Zusammengefasst wird Zink primär benötigt für die Reepithelialisierung, Bildung von Narbengewebe und Anregung lokaler Immunprozesse bzw. das Abtöten von Keimen.

Ein Zinkmangel geht mit einem erhöhten Risiko für chronische Wundprozesse und verspätete Wundheilung einher (Senapati u. Thompson 1985). Verschiedene Untersuchungen evaluierten den Effekt einer oralen Zinktherapie (z.B. 220 mg Zinksulphat/d über 8–12 Wochen) auf den Heilungsprozess von Druckgeschwüren (Gray 2003). Die Zusammenfassung der Studien zeigte jedoch, dass keine sichere Evidenz für einen vorteilhaften Effekt einer oralen Zinktherapie besteht. Jedoch scheint es wahrscheinlich, dass die Gabe von Zink den Heilungsprozess von Beingeschwüren beschleunigt, wenn ein Zinkmangel vorliegt. Die topische Anwendung von zinkhaltigen Präparaten hat sich zwar in einigen Studien als effektiv erwiesen (Schwartz et al. 2005), jedoch sind auch in diesem Fall die besten Ergebnisse bei einem vorliegenden Zinkmangel zu sehen.

Akne

Akne ist eine genuine Erkrankung der Haut (James 2005). Sie tritt hauptsächlich in den Regionen der Haut von Jugendlichen auf, die reich an Talgdrüsenfollikeln sind, und zeigt in 90% der Fälle eine natürliche Regression im Übergang zum 3. Lebensjahrzehnt. Neben den bekannten pathogenetischen Faktoren, wie genetische Prädisposition, Follikelkeratose, Talgdrüsenhyperplasie und mikrobielle Hyperkolonisation, können weitere externe und interne Faktoren eine Akne beeinflussen. Hierzu gehören unter anderem komedogene Lokaltherapeutika oder Medikamente, die von innen her die Akne unterhalten können, wie Antikontrazeptiva mit restandrogener Komponente, hochdosierte Vitamin-B-Kombinationen, Anabolika oder andere Wirkstoffe.

Die primäre Therapie der schweren Akne inkludiert die Anwendung von antikomedogenen (topische Retinoide, Azelainsäure), antimikrobiellen (Benzoylperoxid, Antibiotika) sowie sebostatischen Substanzen (Antiandrogene, systemische Retinoide). Zusätzlich existieren zahlreiche neuere, ergänzende Verfahren zur Aknetherapie. Dazu gehört neben Teebaumöl, sichtbarem Licht im Bereich von 400–450 nm und

Fruchtsäuren auch die Verwendung von oralem oder topischem Zink. Die potenziellen Wirkmechanismen von Zink bei Akne ergeben sich aus der antiinflammatorischen Wirkung und der Hemmung von *Propionibacterium acnes*. Verschiedene Studien konnten positive Effekte einer oralen Zinkgabe im Vergleich zu Placebo bei Akne zeigen (zusammengefasst in Degitz u. Plewig 2005). Z.B. war Zink in Form von Zinkglukonat (entsprechend 30 mg elementarem Zink täglich) signifikant besser als Placebo in der Reduktion entzündlicher Veränderungen. In einer aktuelleren Studie erwies sich Zink (30 mg/d) nach einem Behandlungszeitraum von 3 Monaten als klinisch wirksam (31,2% Erfolgsrate), war jedoch weniger potent als Minocyclin (63,4% Erfolgsrate). Zink in Kombination mit Erythromycin war effektiver in der Therapie von entzündlichen Akneläsionen als Erythromycin allein. Die Wirksamkeit von topisch verabreichtem Zink bei Akne ist hingegen weniger belegt.

Nahrungsaufnahme und Anorexia nervosa

Verschiedene Studien konnten zeigen, dass ein Zinkmangel zu einer Verminderung des Appetits führt (Hambidge et al. 1972). Des Weiteren wird angenommen, dass ein Zinkmangel bei der Pathogenese der Anorexia nervosa (AN) beteiligt ist. Es wurde gezeigt, dass die Hälfte der untersuchten AN-Patienten einen Zinkmangel aufwiesen (Humphries et al. 1989). Außerdem ist die Resorption von Zink bei AN-Patienten möglicherweise vermindert (Dinsmore et al. 1985). Viele Symptome, die beim Zinkmangel beobachtet werden, sind ebenfalls bei AN-Patienten zu finden. Dazu gehören beeinträchtigtes Wachstum bzw. Gewichtsverlust, Hautveränderungen, Amenorrhö und Depression. Daher wurde schon frühzeitig die Gabe von Zink bei AN- Patienten vorgeschlagen (Safai-Kutti u. Kutti 1984). Verschiedene Studien konnten den positiven Effekt einer Zinksupplementation auf die Gewichtszunahme bei AN-Patienten zeigen (Safai-Kutti 1990; Yamaguchi et al. 1992). In einer randomisiert-, doppelt blind-, Placebo-kontrollierten Studie bei AN-Patienten führte eine Gabe von Zink-Glukonat (14 mg Zink) zu einer signifikanten Erhöhung des body mass index

(Birmingham et al. 1994). Jedoch versteht sich, dass die AN eine komplexe Erkrankung ist, in die, neben einem potenziellen Zinkmangel, vor allem auch psychologische Aspekte, eine genetische Prädisposition und ein allgemeiner Nährstoffmangel mit einfließen.

Leptin ist ein Hormon des Fettgewebes, welches eine wichtige Rolle bei der Nahrungsaufnahme spielt. Neuere Studien konnten zeigen, dass bei einem Zinkmangel die zirkulierenden Leptinspiegel reduziert sind. Dies wurde sowohl bei Ratten als auch beim Menschen beschrieben (Mantzoros et al. 1998). Der Grund dafür scheint sowohl eine Verminderung der Fettmasse bei Zinkmangel als auch eine Verminderung der Leptinproduktion pro Gramm Fettgewebe zu sein.

Geschmacksstörungen

Störungen der Geschmacksempfindung sind ein häufiges Symptom eines Zinkmangels. Dabei zeigen vor allem ältere Menschen eine Beeinträchtigung des Geschmackssinns. Einzelne Studien untersuchten den Effekt einer Zinksupplementation bei Patienten mit Hypogeusie. In einer Doppelblindstudie bei 98 Patienten mit Geschmacksanomalien zeigte die Zinkgruppe (3 × 22,6 mg Zink täglich über 4 Monate) im Vergleich zur Placebogruppe eine signifikante Verbesserung der Symptomatik (Yoshida et al. 1991). In einer weiteren Studie wurde ebenfalls eine Verbesserung der gustatorischen Funktionen nach Gabe von 140 mg Zinkglukonat pro Tag bei einer idiopathischen Dysgeusie beobachtet (Heckmann et al. 2005). Andere Studien z.B. bei Hämodialyse-Patienten konnten jedoch keine Effekte von Zink auf die Geschmacksempfindung zeigen. Trotzdem erscheint es wahrscheinlich, dass Zink unter gewissen Umständen günstig bei Geschmacksstörungen wirkt. Bemerkt werden sollte jedoch, dass die verwendeten Zinkdosen über den tolerablen Zufuhrgrenzen für Zink (s. unten) liegen und somit potenziell nachteilige Effekte von Zink auf andere Parameter, wie z.B. auf die Kupferresorption, bei einer längerdauernden Therapie nicht ausgeschlossen werden können.

Zinktoxizität

Akute Toxizität

Die Zufuhr von sehr hohen Zinkmengen (> 1 g) kann zu gastrointestinalen Symptomen wie Oberbauchschmerzen, Bauchkrämpfen, Diarrhö, Übelkeit und Erbrechen führen (Fosmire 1990). Milde gastrointestinale Beschwerden können bereits bei Dosen zwischen 50–150 mg auftreten (Freeland-Graves et al. 1982).

Chronische Toxizität

Vereinzelte Studien zeigten, dass höhere Zinkdosen möglicherweise das Lipoprotein-Profil ungünstig beeinflussen. Beschrieben wurde dies für die Abnahme des Plasma-HDL-Spiegels durch ständig hohe Zufuhr von Zink (ca. 160 mg/d) (Fosmire 1990).

Zink hemmt die Kupferaufnahme, und damit verbunden ist es wahrscheinlich, dass eine längerfristige, höherdosierte Zinksupplementation ohne gleichzeitige Gabe von Kupfer zu einer Verminderung der Kupferversorgung führt. Dies wurde in verschiedenen Studien bestätigt. Zum Beispiel konnte gezeigt werden (Yadrick et al. 1989), dass eine tägliche Zufuhr von ca. 60 mg Zink, davon 50 mg in Form von Supplementen, über 10 Wochen den Kupferstatus negativ beeinflusst. Niedrige Kupfer- und Ceruloplasminspiegel sowie eine Anämie wurden bei täglichen Zufuhrmengen von mehr als 450 mg Zink beschrieben (Porter et al. 1977). Die Beeinträchtigung der Kupferresorption ist vor allem bei einer therapeutischen Zinkgabe relevant, z.B. im Rahmen einer ergänzenden Aknetherapie (Igic et al. 2002). Außerdem nehmen heutzutage viele Menschen zinkhaltige Nahrungsergänzungsmittel über längere Zeit ein. In diesen Fällen sollte auch auf eine adäquate Kupferzufuhr geachtet werden. Vor allem ist aber Vorsicht bei Patienten mit der seltenen Menke-Krankheit (s. dort) geboten, die genetisch bedingt eine eingeschränkte Kupferresorption aufweisen.

Zink in sehr hohen Dosen (150 mg/d) supprimiert möglicherweise auch die Aktivierung der Lymphozyten (Chandra 1984) und hat daher in hohen Dosen paradoxerweise einen negativen Effekt auf das Im-

Tabelle 9. Obere tolerable Zufuhrgrenzen* für Zink

	mg pro Tag
0–6 Monate	4
7–12 Monate	5
1–3 Jahre	7
4–8 Jahre	12
9–13 Jahre	23
14–18 Jahre	34
> 18 Jahre	40

* Gesamtaufnahme (Nahrung + Flüssigkeit + Supplemente). Entnommen aus Dietary Reference Intakes, Food and Nutrition Board, USA

munsystem. In einer Studie bei 70 älteren Pflegeheimbewohnern, die über 30 Tage 100 mg Zink/d oder Placebo für die Therapie von dermalen Druckgeschwüren erhielten, zeigten sich in der Zinkgruppe ein deutlich höheres Risiko für Infektionskrankheiten, die einer antibiotischen Therapie bedurften, und deutlich häufigere Fälle von Übelkeit und Erbrechen (Houston et al. 2001).

In einer epidemiologischen Studie wurde beschrieben, dass eine längerfristige Zufuhr von Zinksupplementen in Dosen, die über 100 mg pro Tag lagen, mit einem erhöhten Risiko für Prostatakrebs einhergeht. Das Risiko war vor allem bei Personen erhöht, die mehr als 10 Jahre hochdosierte Zinksupplemente verwendeten (Leitzmann et al. 2003).

Aus den erwähnten Studien ist abzuleiten, dass Nebenwirkungen vor allem bei einer hoch bis höher dosierten Zinkgabe (> 50 mg/d) zu erwarten sind. Tabelle 9 gibt einen Überblick über die oberen tolerablen Zufuhrgrenzen für Zink.

Literatur

Abbasi A, Shetty K (1999) [Zinc: Pathophysiological effects, deficiency status and effects of supplementation in elderly persons–an overview of the research]. Z Gerontol Geriatr 32 [Suppl 1]:I75–I79

Arendt T (2005) Alzheimer's disease as a disorder of dynamic brain self-organization. Prog Brain Res 147:355–378

Arnold J, Sarks S (2004) Age related macular degeneration. Clin Evid 819–834

Atkinson SA, Whelan D, Whyte RK, Lonnerdal B (1989) Abnormal zinc content in human milk.

Risk for development of nutritional zinc deficiency in infants. Am J Dis Child 143:608–611

Baer MT, King JC (1984) Tissue zinc levels and zinc excretion during experimental zinc depletion in young men. Am J Clin Nutr 39:556–570

Bandyopadhyay B, Bandyopadhyay SK (1997) Protective effect of zinc gluconate on chemically induced gastric ulcer. Indian J Med Res 106:27–32

Bhutta ZA, Bird SM, Black RE, Brown KH, Gardner JM, Hidayat A, Khatun F, Martorell R, Ninh NX, Penny ME, Rosado JL, Roy SK, Ruel M, Sazawal S, Shankar A (2000) Therapeutic effects of oral zinc in acute and persistent diarrhea in children in developing countries: Pooled analysis of randomized controlled trials. Am J Clin Nutr 72:1516–1522

Bhutta ZA, Black RE, Brown KH, Gardner JM, Gore S, Hidayat A, Khatun F, Martorell R, Ninh NX, Penny ME, Rosado JL, Roy SK, Ruel M, Sazawal S, Shankar A (1999) Prevention of diarrhea and pneumonia by zinc supplementation in children in developing countries: Pooled analysis of randomized controlled trials. Zinc Investigators' Collaborative Group. J Pediatr 135:689–697

Birmingham CL, Goldner EM, Bakan R (1994) Controlled trial of zinc supplementation in anorexia nervosa. Int J Eat Disord 15:251–255

Black RE (2003) Zinc deficiency, infectious disease and mortality in the developing world. J Nutr 133:1485S–1489S

Blostein-Fujii A, DiSilvestro RA, Frid D, Katz C, Malarkey W (1997) Short-term zinc supplementation in women with non-insulin-dependent diabetes mellitus: Effects on plasma 5'-nucleotidase activities, insulin-like growth factor I concentrations, and lipoprotein oxidation rates in vitro. Am J Clin Nutr 66:639–642

Brodersen HP, Holtkamp W, Larbig D, Beckers B, Thiery J, Lautenschlager J, Probst HJ, Ropertz S, Yavari A (1995) Zinc supplementation and hepatitis B vaccination in chronic haemodialysis patients: A multicentre study. Nephrol Dial Transplant 10:1780

Brown KH, Peerson JM, Allen LH (1998) Effect of zinc supplementation on children's growth: A meta-analysis of intervention trials. Bibl Nutr Dieta 54:76–83

Brzoska MM, Moniuszko-Jakoniuk J (2001) Interactions between cadmium and zinc in the organism. Food Chem Toxicol 39:967–980

Calhoun NR, Smith JC, Jr., Becker KL (1974) The role of zinc in bone metabolism. Clin Orthop Relat Res 212:234

Caulfield LE, Zavaleta N, Shankar AH, Merialdi M (1998) Potential contribution of maternal zinc supplementation during pregnancy to maternal and child survival. Am J Clin Nutr 68:499S–508S

Chandra RK (1984) Excessive intake of zinc impairs immune responses. JAMA 252:1443–1446

Coleman JE (1992) Zinc proteins: enzymes, storage proteins, transcription factors, and replication proteins. Ann Rev Biochem 61:897–946

Cornett CR, Markesbery WR, Ehmann WD (1998) Imbalances of trace elements related to oxidative damage in Alzheimer's disease brain. Neurotoxicology 19:339–345

Cousins RJ (1989) Theoretical and practical aspects of zinc uptake and absorption. Adv Exp Med Biol 249:3–12

Cuajungco MP, Faget KY (2003) Zinc takes the center stage: Its paradoxical role in Alzheimer's disease. Brain Res Brain Res Rev 41:44–56

Dardenne M (2002) Zinc and immune function. Eur J Clin Nutr 56 Suppl 3:S20–S23

Degitz K, Plewig G (2005) Ergänzende Verfahren in der Aknetherapie. Journal der Deutschen Dermatologischen Gesellschaft 3:92–96

Dinsmore WW, Alderdice JT, McMaster D, Adams CE, Love AH (1985) Zinc absorption in anorexia nervosa. Lancet 1:1041–1042

Ekmekcioglu C (2001) The role of trace elements for the health of elderly individuals. Nahrung 45:309–316

Fabris C, Farini R, Del Favero G, Gurrieri G, Piccoli A, Sturniolo GC, Panucci A, Naccarato R (1985) Copper, zinc and copper/zinc ratio in chronic pancreatitis and pancreatic cancer. Clin Biochem 18:373–375

Ferguson EL, Gibson RS, Opare-Obisaw C, Ounpuu S, Thompson LU, Lehrfeld J (1993) The zinc nutriture of preschool children living in two African countries. J Nutr 123:1487–1496

Fine SL (2005) Age-related macular degeneration 1969–2004: A 35-year personal perspective. Am J Ophthalmol 139:405–420

Ford D (2004) Intestinal and placental zinc transport pathways. Proc Nutr Soc 63:21–29

Fosmire GJ (1990) Zinc toxicity. Am J Clin Nutr 51:225–227

Fraker PJ, King LE, Laakko T, Vollmer TL (2000) The dynamic link between the integrity of the immune system and zinc status. J Nutr 130:1399S–1406S

Freeland-Graves JH, Friedman BJ, Han WH, Shorey RL, Young R (1982) Effect of zinc supplementation on plasma high-density lipoprotein cholesterol and zinc. Am J Clin Nutr 35:988–992

Geist FC, Bateman JA, Hayden FG (1987) In vitro activity of zinc salts against human rhinoviruses. Antimicrob Agents Chemother 31:622–624

Gibson RS, Vanderkooy PD, MacDonald AC, Goldman A, Ryan BA, Berry M (1989) A growth-limiting, mild zinc-deficiency syndrome in some southern Ontario boys with low height percentiles. Am J Clin Nutr 49:1266–1273

Gibson RS, Yeudall F, Drost N, Mtitimuni B, Cullinan T (1998) Dietary interventions to prevent zinc deficiency. Am J Clin Nutr 68:484S–487S

Girodon F, Lombard M, Galan P, Brunet-Lecomte P, Monget AL, Arnaud J, Preziosi P, Hercberg S (1997) Effect of micronutrient supplementation on infection in institutionalized elderly subjects: A controlled trial. Ann Nutr Metab 41:98–107

Goldenberg RL, Tamura T, Neggers Y, Copper RL, Johnston KE, DuBard MB, Hauth JC (1995) The effect of zinc supplementation on pregnancy outcome. JAMA 274:463–468

Gonul B, Soylemezoglu T, Yanicoglu L, Guvendik G (1993) Effects of epidermal growth factor on serum zinc and plasma prostaglandin E2 levels of mice with pressure sores. Prostaglandins 45:153–157

Grahn BH, Paterson PG, Gottschall-Pass KT, Zhang Z (2001) Zinc and the eye. J Am Coll Nutr 20:106–118

Gray M (2003) Does oral zinc supplementation promote healing of chronic wounds? J Wound Ostomy Continence Nurs 30:295–299

Grider A, Bailey LB, Cousins RJ (1990) Erythrocyte metallothionein as an index of zinc status in humans. Proc Natl Acad Sci USA 87:1259–1262

Hambidge KM, Hambidge C, Jacobs M, Baum JD (1972) Low levels of zinc in hair, anorexia, poor growth, and hypogeusia in children. Pediatr Res 6:868–874

Hambidge M, Krebs N (1995) Assessment of zinc status in man. Indian J Pediatr 62:169–180

Hansen M, Sandstrom B, Lonnerdal B (1996) The effect of casein phosphopeptides on zinc and calcium absorption from high phytate infant diets assessed in rat pups and Caco-2 cells. Pediatr Res 40:547–552

Harris JE (1990) Hepatic glutathione, metallothionein and zinc in the rat on gestational day 19 during chronic ethanol administration. J Nutr 120:1080–1086

Haymes EM (1998) Trace minerals and exercise. In: Nutrition in Exercise and Sports. ed. Wolinsky I, pp. 197–218. CRC Press, Boca Raton

Heckmann SM, Hujoel P, Habiger S, Friess W, Wichmann M, Heckmann JG, Hummel T (2005) Zinc gluconate in the treatment of dysgeusia–A randomized clinical trial. J Dent Res 84:35–38

Henzel JH, DeWeese MS, Lichti EL (1970) Zinc concentrations within healing wounds. Significance of postoperative zincuria on availability and requirements during tissue repair. Arch Surg 100:349–357

Higdon J (2003) Zinc, http://lpi.oregonstate.edu/infocenter/minerals/zinc/index.html. Linus Pauling Institute, Oregon

Hijova E (2004) Metallothioneins and zinc: Their functions and interactions. Bratisl Lek Listy 105:230–234

Ho E (2004) Zinc deficiency, DNA damage and cancer risk. J Nutr Biochem 15:572–578

Houston S, Haggard J, Williford J, Jr., Meserve L, Shewokis P (2001) Adverse effects of large-dose zinc supplementation in an institutionalized older population with pressure ulcers. J Am Geriatr Soc 49:1130–1132

Humphries L, Vivian B, Stuart M, McClain CJ (1989) Zinc deficiency and eating disorders. J Clin Psychiatry 50:456–459

Igic PG, Lee E, Harper W, Roach KW (2002) Toxic effects associated with consumption of zinc. Mayo Clin Proc 77:713–716

Imamoglu S, Bereket A, Turan S, Taga Y, Haklar G (2005) Effect of zinc supplementation on growth hormone secretion, IGF-I, IGFBP-3, somatomedin generation, alkaline phosphatase, osteocalcin and growth in prepubertal children with idiopathic short stature. J Pediatr Endocrinol Metab 18:69–74

Jackson JL, Lesho E, Peterson C (2000) Zinc and the common cold: A meta-analysis revisited. J Nutr 130:1512S–1515S

Jackson MJ (1989) Physiology of zinc: General aspects, In: Zinc in Human Biology. ed. Mills CF, pp. 1–14. Springer-Verlag, London

Jackson MJ, Jones DA, Edwards RH (1982) Tissue zinc levels as an index of body zinc status. Clin Physiol 2:333–343

James WD (2005) Clinical practice. Acne. N Engl J Med 352:1463–1472

Johnson PE, Hunt CD, Milne DB, Mullen LK (1993) Homeostatic control of zinc metabolism in men: Zinc excretion and balance in men fed diets low in zinc. Am J Clin Nutr 57:557–565

King JC (1990) Assessment of zinc status. J Nutr 120 Suppl 11:1474–1479

King JC, Hambidge KM, Westcott JL, Kern DL, Marshall G (1994) Daily variation in plasma zinc concentrations in women fed meals at six-hour intervals. J Nutr 124:508–516

King JC, Shames DM, Woodhouse LR (2000) Zinc homeostasis in humans. J Nutr 130:1360S–1366S

Klasing KC (1984) Effect of inflammatory agents and interleukin 1 on iron and zinc metabolism. Am J Physiol 247:R901–R904

Kratzer FH, Allred JB, Davis PN, Marshall BJ, Vohra P (1959) The effect of autoclaving soybean protein and the addition of ethylenediaminetetracetic acid on the biological availability of dietary zinc for turkey poults. J Nutr 68:313–322

Krebs NF (2000) Overview of zinc absorption and excretion in the human gastrointestinal tract. J Nutr 130:1374S–1377S

Krebs NF, Reidinger CJ, Hartley S, Robertson AD, Hambidge KM (1995) Zinc supplementation during lactation: Effects on maternal status and milk zinc concentrations. Am J Clin Nutr 61:1030–1036

Kuhnert BR, Kuhnert PM, Lazebnik N, Erhard P (1988) The effect of maternal smoking on the relationship between maternal and fetal zinc status and infant birth weight. J Am Coll Nutr 7:309–316

Kynast G, Saling E (1986) Effect of oral zinc application during pregnancy. Gynecol Obstet Invest 21:117–123

Lai H, Lai S, Shor-Posner G, Ma F, Trapido E, Baum MK (2001) Plasma zinc, copper, copper:zinc ratio, and survival in a cohort of HIV-1-infected homosexual men. J Acquir Immune Defic Syndr 27:56–62

Lee HH, Prasad AS, Brewer GJ, Owyang C (1989) Zinc absorption in human small intestine. Am J Physiol 256:G87–G91

Lee JY, Cole TB, Palmiter RD, Suh SW, Koh JY (2002) Contribution by synaptic zinc to the gender-disparate plaque formation in human Swedish mutant APP transgenic mice. Proc Natl Acad Sci USA 99:7705–7710

Leitzmann MF, Stampfer MJ, Wu K, Colditz GA, Willett WC, Giovannucci EL (2003) Zinc supplement use and risk of prostate cancer. J Natl Cancer Inst 95:1004–1007

Lonnerdal B (1997) Effects of milk and milk components on calcium, magnesium, and trace element absorption during infancy. Physiol Rev 77:643–669

Lonnerdal B (2000) Dietary factors influencing zinc absorption. J Nutr 130:1378S–1383S

Lonnerdal B, Bell JG, Hendrickx AG, Burns RA, Keen CL (1988) Effect of phytate removal on zinc absorption from soy formula. Am J Clin Nutr 48:1301–1306

Lonnerdal B, Sandberg AS, Sandstrom B, Kunz C (1989) Inhibitory effects of phytic acid and other inositol phosphates on zinc and calcium absorption in suckling rats. J Nutr 119:211–214

Lovell MA, Xie C, Markesbery WR (1999) Protection against amyloid beta peptide toxicity by zinc. Brain Res 823:88–95

MacDonald RS (2000) The role of zinc in growth and cell proliferation. J Nutr 130:1500S–1508S

Macknin ML, Piedmonte M, Calendine C, Janosky J, Wald E (1998) Zinc gluconate lozenges for treating the common cold in children: A randomized controlled trial. JAMA 279:1962–1967

Mantzoros CS, Prasad AS, Beck FW, Grabowski S, Kaplan J, Adair C, Brewer GJ (1998) Zinc may regulate serum leptin concentrations in humans. J Am Coll Nutr 17:270–275

Marchesini G, Fabbri A, Bianchi G, Brizi M, Zoli M (1996) Zinc supplementation and amino acid-nitrogen metabolism in patients with advanced cirrhosis. Hepatology 23:1084–1092

Marshall I (2000) Zinc for the common cold. Cochrane Database Syst Rev CD001364

Matsubara J, Tajima Y, Karasawa M (1987) Promotion of radioresistance by metallothionein induction prior to irradiation. Environ Res 43:66–74

Matsukura T, Tanaka H (2000) Applicability of zinc complex of L-carnosine for medical use. Biochemistry (Mosc) 65:817–823

McCall KA, Huang C, Fierke CA (2000) Function and mechanism of zinc metalloenzymes. J Nutr 130:1437S–1446S

McCormick CC, Menard MP, Cousins RJ (1981) Induction of hepatic metallothionein by feeding zinc to rats of depleted zinc status. Am J Physiol 240:E414–E421

McKenna AA, Ilich JZ, Andon MB, Wang C, Matkovic V (1997) Zinc balance in adolescent females consuming a low- or high-calcium diet. Am J Clin Nutr 65:1460–1464

McMahon RJ, Cousins RJ (1998) Mammalian zinc transporters. J Nutr 128:667–670

Meadows NJ, Ruse W, Smith MF, Day J, Keeling PW, Scopes JW, Thompson RP, Bloxam DL (1981) Zinc and small babies. Lancet 2:1135–1137

Mendoza C, Viteri FE, Lonnerdal B, Young KA, Raboy V, Brown KH (1998) Effect of genetically modified, low-phytic acid maize on absorption of iron from tortillas. Am J Clin Nutr 68:1123–1127

Milman N, Laursen J, Podenphant J, Asnaes S (1986) Trace elements in normal and cirrhotic human liver tissue. I. Iron, copper, zinc, selenium, manganese, titanium and lead measured by X-ray fluorescence spectrometry. Liver 6:111–117

Mittra RA (2003) New treatments for age-related macular degeneration. Minn Med 86:40–46

Mocchegiani E, Muzzioli M (2000) Therapeutic application of zinc in human immunodeficiency virus against opportunistic infections. J Nutr 130:1424S–1431S

Moir RD, Atwood CS, Huang X, Tanzi RE, Bush AI (1999) Mounting evidence for the involvement of zinc and copper in Alzheimer's disease. Eur J Clin Invest 29:569–570

Mossad SB (2003) Effect of zincum gluconicum nasal gel on the duration and symptom severity of the common cold in otherwise healthy adults. Qjm 96:35–43

Neggers YH, Cutter GR, Acton RT, Alvarez JO, Bonner JL, Goldenberg RL, Go RC, Roseman JM (1990) A positive association between maternal serum zinc concentration and birth weight. Am J Clin Nutr 51:678–684

Newsome DA, Swartz M, Leone NC, Elston RC, Miller E (1988) Oral zinc in macular degeneration. Arch Ophthalmol 106:192–198

Ninh NX, Thissen JP, Collette L, Gerard G, Khoi HH, Ketelslegers JM (1996) Zinc supplementation increases growth and circulating insulin-like growth factor I (IGF-I) in growth-retarded Vietnamese children. Am J Clin Nutr 63:514–519

O'Brien KO, Zavaleta N, Caulfield LE, Wen J, Abrams SA (2000) Prenatal iron supplements impair zinc absorption in pregnant Peruvian women. J Nutr 130:2251–2255

Ortega RM, Andres P, Martinez RM, Lopez-Sobaler AM, Quintas ME (1997) Zinc levels in maternal milk: the influence of nutritional status with respect to zinc during the third trimester of pregnancy. Eur J Clin Nutr 51:253–258

Patel GK (2005) The role of nutrition in the management of lower extremity wounds. Int J Low Extrem Wounds 4:12–22

Penkowa M, Moos T (1995) Disruption of the blood-brain interface in neonatal rat neocortex induces a transient expression of metallothionein in reactive astrocytes. Glia 13:217–227

Perafan-Riveros C, Franca LF, Alves AC, Sanches JA, Jr. (2002) Acrodermatitis enteropathica: case report and review of the literature. Pediatr Dermatol 19:426–431

Porter KG, McMaster D, Elmes ME, Love AH (1977) Anaemia and low serum-copper during zinc therapy. Lancet 2:774

Potocnik FC, van Rensburg SJ, Park C, Taljaard JJ, Emsley RA (1997) Zinc and platelet membrane microviscosity in Alzheimer's disease. The in vivo effect of zinc on platelet membranes and cognition. S Afr Med J 87:1116–1119

Powell SR (2000) The antioxidant properties of zinc. J Nutr 130:1447S–1454S

Prasad AS, Halsted JA, Nadimi M (1961) Syndrome of iron deficiency anemia, hepatosplenomegaly, hypogonadism, dwarfism and geophagia. Am J Med 31:532–546

Riggio O, Ariosto F, Merli M, Caschera M, Zullo A, Balducci G, Ziparo V, Pedretti G, Fiaccadori F, Bottari E, et al. (1991) Short-term oral zinc supplementation does not improve chronic hepatic encephalopathy. Results of a double-blind crossover trial. Dig Dis Sci 36:1204–1208

Rimbach G, Markant A, Pallauf J, Kramer K (1996) [Zinc–update of an essential trace element]. Z Ernährungswiss 35:123–142

Rossander-Hulten L, Brune M, Sandstrom B, Lonnerdal B, Hallberg L (1991) Competitive inhibition of iron absorption by manganese and zinc in humans. Am J Clin Nutr 54:152–156

Safai-Kutti S (1990) Oral zinc supplementation in anorexia nervosa. Acta Psychiatr Scand Suppl 361:14–17

Safai-Kutti S, Kutti J (1984) Zinc and anorexia nervosa. Ann Intern Med 100:317–318

Sandberg AS, Hulthen LR, Turk M (1996) Dietary Aspergillus niger phytase increases iron absorption in humans. J Nutr 126:476–480

Sandstrom B (1992) Dose dependence of zinc and manganese absorption in man. Proc Nutr Soc 51:211–218

Sandstrom B (1997) Bioavailability of zinc. Eur J Clin Nutr 51 Suppl 1:S17–S19

Sandstrom B, Cederblad A (1980) Zinc absorption from composite meals. II. Influence of the main protein source. Am J Clin Nutr 33:1778–1783

Scholl TO, Hediger ML, Schall JI, Fischer RL, Khoo CS (1993) Low zinc intake during pregnancy: Its association with preterm and very preterm delivery. Am J Epidemiol 137:1115–1124

Scholmerich J, Freudemann A, Kottgen E, Wietholtz H, Steiert B, Lohle E, Haussinger D, Gerok W (1987) Bioavailability of zinc from zinc-histidine complexes. I. Comparison with zinc sulfate in healthy men. Am J Clin Nutr 45:1480–1486

Schwartz JR, Marsh RG, Draelos ZD (2005) Zinc and skin health: Overview of physiology and pharmacology. Dermatol Surg 31:837–847; discussion 847

Sehgal VN, Jain S (2000) Acrodermatitis enteropathica. Clin Dermatol 18:745–748

Senapati A, Thompson RP (1985) Zinc deficiency and the prolonged accumulation of zinc in wounds. Br J Surg 72:583–584

Shamberger RJ (2002) Validity of hair mineral testing. Biol Trace Elem Res 87:1–28

Singh H, Flynn A, Fox PF (1989) Binding of zinc to bovine and human milk proteins. J Dairy Res 56:235–248

Solomons NW, Jacob RA, Pineda O, Viteri FE (1979) Studies on the bioavailability of zinc in man. Effects of the Guatemalan rural diet and of the iron-fortifying agent, NaFeEDTA. J Nutr 109:1519–1528

Solomons NW, Rosenberg IH, Sandstead HH, Vo-Khactu KP (1977) Zinc deficiency in Crohn's disease. Digestion 16:87–95

Stur M, Tittl M, Reitner A, Meisinger V (1996) Oral zinc and the second eye in age-related macular degeneration. Invest Ophthalmol Vis Sci 37:1225–1235

Sturniolo GC, Di Leo V, Ferronato A, D'Odorico A, D'Inca R (2001) Zinc supplementation tightens „leaky gut" in Crohn's disease. Inflamm Bowel Dis 7:94–98

Sturniolo GC, Montino MC, Rossetto L, Martin A, D'Inca R, D'Odorico A, Naccarato R (1991) Inhibition of gastric acid secretion reduces zinc absorption in man. J Am Coll Nutr 10:372–375

Tang AM, Graham NM, Saah AJ (1996) Effects of micronutrient intake on survival in human immunodeficiency virus type 1 infection. Am J Epidemiol 143:1244–1256

Taylor CM, Bacon JR, Aggett PJ, Bremner I (1991) Homeostatic regulation of zinc absorption and endogenous losses in zinc-deprived men. Am J Clin Nutr 53:755–763

Thomas EA, Bailey LB, Kauwell GA, Lee DY, Cousins RJ (1992) Erythrocyte metallothionein response to dietary zinc in humans. J Nutr 122:2408–2414

Turner RB (2001) Ineffectiveness of intranasal zinc gluconate for prevention of experimental rhinovirus colds. Clin Infect Dis 33:1865–1870

Valko M, Morris H, Cronin MT (2005) Metals, toxicity and oxidative stress. Curr Med Chem 12:1161–1208

Vallee BL, Falchuk KH (1993) The biochemical basis of zinc physiology. Physiol Rev 73:79–118

Van der Rijt CC, Schalm SW, Schat H, Foeken K, De Jong G (1991) Overt hepatic encephalopathy precipitated by zinc deficiency. Gastroenterology 100:1114–1118

Vanholder R, Cornelis R, Dhondt A, Lameire N (2002) The role of trace elements in uraemic toxicity. Nephrol Dial Transplant 17 Suppl 2:2–8

Wada L, King JC (1986) Effect of low zinc intakes on basal metabolic rate, thyroid hormones and protein utilization in adult men. J Nutr 116:1045–1053

Wapnir RA (2000) Zinc deficiency, malnutrition and the gastrointestinal tract. J Nutr 130:1388S–1392S

Whittaker P (1998) Iron and zinc interactions in humans. Am J Clin Nutr 68:442S–446S

Wilkinson E, Hawke C (1999) Zinc and chronic leg ulcers: A systematic review of oral zinc in the treatment of chronic leg ulcers. J Tissue Viability 9:21

Wood RJ, Zheng JJ (1997) High dietary calcium intakes reduce zinc absorption and balance in humans. Am J Clin Nutr 65:1803–1809

Xie X, Hider RC, Smart TG (1994) Modulation of GABA-mediated synaptic transmission by endogenous zinc in the immature rat hippocampus in vitro. J Physiol 478 (Pt 1):75–86

Yadrick MK, Kenney MA, Winterfeldt EA (1989) Iron, copper, and zinc status: Response to supplementation with zinc or zinc and iron in adult females. Am J Clin Nutr 49:145–150

Yamaguchi H, Arita Y, Hara Y, Kimura T, Nawata H (1992) Anorexia nervosa responding to zinc supplementation: A case report. Gastroenterol Jpn 27:554–558

Yamaguchi M, Mochizuki A, Okada S (1982) Stimulation of bone resorption by comparatively high dose of zinc in rats. J Pharmacobiodyn 5:501–504

Yoshida S, Endo S, Tomita H (1991) A double-blind study of the therapeutic efficacy of zinc gluconate on taste disorder. Auris Nasus Larynx 18:153–161

Zhou JR, Canar MM, Erdman JW, Jr. (1993) Bone zinc is poorly released in young, growing rats fed marginally zinc-restricted diet. J Nutr 123:1383–1388

Kapitel 3

Kupfer (Cu)

W. Marktl

Chemische Grundlagen

Cu ist das 29. Element im Periodensystem, seine relative Atommasse beträgt 63,546. Es ist ein Edelmetall und wird zu den so genannten Übergangsmetallen gezählt, weil es in verschiedenen Wertigkeits- bzw. Oxidationsstufen auftritt. Im menschlichen Organismus spielen grundsätzlich die reduzierte Form (Cu^+) und die oxidierte Form (Cu^{++}) eine Rolle, wobei die zweitgenannte Form von wesentlich größerer physiologischer Bedeutung ist. Die Essentialität von Cu ist seit Jahrzehnten bekannt und beruht besonders auf seiner Eigenschaft als katalytischer Co-Faktor bei Redoxreaktionen.

Verteilung im menschlichen Organismus

Cu^{++} neigt zu Komplexbildungen, es liegt daher im Organismus nicht als freies Ion vor (Heseker 1998). Der Gesamtgehalt an Cu im Organismus eines erwachsenen Menschen liegt zwischen 50–120 mg (Heseker 1998; Schürmann et al. 2002). Die höchsten Cu-Konzentrationen finden sich in der Leber, dem Gehirn, Herz, den Knochen, Haaren und Nägeln (Johnson 1999). In der Tabelle 1 sind illustrative Angaben über Cu-Gehalte einzelner Organe enthalten. Im Plasma kann kein Cu konserviert werden, im Gegensatz dazu weisen Organe wie das Herz oder das Gehirn ausgeprägte Cu-Konservierungsmechanismen auf. Diese Organe verlieren daher auch bei alimentärer Cu-Restriktion nur 1–3% ihres Cu-Gehaltes (Levenson 1998). Aus funktioneller Sicht ist die Leber das wichtigste Organ für den Cu-Stoffwechsel. Zwischen den verschiedenen Organen wird nur wenig Cu ausgetauscht, größere Cu-Mengen werden allerdings zwischen der Leber, den Nieren und dem Darm transportiert.

Tabelle 1. Cu-Gehalte ausgewählter Organe und Gewebe

Organ	Cu-Gehalt
Leber	10 mg
Gehirn	8,8 mg
Blut	6 mg
Knochen und Knochenmark	46 mg
Muskel	26 mg

Nach Linder et al. (1998)

Physiologische Funktionen von Cu

Cu ist bei einer großen Zahl von physiologischen Funktionen beteiligt, wobei es als Komponente von Enzymen und Proteinen auftritt. Der überwiegende Anteil von Cu im Organismus tritt als Co-Faktor diverser Enzyme in Erscheinung. Cu hat aber auch nichtenzymatische Funktionen. Einige wichtige Beispiele für physiologische Vorgänge, bei denen Cu eine Rolle spielt, zeigt die Tabelle 2. Ergänzend dazu gibt die Tabelle 3 einen Überblick über Cu-hältige Enzyme und Proteine samt deren wesentlichen Funktionen.

Bereits seit längerer Zeit ist bekannt, dass eine adäquate Cu-Versorgung notwendig für einen normalen Eisenstoffwechsel und eine normale Bildung von Erythrocyten ist. Dabei wird Cu wahrscheinlich in der Form von Cäruloplasmin für den Eisentransport zum Knochenmark benötigt.

Tabelle 2. Beispiele für physiologische Funktionen, bei denen Cu eine Rolle spielt

Wachstum
Abwehr
Knochenfestigkeit
Reifung von Erythrocyten und Leukocyten
Eisentransport und -stoffwechsel
Hirnentwicklung (Bildung von Myelinscheiden)
Beteiligung am zellulären Energiestoffwechsel (Atmungskette)
Bindegewebssynthese
Synthese von neuroaktiven Peptidhormonen wie den Katecholaminen und Enkephalinen
Phospholipidsynthese
Pigmentbildung in Haut, Haaren und Augen durch die Cu-abhängige Melaninsynthese
Radikalabwehr
Angiogenese

Nach Heseker (1998); Olivares et al. (1998); Uauy et al. (1998)

Angesichts der Bedeutung von cardiovasculären Erkrankungen im Gesundheitswesen erscheinen besonders die Funktionen von Cu im Herz-Kreislauf-System von Interesse. In diesem Zusammenhang wird vor allem auf das Cu-abhängige Enzym Lysyloxidase hingewiesen (Schuschke 1997). Eine verminderte Aktivität dieses Enzyms führt zu einer Beeinträchtigung der Quervernetzung von Elastin und Kollagen mit dem Resultat einer strukturellen Veränderung von Elementen des Myocards und der Gefäßwand. Weitere Cu-abhängige Enzyme sind involviert in die Interaktionen zwischen Endothelzellen, bestimmten Blutelementen und den glatten Gefäßmuskelzellen.

Die vorliegenden Untersuchungen weisen darauf hin, dass Defekte der Cu-abhängigen Enzyme Dopamin-β-monooxygenase, der löslichen Guanylat-Cyclase und der antioxidativen Abwehr die vasculäre Funktion direkt oder indirekt beeinflussen. Bei Cu-Mangel kommt es auch zu einer veränderten Gefäßreaktion auf Katecholamine und endothelabhängige Substanzen sowie auf die Freisetzung von Prostacyclinen. Im Tierversuch an Ratten führt Cu-Mangel zu einer Verzögerung des Eintritts der Hämostase, zu einer Hemmung der NO-abhängigen Vasodilatation und zu einer Erhöhung der durch Mastzellen vermittelten Durchlässigkeit der Gefäßwand für Makromoleküle.

Verschiedene In-vitro-Versuche weisen darauf hin, dass Cu eine Rolle bei der oxidativen Veränderung von LDL spielen könnte. Diese In-vitro-Experimente werden gestützt durch epidemiologische Daten, in denen eine Assoziation zwischen einer erhöhten Serum-Cu-Konzentration, erhöhten Cäruloplasminwerten und einem erhöhten Atheroserserisiko festgestellt wurde (Strain 1994).

Eine normale Cu-Versorgung erscheint auch notwendig für die Funktion von Cytokinen, die bei der Angiogenese, Fibrinfaserbildung und bei Entzündungen eine Rolle spielen. Eine Cu-senkende Therapie könnte daher auch bei Zuständen von exzessiver Fibrosierung und bei Entzündungen eine Rolle spielen (Brewer 2003).

Zu erwähnen ist schließlich auch, dass Cu eine unterstützende Aktivität bei verschiedenen Vorgängen der zellulären und humoralen Immunität spielt, z.B. bei der Produktion von Interleukin-2 durch aktivierte Lymphocyten (Tapiero et al. 2003).

Stoffwechsel von Cu

Resorption und Transport

Die Cu-Resorption erfolgt im Duodenum und im Jejunum. Im Darmlumen liegt Cu an niedermolekulare Liganden gebunden vor. Als Resorptionsmechanismen existieren ein aktiver sättigbarer Transport, der bei der üblichen Höhe der alimentären Cu-Zufuhr dominiert, sowie zusätzlich eine nicht sättigbare passive Diffusion bei Anwesenheit größerer Cu-Mengen im Darmlumen. Wahrscheinlich erfolgt der Durchtritt von Cu durch die Mucosabarriere durch Diffusion, und der Transport über die basolaterale Membran ist ein aktiver, die Resorptionskapazität limitierender Schritt (Linder u. Hazegh-Azam 1996). Die enterale Resorption von Cu erfolgt in Form eines Komplexes zwischen Aminosäuren (besonders Histidin) oder Peptiden und Cu. Die fraktionelle Resorption von Cu wird in einem Bereich zwischen 12–75% angegeben (Fairweather-Tait 1997; Wapnir 1998; Schürmann et al. 2002). Sie wird von verschiedenen Faktoren gesteuert bzw. beeinflusst. Ein wesentlicher steuernder Faktor ist die Höhe der alimentä-

Tabelle 3. Cu-haltige Enzyme und Proteine mit Angaben der funktionellen Bedeutung

Cu-haltige Enzyme und Proteine	Funktionelle Bedeutung
Cytochrom-c-Oxidase	Enzym in den Mitochondrien; beteiligt bei der Elektronenübertragung in der Atmungskette; reduziert O_2 zu H_2O und ermöglicht die ATP-Bildung; höchste Aktivität im Herzen, ebenfalls hohe Aktivität in Gehirn, Leber und Niere
Cäruloplasmin (Ferroxidase I)	Glykoprotein mit 6–7 Cu-Atomen; 4 Cu-Atome beteiligt bei Oxidation/Reduktionsprozessen; die Rolle der anderen Atome ist noch nicht bekannt; Radikalfänger; bindet Superoxid-Radikale im Blut; oxidiert einige aromatische Amine und Phenole; katalysiert die Oxidation von Fe^{++} zu Fe^{+++}; Mithilfe beim Fe-Transport von den Speichern zur Hämoglobinsynthese; ca. 60 % des Plasma-Cu an Cäruloplasmin gebunden; vorwiegend extrazellulär; Aktivität nimmt bei starker Cu-Restriktion ab
Ferroxidase II	Katalysiert die Oxidation von Fe^{++}; keine anderen Funktionen bekannt; im Plasma nur ca. 5% Ferroxidaseaktivität
Monoamin-Oxidase	inaktiviert Katecholamine; reagiert mit Serotonin, Noradrenalin, Tyramin und Dopamin; die Aktivität kann durch bestimmte Antidepressiva gehemmt werden
Diamin-Oxidase	inaktiviert Histamin und Polyamine; höchste Aktivität im Dünndarm, hohe Aktivität auch in der Niere und Plazenta
Lysyl-Oxidase	beeinflusst Lysin und Hydroxylysin in unreifem Kollagen und Elastin; wichtig für die Integrität des Skelettes und der Blutgefäße; Östrogene erhöhen die Aktivität
Dopamin-β-Hydroxylase	katalysiert die Umwandlung von Dopamin zu Noradrenalin; enthält 2–8 Cu-Atome; wichtig im Gehirn und den Nebennieren
Cu-Zn-Superoxid-Dismutase	enthält 2 Cu-Atome; kommt hauptsächlich im Cytosol vor; schützt gegen oxidative Schäden durch Umwandlung von Superoxidionen zu H_2O_2; der Gehalt in Erythrozyten reagiert empfindlich auf Veränderungen der Cu-Zufuhr
Extrazelluläre Superoxid-Dismutase	schützt gegen oxidative Schäden durch Einfangen von Superoxidradikalen und Umwandlung in H_2O_2; geringe Mengen im Plasma; größere Mengen in Lunge, Schilddrüse und Uterus
Tyrosinase	beteiligt bei der Melaninsynthese; Mangel führt zu Albinismus; katalysiert die Umwandlung von Tyrosin zu Dopamin und die Oxidation von Dopamin zu Dopoquinon; kommt im Auge und der Haut vor, ist verantwortlich für die Farbe der Augen, der Haut und der Haare
Metallothionein	cysteinreiches Protein, welches Zn, Cd und Cu bindet; wichtig für die Entfernung von Metallionen und dadurch vorbeugend gegen eine Intoxikation
Albumin	bindet und transportiert Cu in der EZF; ca. 10–15% des Cu im Plasma ist an Albumin gebunden
Transcuprein	bindet Cu im Plasma und transportiert es
Gerinnungsfaktoren V und VIII	Teile ihrer Strukturen sind homolog mit Cäruloplasmin; die Bedeutung des Cu-Gehaltes ist noch nicht ganz klar
Peptidylglycin-Mono-Oxygenase	Bioaktivierung von Peptidhormonen
Hephaestin	Ferroxidase im Enterozyten; hilft bei der Eisenresorption, ähnlich dem Cäruloplasmin
β-Amyloid-Präcursor-Protein	Funktion noch unbekannt
S-Adenosyl-Homocystein	Hydrolase im Stoffwechsel schwefelhaltiger Aminosäuren
Angiogenin	Induktion der Bildung von Blutgefäßen

Nach Tapiero et al. (2003)

Tabelle 4. Beispiel für Einflussfaktoren auf die Bioverfügbarkeit von Cu

Höhere Bioverfügbarkeit durch	Verminderte Bioverfügbarkeit durch
Zitrat	Hohe Zufuhrraten an:
	Zink Eisen
	Molybdän Vitamin C
	Fruktose Saccharose
Laktat	Große Mengen von Aminosäuren und Peptiden
Glukosepolymere	Östrogene
Geringe Mengen an Aminosäuren und Peptiden	Phytate
Schwangerschaft	Antazida

Nach Klevay (1998); Schürmann et al. (2002); Harvey et al. (2003); Tapiero et al. (2003)

ren Zufuhr, die invers mit der Höhe der Resorption korreliert ist. Bei üblicher Zufuhrhöhe wird mit einer 30–40%igen Resorption gerechnet (Wapnir 1998).

In den Sekreten der Verdauungsdrüsen findet sich Cu in beträchtlichen Mengen. Das mit den Verdauungssekreten in das Darmlumen gelangende Cu wird zum Teil rückresorbiert, wobei die reabsorbierten Cu-Mengen die aus der Nahrung stammenden und resorbierten Cu-Mengen übersteigen (Tapiero et al. 2003). Eine resorptionsregulierende Bedeutung scheint auch dem enterohepatischen Kreislauf von Cu zuzukommen. Die mit der Galle in den Darm sezernierten Cu-Mengen haben wahrscheinlich einen Einfluss auf die Höhe des aktiv resorbierten Cu. Mit dieser Funktion von Cu in der Galle steht möglicherweise die Tatsache im Zusammenhang, dass Cu aus der Galle schlechter reabsorbiert wird als Cu aus den Sekreten anderer Verdauungsdrüsen (Linder et al. 1998).

Neben diesen endogen-physiologischen Mechanismen der Cu-Resorption können noch weitere Faktoren Einfluss auf die Bioverfügbarkeit von Cu haben. Eine Auswahl dieser Einflussfaktoren zeigt die Tabelle 4.

Als Erläuterung muss zu dieser Tabelle hinzugefügt werden, dass nur eine unüblich hohe Fruktosezufuhr zu einer Beeinträchtigung der Cu-Bioverfügbarkeit führen kann, während dies für die in der Nahrung üblicherweise vorliegenden Fruktosemengen keine Gültigkeit hat. Der Effekt von Vitamin C auf die Cu-Bioverfügbarkeit beim Menschen ist nicht ganz klar. Einerseits wurde bei Supplementierung mit Vitamin C eine Verminderung der Cäruloplasminoxidase-Aktivität gefunden, andererseits werden jedoch die Resorption von Cu und der Cu-Status durch Vitamin C nicht beeinflusst. Erwähnenswert ist, dass eine länger dauernde Zinksupplementierung in der Höhe von 50 mg/d und darüber eine Verminderung der Cu-Resorption und damit einen Cu-Mangel herbeiführen kann. Dies hängt zusammen mit einer erhöhten Synthese von Metallothionein, welches Metalle bindet und ihre Resorption herabsetzt. Metallothionein hat jedoch eine höhere Affinität zu Cu als zu Zink, so dass die durch Zink stimulierte Metallothioneinsynthese eine Verminderung der Cu-Resorption bewirkt. Der resultierende Cu-Mangel manifestiert sich durch das Auftreten einer Anämie. Bei chronischer Pankreatitis wird eine erhöhte Cu-Resorption gefunden, die möglicherweise eine pathogenetische Rolle bei der Zerstörung des Pankreas spielt (Sturniolo et al. 2000).

In der Darmepithelzelle findet in erster Linie eine teilweise und temporäre Bindung von Cu an Metallothionein statt. Dadurch kann eine Beeinflussung der Rate der Cu-Resorption erfolgen, weil das im Enterozyten an Metallothionein gebundene Cu bei der Abschilferung der Mucosazellen über die Ausscheidung im Stuhl verloren geht (Johnson 1999). Ein Teil des in das Cytosol des Enterozyten aufgenommenen Cu wird auch an Glutathion und verschiedene Proteine gebunden. Es besteht die Vorstellung, dass diese verschiedenen Arten der Bindung von Cu in der Darmepithelzelle als ein Schutz gegen potenziell schädigende Wirkungen von freien Cu-Ionen aufgefasst werden kann (Tapiero et al. 2003).

Das resorbierte Cu wird im Blut der Pfortader an Albumine, Transcuprein und niedermolekulare Liganden (z.B. Aminosäuren) gebunden und auf diese Weise zur Leber transportiert. In diesem Organ wird der größte Teil von Cu retiniert und hauptsächlich in Cäruloplasmin eingebaut. Ein geringer Anteil des resorbierten Cu gelangt in die Nieren (Linder u. Hazegh-Azam 1996). Die physiologische Bedeutung des Cu in den Nieren ist allerdings bisher nicht bekannt. Insgesamt wird etwa 15% des aus der Nahrung resorbierten Cu auf die verschiedenen Gewebe verteilt, 85% werden ausgeschieden (Wijmenga u. Klomp 2004).

Außer Cäruloplasmin finden sich in der Leber auch noch andere Cu-bindende Proteine wie Albumin, kleinere Peptide, Aminosäuren, Transcuprein und Metallothionein. Der Gehalt der Leber an Metallothionein ist abhängig von der Höhe der alimentären Cu-Zufuhr. Der Anstieg des metallothioneingebundenen Cu bei höherer alimentärer Cu-Zufuhr wird als zelluläre Detoxifikation interpretiert (Johnson 1999).

Regulation des Stoffwechsels

Die Aufrechterhaltung des Stoffwechselgleichgewichts wird durch die Veränderungen der fraktionellen Cu-Resorption im Darm und der Ausscheidung von Cu bewerkstelligt. Bei der Cu-Elimination aus dem Organismus spielt die enterale Ausscheidung eine wesentlichere Rolle als die renale Ausscheidung. Die verschiedenen Verdauungssekrete enthalten große Cu-Mengen. Pro Tag werden ca. 0,5 bis 2,5 mg Cu über die Galle und etwa weitere 2 mg Cu mit anderen Verdauungssekreten in den Darm sezerniert (Heseker 1998). Im Harn werden hingegen pro Tag nur ca. 0,1–0,3 mg Cu ausgeschieden. Die mit der Galle in den Dünndarm sezernierten Cu-Mengen betragen ungefähr die Hälfte des aus dem Darmlumen resorbierten Cu (Wapnir 1998). Der enterohepatische Kreislauf von Cu wird als gering eingeschätzt, so dass das mit der Galle sezernierte Cu zum größten Teil über den Stuhl ausgeschieden wird. Cu aus den anderen Verdauungssekreten wird aber offensichtlich zu einem beträchtlichen Anteil reabsorbiert (Linder u. Hazegh-Azam 1996).

Die besondere Bedeutung, welche der Galle für die Ausscheidung von Cu zukommt, erfordert die Beachtung des Cu-Stoffwechsels bei cholestatischen Erkrankungen (Klevay 1998). Bei diesen Erkrankungen kommt es generell zu hepatischer Cu-Überladung. Bei primär biliärer Cirrhose werden nicht selten Werte über 250 mg Cu pro kg Trockengewicht in der Leber gefunden (Sturniolo et al. 2000). Es wird diskutiert, dass diese Cu-Akkumulation eine pathogenetische Rolle bei dieser Art der Lebercirrhose spielen könnte, weil es in diesem Zusammenhang zu einer erhöhten Bildung freier Radikale und zur Membranlipidperoxidation kommt. Als Folge dieser Vorgänge tritt eine Zellnekrose der Hepatocyten und nachfolgende Fibrosierung der Leber ein (Sturniolo et al. 2000).

Endogener Cu-Stoffwechsel

Die Inkorporation von Cu nach der enteralen Resorption erfolgt in zwei Wellen:

- im ersten Schritt wird Cu aus dem Blut der Pfortader in die Leber (und zum kleineren Teil auch in die Nieren) aufgenommen und so rasch aus dem Blut eliminiert;
- in einem zweiten Schritt wird Cu aus der Leber wieder in das Blut abgegeben und steht dann für die Aufnahme in die anderen Organe zur Verfügung.

Bei beiden Schritten spielen unterschiedliche Transportproteine eine Rolle:

Beim Transport vom Darm zur Leber dominieren Transcuprein und Albumine, die Abgabe von Cu aus der Leber erfolgt vorwiegend gebunden an Cäruloplasmin (Linder u. Hazegh-Azam 1996).

Nach Angaben in der Literatur (Fairweather-Tait 1997; Heseker 1998; Theophanides u. Anastassopoulou 2002) liegt Cu im Plasma zwischen 65–95% an Cäruloplasmin gebunden vor. Das restliche Plasma-Cu verteilt sich im Wesentlichen auf Albumin und andere quantitativ nicht so bedeutsame Verbindungen. Cäruloplasmin ist kein Teil des austauschbaren Cu-Pools im Plasma. Es nimmt bei Cu-Exposition nicht direkt Cu auf, sondern nur im Rahmen seiner Synthese in der Leber (Linder u. Hazegh-Azam 1996). Der Cu-Gehalt von Cäruloplasmin ist bei mangelhafter Cu-Zufuhr vermindert, bleibt bei hoher Cu-Zufuhr aber konstant.

An den Zielorganen bzw. -zellen verbindet sich Cäruloplasmin mit seinen membranständigen Rezeptoren, worauf Cu vom Cäruloplasmin abdissoziiert und in die Zellen gelangt (Heseker 1998). Die verschiedenen Organe und Gewebe nehmen vorwiegend jenes Cu auf, welches an Cäruloplasmin gebunden ist. Es kann jedoch Cu auch aus anderen Transportproteinen aufgenommen werden, dies geschieht besonders dann, wenn der Cäruloplasminspiegel niedrig ist. Die Cu-Konservierung während alimentärer Cu-Restriktion ist sehr organspezifisch. Manche Organe, wie z.B. die Leber und die Nieren, beginnen erst dann, Cu zu konservieren, wenn ihr Cu-Gehalt deutlich abgesunken ist, andere Organe hingegen, wie das Herz und das Gehirn, konservieren Cu bereits bei geringen Abnahmen der Cu-Verfügbarkeit. Gänzlich anders verhalten sich die Muskeln, die fast überhaupt kein Cu konservieren und sogar als Cu-Spender für die anderen Organe zu fungieren scheinen (Levenson 1998). Über die Mechanismen der unterschiedlichen Cu-Konservierung in den einzelnen Organen sind bisher noch keine näheren Details bekannt. Insgesamt ist jedoch die Cu-Speicherfähigkeit des menschlichen Organismus nur gering ausgeprägt (Linder et al. 1998).

Zufuhr- und Bedarfsempfehlungen für Cu

Die aufzunehmende Cu-Menge wird in den verschiedenen Bedarfsempfehlungen mit 900 µg pro Tag angegeben. Bezogen auf das Körpergewicht und in Abhängigkeit vom Lebensalter lauten die Zufuhrempfehlungen für Säuglinge mindestens 50 µg/kg Körpergewicht und Tag und für Erwachsene mindestens 20 µg/kg Körpergewicht und Tag (Klevay 2000; Schürmann et al. 2002). Bezüglich der Zufuhrempfehlungen sei auch auf die von den Ernährungsgesellschaften Deutschlands, Österreichs und der Schweiz publizierten sog. DACH-Empfehlungswerte verwiesen (Referenzwerte für die Nährstoffzufuhr 2000).

Die Angaben über die tatsächliche Höhe der Cu-Zufuhr sind in der Literatur sehr unterschiedlich. Linder u. Hazegh-Azam (1996) geben die durchschnittliche alimentäre Cu-Zufuhr in den westlichen Industrieländern mit 0,6–1,6 mg Cu pro Tag an. Dies bedeutet, dass bei einem Teil der Bevölkerung mit einer suboptimalen Cu-Zufuhr gerechnet werden muss. Nach Angaben von Lönnerdal (1996) betragen die Cu-Zufuhrmengen bei Omnivoren 1–1,5 mg pro Tag und bei Vegetariern 2–4 mg pro Tag im Durchschnitt.

Nahrungsquellen für Cu

Die Tabelle 5 gibt einen Überblick über verschiedene Lebensmittel, die gute bzw. schlechte Cu-Lieferanten sind.

Ergänzende quantitative Angaben über Cu-Gehalte einzelner Lebensmittel sind in der Tabelle 6 enthalten. Wie aus dieser Tabelle hervorgeht, aber auch in der Literatur (Johnson 1999) betont wird, schwankt der Cu-Gehalt von Lebensmitteln aus verschiedenen Gründen sehr stark.

Ein wesentlicher ursächlicher Faktor für die Unzuverlässigkeit tabellierter Cu-Gehalte in einzelnen Lebensmitteln ist die Lebensmittelbearbeitung, die zu einer Veränderung des Cu-Gehaltes um einen Faktor 10 führen kann (Johnson 1999). Eine zuverlässige Aussage über die De-facto-Zufuhr von Cu kann daher nur durch direkte Nahrungs- bzw. Lebensmittelanalysen getroffen werden. Trinkwasser ist an sich Cu-arm, wie dies auch die Tabelle 7 am Beispiel des Cu-Gehalts einiger natürlicher österreichischer Mineralwässer zeigt. Im Leitungswasser liegen die Cu-Gehalte durchschnittlich zwischen 0,1–0,5 ng/l (Olivares

Tabelle 5. Beispiele für Lebensmittel und deren Bedeutung für die alimentäre Cu-Versorgung

Gute Kupferlieferanten	Schlechte Kupferlieferanten
Hülsenfrüchte	Milch und Milchprodukte
Nüsse	Tee
Schalentiere	Kartoffel
Fleisch	Geflügel
Vollkornprodukte	Früchte
Schokolade	Gemüse

Nach Linder u. Hazegh-Azam (1996); Olivares u. Uauy (1996a); Klevay (1998)

Tabelle 6. Vorkommen von Kupfer in Lebensmitteln

Lebensmittel (geordnet nach Gruppen)	Cu-Gehalt (µg/g)
Weizenkeime, -kleie	0,15– 54,0
Zwieback	2,1 – 5,6
Mehl	4,2
Reis (Vollkorn)	0,46– 3,6
Champignons	2,4 – 17,9
Spinat	0,3 – 14,2
Erbsen	0,45– 14,0
Spargel	0,37– 8,2
Nüsse	2,1 – 23,82
Bohnen	0,1 – 15,0
Linsen	1,41– 10,5
Zitronen	0,8 – 4,0
Innereien (Leber)	0,42–108,0
Gelatine	3,87– 17,8
Rindfleisch	0,5 – 6,8
Rotbarsch, Tintenfisch	0,12– 4,8
Edamer, Emmentaler	0,3 – 15,0
Milchpulver	0,0 – 13,9
Topfen	0,41– 5,8
Schlagsahne	1,1

u. Uauy 1996a). Eine möglicherweise auch gesundheitsrelevante Erhöhung des Cu-Gehaltes von Leitungswasser kann sich allerdings dann ergeben, wenn das Wasser mit Cu-hältigen Röhren oder Armaturen in Berührung kommt.

Tabelle 7. Cu-Gehalte natürlicher Mineralwässer aus Österreich

Bezeichnung des Versandwassers	Cu-Gehalt (µg/l)
Alpquell	0,2
Frankenmarkter	0,08
Gasteiner	0,09
Gleichenberger Johannisbrunnen	5,0
Güssinger	1,3
Juvina	0,1
Long Life	< 0,07
Margarethenquelle (Astoria)	< 0,07
Markus Quelle	0,14
Martinsquelle	0,12
Peterquelle	< 0,07
Preblauer Auenquelle	0,5
Riedquell	0,34
Römerquelle	0,29
Sulzegger Styrianquelle	0,1
Vitusquelle	16
Vöslauer	0,2

Im Hinblick auf die alimentäre Zufuhr spielen jedoch nicht nur die Gehalte eines Spurenelementes in den Lebensmitteln eine Rolle, sondern auch die Mengen eines Lebensmittels, die bei üblicher Ernährung aufgenommen werden. Aus dieser Sicht tragen Getreide und Getreideprodukte zu ca. 28%, Fleisch und Fleischprodukte zu ca. 18%, Milch und Milchprodukte zu 9% sowie Getränke, Gemüse und Kartoffeln zu ca. 7% zur alimentären Cu-Versorgung bei (Heseker 1998). Die restliche Cu-Zufuhr verteilt sich auf diverse andere Lebensmittel, die für sich allein keinen großen Beitrag zur Cu-Versorgung leisten.

Vegetarische Kostformen enthalten häufig mehr an Cu als nicht-vegetarische Mischkost, Cu ist jedoch aus der pflanzlichen Kost schlechter bioverfügbar. In einer Studie von Hunt u. Vanderpool (2001) konnte die fraktionelle Resorption von Cu aus einer lacto-ovo-vegetarischen Kost mit 33%, jene aus einer nicht-vegetarischen Kost hingegen mit 42% errechnet werden. Wegen des beträchtlich höheren Cu-Gehaltes in der vegetarischen Kost war jedoch die absolut resorbierte Menge an Cu aus der vegetarischen Kost höher.

Diagnostik des Cu-Status

Bei der Diagnostik ist grundsätzlich zwischen jenen Methoden bzw. Parametern zu unterscheiden, die eine Auskunft über klinisch relevante Veränderungen im Cu-Stoffwechsel geben, und jenen, die eine Beurteilung des alimentären Cu-Versorgungsstatus bzw. der Qualität der alimentären Zufuhr ermöglichen. Einen Überblick über die jeweils relevanten Methoden gibt die Tabelle 8.

Für klinisch diagnostische Zwecke, wie z.B. die Diagnose eines klinisch manifesten Cu-Mangels, kann u.a. die Bestimmung der Plasma-Cu-Konzentration herangezogen werden. Bei der Beurteilung der erhaltenen Werte sind aber Kenntnisse darüber wichtig, von welchen Faktoren die Plasma-Cu-Konzentration beeinflusst werden kann. Der Normalbereich für die Cu-Konzentration im Plasma wird mit 0,8–1,2 µg/ml angegeben (Heseker 1998). Die wesentlichsten Einflussfaktoren auf die Höhe der Plasma-Cu-

Tabelle 8. Überblick über wichtige Methoden und Parameter bei klinischen Veränderungen des Cu-Stoffwechsels bzw. der Beurteilung des Cu-Status

Methoden bzw. Parameter zur Beurteilung klinisch manifester bzw. relevanter Veränderungen des Cu-Stoffwechsels	Methoden bzw. Parameter zur Beurteilung des Cu-Versorgungsstatus bzw. der Qualität der alimentären Bedarfsdeckung
Plasma-Cu-Konzentration Cäruloplasminkonzentration im Plasma Superoxiddismutase-Aktivität in den Erythrozyten Verhältnis zwischen der enzymatischen Aktivität und Plasmacäruloplasmin-Konzentration	Cu-Konzentration in den Thrombozyten Cytochrom-C-Oxidase-Aktivität in den Thrombozyten (oder Leukozyten) Superoxiddismutase-Aktivität in den Erythrozyten Cu-Gehalt der Leber

Nach Gibson (1989); Milne (1994); Lonnerdal (1996); Heseker (1998); Johnson (1999); Schürmann et al. (2002)

Konzentration sind in der Tabelle 9 zusammengefasst. Der in der Tabelle 9 aufscheinende Geschlechtsunterschied der Plasma-Cu-Konzentration manifestiert sich in höheren Werten bei Frauen im Ausmaß von 10%

Tabelle 9. Einflussfaktoren auf die Höhe der Plasma-Cu-Konzentration

Höhere bzw. Erhöhung der Plasma-Cu-Konzentration bei	Niedrigere Plasma-Cu-Konzentration bei bzw. durch
Frauen	Männern
Einnahme oraler Kontrazeptiva	Glucocorticoide
Schwangerschaft	Protein-Energie-Mangelernährung
Infektion und Entzündungen	Malabsorptions-Syndrom
rheumatoide Arthritis	ulcerativer Colitis
Status post Myocardinfarkt	nephrotischem Syndrom
Leukämie	ACTH
M. Hodgkin	
verschiedenen Anämien	
Kollagenkrankheiten	
Hämochromatose	
Stress	
dilatierender Kardiomyopathie	
Neoplasmen	
antikonvulsiver Therapie	
chronischem Nierenversagen	
Hämodialyse	
Schilddrüsenkarzinom	

Nach Gibson (1989); Milne (1994); Olivares u. Uauy (1996a); Klahr (2000); Kucharzewski et al. (2003)

gegenüber den bei Männern zu findenden Werten (Heseker 1998). Die Ursache dieses geschlechtsabhängigen Unterschieds ist derzeit noch unbekannt.

Altersabhängige Einflüsse auf die Cu-Konzentration im Plasma manifestieren sich in einem Anstieg von der Kindheit bis zum hohen Lebensalter (Wapnir 1998). Dieser Anstieg wird auf eine Abnahme der biliären Cu-Ausscheidung zurückgeführt (Wapnir 1998).

Schließlich weist die Plasma-Cu-Konzentration auch einen Circadianrhythmus mit den höchsten Werten in den Morgenstunden auf (Gibson 1989; Olivares u. Uauy 1996a). Diese circadianen Schwankungen sind bei Frauen deutlicher ausgeprägt als bei Männern und akzentuieren sich im höheren Lebensalter.

Die Veränderungen der Cäruloplasminkonzentration im Plasma verlaufen parallel zu jenen der Plasma-Cu-Konzentration, was angesichts der Tatsache, dass 70–80% von Cu im Plasma an Cäruloplasmin gebunden sind, verständlich erscheint. Als untere Grenze der Norm wird für Cäruloplasmin ein Wert von 180 mg/l angesehen. Die Plasmacäruloplasminkonzentration wird im Wesentlichen von denselben Faktoren beeinflusst wie die Cu-Konzentration. Die Synthese und die hepatische Sekretion von Cäruloplasmin werden u.a. durch die Interleukine 1 und 6 stimuliert.

Für die Beurteilung der alimentären Cu-Versorgung wird die Untersuchung und gemeinsame Bewertung mehrerer Parameter empfohlen (Heseker 1998). Die dafür relevanten Parameter und Methoden sind in der Tabelle 8 zusammengefasst. Als ein empfindlicher Indikator für eine schlechte alimentäre Cu-Versorgung wird die Aktivität der Cytochrom-c-Oxidase in den Thrombocyten angesehen, die gut mit dem Cu-Gehalt der Leber korreliert (Milne 1994; Olivares u. Uauy 1996a). Die Aktivität dieses Enzyms ist allerdings altersabhängig und bei alten Menschen höher als bei Jüngeren. Darüber hinaus existieren große interindividuelle Schwankungen. Hormonelle oder geschlechtsbedingte Einflüsse sind allerdings nicht vorhanden (Milne 1994).

Diskutiert wird auch die Brauchbarkeit der Cu-Zn-Superoxiddismutaseaktivität in den Erythrocyten als Indikator einer alimentären Unterversorgung (Milne 1994; Olivares u. Uauy 1996a; Johnson 1999; Schürmann et al. 2002). Die Aktivität dieses Enzyms ist unabhängig von jenen Einflüssen, die sich auf die Konzentrationen von Cu und Cäruloplasmin im Plasma auswirken. Allerdings erhöht oxidativer Stress die Aktivität dieses Enzyms, und eine solche Situation kann z.B. auch bei niedriger Cu-Zufuhr auftreten (Strain 1994).

Als bester Einzelparameter für die Beurteilung des alimentären Cu-Status wird der Cu-Gehalt der Leber genannt (Schürmann et al. 2002).

Keine Beurteilung der alimentären Cu-Versorgung ist aus der Plasma-Cu-Konzentration, der Cäruloplasminkonzentration im Blut und der Ausscheidung von Cu im Harn möglich (Olivares u. Uauy 1996a; Heseker 1998; Johnson 1999). Die Bestimmung des Cu-Gehaltes der Haare wird als unzuverlässig und wertlos für die Beurteilung des Cu-Status angesehen (Lönnerdal 1996). Möglicherweise gibt die Bestimmung der Plasmacäruloplasmin-Konzentration vor und nach einer drei- bis viertägigen Cu-Supplementierung Auskunft über den Cu-Status, weil sich eine Erhöhung nur bei Menschen mit schlechter Cu-Versorgung findet (Gibson 1989).

Da Cu auch bei verschiedenen Vorgängen der Immunabwehr eine Rolle spielt, wurde als mögliche Ergänzung zu den etablierten und bisher beschriebenen Untersuchungen zur Diagnose eines Cu-Mangels die Bestimmung folgender immunologischer Marker vorgeschlagen (Bonham et al. 2002):

– die Funktion der Neutrophilen
– die Interleukin-2-Produktion
– die blastogene Reaktion auf Mitogene und
– die Phenotypisierung von Lymphocyten-Subsets.

Schließlich wird auch die Aktivität der Serum-Diamin-Oxidase als ein möglicher sensitiver Indikator für die Effizienz einer Cu-Supplementierung und somit auch für die Beurteilung des Cu-Status diskutiert (Kehoe et al. 2000). Für eine endgültige Beurteilung der Brauchbarkeit dieser Bestimmungsmethode sind allerdings bisher noch zu wenige Studien vorhanden.

Cu-Mangel

Im Zusammenhang mit einem Cu-Mangel sind grundsätzlich zwei Mangelsituationen zu unterscheiden:

– der klinisch manifeste Cu-Mangel und
– eine marginale Mangelsituation als Konsequenz einer suboptimalen Cu-Versorgung.

Diese beiden Mangelzustände unterscheiden sich im Hinblick auf die Diagnose, die Ursachen und die Folgen. Typische labordiagnostische Veränderungen beim klinisch manifesten Cu-Mangel zeigt die Tabelle 10. Da es beim Cu-Mangel auch zu einer Verminderung der enzymatischen Aktivität von Cäruloplasmin bei gleich bleibender Plasmacäruloplasminkonzentration kommt, wird empfohlen, das Verhältnis dieser beiden Parameter als Indikator für den Cu-Mangel einzusetzen (Olivares u. Uauy 1996a).

Tabelle 10. Labordiagnostische Veränderungen bei klinisch manifestem Cu-Mangel

Abnahme der Plasma-Cu-Konzentration
Abnahme der Plasma-Cäruloplasminkonzentration
Abnahme der Erythrozyten-Superoxid-Dismutase-Aktivität
Anämie (hypochrom, normo- oder makrocytär)
Neutropenie
Abnahme der Retikulozytenzahl
Abnahme der Plasma-Fe-Konzentration
Thrombopenie

Nach Milne (1994); Johnson (1999)

Tabelle 11. Krankheiten und Situationen, bei denen ein Auftreten eines klinisch manifesten Cu-Mangels beschrieben wurde

Länger dauernde parenterale Ernährung ohne Cu-Supplementierung bei Früh- und Neugeborenen bei unterernährten Kindern
Zöliakie
Kurzdarmsyndrom
tropische und nicht-tropische Sprue
Einnahmen von Fe- oder Zn-Megadosen
nach Resektion längerer Darmabschnitte

Nach Milne (1994); Bonham et al. (2002)

Die wesentlichsten Ursachen für das Auftreten eines klinisch manifesten Cu-Mangels zeigt die Tabelle 11.

Neben den in der Tabelle 10 aufscheinenden hämatologischen Veränderungen kommt es beim klinisch manifesten Cu-Mangel auch noch zu einer Beeinträchtigung der Immunfunktion. Diese Beeinträchtigung manifestiert sich in einer Verminderung von Interleukin 2, Reduktion der T-Zell-Proliferation und einer Beeinträchtigung der Fähigkeit der neutrophilen Granulocyten, Superoxidanionen zu bilden. Berichtet wird auch über skorbutähnliche Knochenveränderungen und Osteoporose (Gibson 1989).

Die meisten klinischen Manifestationen des Cu-Mangels können als Ausdruck der Aktivitätsbeeinträchtigung von Cuproenzymen aufgefasst werden (Gibson 1989). So beeinträchtigt die Aktivitätsverminderung von Cäruloplasmin den Eisentransport zu den Stellen, an denen die Erythropoiese stattfindet, was eine hypochrome Anämie zur Folge hat. Die Skelett- und Muskelschäden sind auf eine Beeinträchtigung der Aktivität der Lysyloxidase zurückzuführen, mit der Folge eines Defekts der Kollagensynthese. Die Depigmentierung hängt mit einem Tyrosinasemangel zusammen. Die zentralnervösen Symptome sind eine Folge von Demyelinisierungsvorgängen, und abnorme Katecholaminkonzentrationen im Plasma werden mit einer verminderten Aktivität der Dopamin-β-Hydroxylase und der Cytochrom-c-Oxidase in Zusammenhang gebracht (Gibson 1989).

Besonderes Interesse, vor allem auch im Zusammenhang mit der Problematik einer suboptimalen alimentären Cu-Zufuhr,

kommt den Veränderungen im kardio-vaskulären System und im Fettstoffwechsel zu, die im Zusammenhang mit einem Cu-Mangel in der Literatur beschrieben werden. Zu diesen Veränderungen zählen eine Hypercholesterinämie, Hypertriglyceridämie, Hypertonie und eine Verschlechterung der Glukosetoleranz (Milne 1994; Klevay 1998; Saari 2000). Für die Auswirkungen des Cu-Mangels im kardio-vaskulären System werden Veränderungen Cu-abhängiger Enzyme, die Peroxidation, Glykosilierung und Störungen NO-abhängiger Prozesse verantwortlich gemacht (Saari 2000). Einen Überblick über die kardio-vaskulären Auswirkungen eines alimentär induzierten Cu-Mangels gibt die Tabelle 12.

Es herrscht Einstimmigkeit darüber, dass ein klinisch manifester Cu-Mangel selten auftritt. Immer wieder wird allerdings darauf hingewiesen, dass eine suboptimale alimentäre Cu-Zufuhr mit dem Resultat eines subklinischen Cu-Mangels häufiger zu erwarten sei (Gibson 1989; Milne 1994; Klevay 1998). Der subklinische Cu-Mangel wird als ein Risikofaktor für die Entstehung einer Atherosklerose gewertet, weil er mit höheren Blutdruckwerten, Hyperlipidämien und bestimmten EKG-Veränderungen einhergeht (Milne 1994).

Eine schlechte alimentäre Cu-Versorgung wird aber auch mit der postmenopausalen Osteoporose in Verbindung gebracht (Milne 1994; Klevay 1998).

Bei Kindern wird ein schlechter Cu-Status auch für Wachstumsbeeinträchtigung und eine erhöhte Infektanfälligkeit verantwortlich gemacht (Uauy et al. 1998).

Cu und klinisch manifeste Erkrankungen

Die zwei bekanntesten Erkrankungen, bei denen eine Störung des Cu-Stoffwechsels vorliegt, sind der M. Wilson und das Menke-Syndrom. Bei beiden Erkrankungen spielen genetische Faktoren eine Rolle.

Morbus Wilson

Beim M. Wilson handelt es sich um eine autosomal rezessive Erkrankung (Genort:

Tabelle 12. Kardiovaskuläre Auswirkungen eines alimentär induzierten Cu-Mangels

Herzmorphologie	Herzfunktion
– konzentrische Herzdilatation	– **Beeinträchtigung des Energiestoffwechsels** durch Verminderung des ATP- und Phosphokrea-
– ventrikuläre Aneurismen	tingehaltes
– Schädigung des Bindegewebes	– verminderte Effizienz der O_2-Ausnutzung
– Gewebserweichung	– verminderte Respiration der Mitochondrien
– Zerstörung der Mitochondrien	– Veränderung der mitochondrialen ATP-Synthese
– Verformung der Myozyten	– Beeinträchtigung der Na^+/K^+-ATPase
– fokale Entzündungen, Hämorrhagien, Nekrosen, Fibrosen	– **Beeinträchtigung der kontraktilen Funktion**
	– **Arrhythmien**

Blutgefäßmorphologie	Kreislauffunktion
– **Schädigung des Bindegewebes**	– **Veränderung der Gefäßaktivität**
– Zerstörung von Elastin und Kollagen	– verstärkte Konstriktion
– Verformung des Endothels, der glatten	– Verminderung der Dilatation
Muskulatur und der Lamina basalis	– **Auftreten von Entzündungsvorgängen**
– **Beeinträchtigung der Angiogenese**	– Gewebsschwellung
	– erhöhte Durchlässigkeit der Makromoleküle
	– Erhöhung der Mastzellzahl
	– **Veränderung der Blutgerinnung**
	– Verlängerung von Gerinnungszeiten (auf Grund einer Verminderung von Faktor V, Faktor VIII und Willebrand-Faktor)
	– erhöhte Thrombozytenaggregation
	– Verminderung der Fibrinolyse
	– Beeinträchtigung der Signaltransduktion der Thrombozyten

Systemische kardiovaskuläre Effekte
– **Veränderung der Blutdruckwerte**
– Abnahme bei Jüngeren
– Erhöhung bei Älteren
– verstärkte Reaktion auf Stressoreinwirkung
– **Anämie**
– **Hypercholesterinämie**

Nach Saari (2000)

ATP7B, Chromosom 13q14.3), die durch Cu-Überschuss und progressive Ablagerung von Cu in der Leber, den Nieren, der Cornea und dem Gehirn gekennzeichnet ist. Die klinischen Folgen sind Leberschäden mit Fibrose und Cirrhose und nachfolgender Leberinsuffizienz, renaler tubulärer Dysfunktion sowie pigmentierten Cornealringen (Kayser-Fleischer-Ringe). Durch den Gehirnbefall kommt es zu neuronaler Degeneration und zum Auftreten neurologisch-psychiatrischer Symptome wie Verhaltens- und Motilitätsstörungen. Die letztgenannten Störungen hängen mit Cu-Ablagerungen in den Basalganglien zusammen, die zu Parkinson-ähnlichen Symptomen, Tremor und Dystonie führen (Waggoner et al. 1999).

Bei Kindern tritt eine heterozygote Form des M. Wilson auf, die bei höherer alimentä-

rer Cu-Zufuhr zu einer Anhäufung von Cu in der Leber mit nachfolgender Leberinsuffizienz führt. Diese Erkrankung wird als idiopathische Cu-Toxikose bezeichnet (Brewer 2003).

Biochemisch zeigt sich beim M. Wilson eine niedrige Plasmacäruloplasmin- und -Cu-Konzentration, eine erhöhte Cu-Ausscheidung in der Galle und ein deutlich erhöhter Cu-Gehalt in der Leber. Auch die Bilirubinausscheidung mit der Galle ist vermindert. Der Einbau von Cu in Cäruloplasmin ist gestört.

Die klassische Therapie des M. Wilson erfolgt durch die Gabe von Penicillamin. Es bewirkt eine reduktive Chelation von Cu im Organismus und erhöht die renale Cu-Ausscheidung. Da die Gabe von Penicillamin mit Nebenwirkungen behaftet ist, werden auch alternative Therapien eingesetzt. Eine dieser Alternativen ist die Administration von Zink, wodurch die Synthese von Metallothionein in den Enterocyten induziert wird. Dadurch wird Cu aus der Nahrung und den Gastrointestinalsekreten gebunden und dadurch die Resorption vermindert.

Eine weitere Alternative ist die Verabreichung von Tetrathiomolybdenat (TM), das einen Tripartitkomplex mit Proteinen und Cu bildet. Dadurch wird bei gleichzeitiger Gabe mit der Nahrungszufuhr die Cu-Resorption vermindert. Bei Administration unabhängig von der Nahrungszufuhr wird TM resorbiert und komplexiert Cu im Organismus zusammen mit Albumin, wodurch Cu für die Organe unverfügbar wird (Brewer 2003).

Menke-Syndrom

Dabei handelt es sich um eine x-chromosomale rezessive Erkrankung (Lokus Xq13.3), die mit einer Beeinträchtigung der Cu-Resorption einhergeht (Kodama et al. 1999). Das klinische Hauptproblem ist eine progressive neurodegenerative Erkrankung, die mit verschiedenen Störungen des Bindegewebes assoziiert ist. Dazu kommen weitere Symptome wie Hypopigmentierung, Hypothermie, Thrombose, Skelettdeformitäten und Hyperbilirubinämie. Die Lebenserwartung der Betroffenen ist deutlich vermindert, die meisten sterben bereits in der Kindheit.

Eine leichtere genetisch bedingte Störung am selben Gen wie beim Menke-Syndrom ist das Horn-Syndrom, dessen Symptome sich im Wesentlichen auf das Bindegewebe beschränken und bei dem mildere neurologische Störungen auftreten. Die Bindegewebsdefekte werden einer verminderten Aktivität des Enzyms Lysyloxidase zugeschrieben.

Zusammenhänge zwischen Cu und bestimmten neurologischen Erkrankungen

Bei folgenden neurologischen Erkrankungen wird eine mögliche kausale Rolle von Cu diskutiert (Brewer 2003):

– Morbus Alzheimer und
– amyotrophe Lateralsklerose.

Bei M. Alzheimer führen bereits kleine Cu-Mengen zu einer Förderung der Präzipitation von β-Amyloid. Das Amyloid-Präkursor-Protein interagiert mit Cu und führt dabei zu einem erhöhten oxidativen Stress (Brewer 2003).

Ungefähr 25% der Fälle von familiärer amyotropher Lateralsklerose werden durch dominant vererbte Mutationen der Cu/Zn-Dismutase verursacht (Brewer 2003). Es wird vermutet, dass das Mutantenprotein Cu abnorm bindet und dadurch die Bildung von freien reaktiven Sauerstoffspezies begünstigt.

Möglicherweise ist Cu auch in den Metabolismus von Prionen involviert. Es ist allerdings noch nicht bekannt, ob und welche Rolle Cu bei durch Prionen verursachten Krankheiten spielt.

Toxizität von Cu

Cu ist ein für den Menschen wenig toxisches Spurenelement, wenn nicht eine Störung des Cu-Stoffwechsels vorliegt (Tapiero et al. 2003). Dementsprechend tritt sowohl eine akute als auch eine chronische Vergiftung nur selten auf. Die akute Cu-Vergiftung, die meistens unfallbedingt ist, weist vor allem gastro-intestinale Symptome auf. Zu diesen Symptomen zählen ein erhöhter Speichelfluss, Übelkeit, Erbrechen, Magenschmerzen und Diarrhöen (Fitzgerald 1998). Bei höheren Dosierungen von 100 g Cu-Sulfat und mehr kommt es auch zu hämolytischen Anämien, Leber- und Nierenversagen, Schock, Koma und schließlich zum Tod (Klevay 1998). Bei chronisch zu hoher Cu-Zufuhr kommt es zur Akkumulation von Cu in der Leber, dabei entwickeln sich nur langsam Symptome wie Hepatitis, Lebercirrhose und eine hämolytische Krise (Heseker 1998). Wegen der Seltenheit einer chronischen Cu-Intoxikation als Folge einer oralen Zufuhr sind Daten dazu aber nur spärlich vorhanden.

Bei empfindlichen Personen treten erste Symptome einer Cu-Intoxikation bereits ab 4–5 mg/d auf. International gelten jedoch 0,5 mg/kg Körpergewicht und Tag bzw. 10 mg/d als Obergrenze für eine unschädliche Cu-Zufuhr (Tapiero et al. 2003). Für Kinder gilt eine Obergrenze von 3 mg/d (Tapiero et al. 2003).

Für eine alimentär induzierte, chronisch zu hohe Cu-Zufuhr spielen naturgemäß Lebensmittel eine im Vergleich zu Trinkwasser vernachlässigbare Rolle. Trinkwasser wird regelmäßig in relativ konstanten Volumina getrunken und kann aus verschiedenen Gründen eine höhere Cu-Konzentration aufweisen. Nach einer Empfehlung der WHO soll nicht mehr als 1% der täglichen Cu-Zufuhr vom Trinkwasser stammen (Olivares et al. 1998). Auf dieser Überlegung beruhen gesetzliche Vorschriften bzw. Empfehlungen, den Cu-Gehalt von Trinkwasser zu limitieren. In den USA wird dieser Gehalt mit einer Obergrenze von 1,3 mg/l festgelegt (Fitzgerald 1998; Brewer 2003). Die WHO empfiehlt als oberste Grenze für den Cu-Gehalt des Trinkwassers einen Wert von 2 mg/l (Olivares u. Uauy 1996b; Fitzgerald 1998).

Literatur

Bonham M, O'Connor JM, Hannigan BM, Strain JJ (2002) The immune system as a physiological indicator of marginal copper status? Br J Nutr 87:393–403

Brewer GJ (2003) Copper in medicine. Curr Opin Chem Biol 7:207–212

Fairweather-Tait SJ (1997) Bioavailability of copper. Eur J Clin Nutr 51 Suppl 1:S24–S26

Fitzgerald DJ (1998) Safety guidelines for copper in water. Am J Clin Nutr 67:1098S–1102S

Gibson RS (1989) Assessment of trace element status in humans. Prog Food Nutr Sci 13:67–111

Harvey LJ, Majsak-Newman G, Dainty JR, Lewis DJ, Langford NJ, Crews HM, Fairweather-Tait SJ (2003) Adaptive responses in men fed low- and high-copper diets. Br J Nutr 90:161–168

Heseker H (1998) Kupfer. Ernährungsumschau 45:215–217

Hunt JR, Vanderpool RA (2001) Apparent copper absorption from a vegetarian diet. Am J Clin Nutr 74:803–807

Johnson MA (1999) Copper. Physiology, dietary sources and requirements. In: Encyclopedia of Human Nutrition. Ed. Sadler MJ, Strain JJ, Caballero B, pp. 442–450. Academic Press, San Diego-London

Kehoe CA, Turley E, Bonham MP, O'Connor JM, McKeown A, Faughnan MS, Coulter JS, Gilmore WS, Howard AN, Strain JJ (2000) Response of putative indices of copper status to copper supplementation in human subjects. Br J Nutr 84:151–156

Klahr S (2000) Trace elements and mineral nutrition in renal disease. In: Clinical Nutrition of the Essential Trace Elements and Minerals. Ed. Bogden JD, Klevay LM, pp. 273–289. Humana Press, Totowa, New Jersey

Klevay LM (1998) Lack of a recommended dietary allowance for copper may be hazardous to your health. J Am Coll Nutr 17:322–326

Klevay LM (2000) Trace element and mineral nutrition in ischemic heart disease. In: Clinical Nutrition of the Essential Trace Elements and Minerals. Ed. Bogden JD, Klevay ML, pp. 256–263. Humana Press, Totowa, New Jersey

Kodama H, Murata Y, Kobayashi M (1999) Clinical manifestations and treatment of Menkes disease and its variants. Pediatr Int 41:423–429

Kucharzewski M, Braziewicz J, Majewska U, Gozdz S (2003) Copper, zinc, and selenium in whole blood and thyroid tissue of people with various thyroid diseases. Biol Trace Elem Res 93:9–18

Levenson CW (1998) Mechanisms of copper conservation in organs. Am J Clin Nutr 67:978S–981S

Linder MC, Hazegh-Azam M (1996) Copper biochemistry and molecular biology. Am J Clin Nutr 63:797S–811S

Linder MC, Wooten L, Cerveza P, Cotton S, Shulze R, Lomeli N (1998) Copper transport. Am J Clin Nutr 67:965S–971S

Lönnerdal B (1996) Bioavailability of copper. Am J Clin Nutr 63:821S–829S

Milne DB (1994) Assessment of copper nutritional status. Clin Chem 40:1479–1484

Olivares M, Pizarro F, Speisky H, Lönnerdal B, Uauy R (1998) Copper in infant nutrition: Safety of World Health Organization provisional guideline value for copper content of drinking water. J Pediatr Gastroenterol Nutr 26:251–257

Olivares M, Uauy R (1996a) Copper as an essential nutrient. Am J Clin Nutr 63:791S–796S

Olivares M, Uauy R (1996b) Limits of metabolic tolerance to copper and biological basis for present recommendations and regulations. Am J Clin Nutr 63:846S–852S

Referenzwerte für die Nährstoffzufuhr (2000) Umschau Braus Verlag, Frankfurt am Main

Saari JT (2000) Copper deficiency and cardiovascular disease: Role of peroxidation, glycation, and nitration. Can J Physiol Pharmacol 78:848–855

Schürmann H, Classen HG, Dieter HH, König J, Mulhaupt G, Rückgauer M, Summer J, Bernhardt J, Biesalski HK (2002) Hohenheim Consensus Workshop: Copper. Eur J Clin Nutr 56:469–483

Schuschke DA (1997) Dietary copper in the physiology of the microcirculation. J Nutr 127:2274–2281

Strain JJ (1994) Newer aspects of micronutrients in chronic disease: Copper. Proc Nutr Soc 53:583–598

Sturniolo GC, Mestriner C, D'Inca AR (2000) Trace element and mineral nutrition in gastrointestinal disease. In: Clinical Nutrition of the Essential Trace Elements and Minerals. Ed. Bogden D, Klevay LM, pp. 289–309. Humana Press, Totowa, New Jersey

Tapiero H, Townsend DM, Tew KD (2003) Trace elements in human physiology and pathology. Copper. Biomed Pharmacother 57:386–398

Theophanides T, Anastassopoulou J (2002) Copper and carcinogenesis. Crit Rev Oncol Hematol 42:57–64

Uauy R, Olivares M, Gonzalez M (1998) Essentiality of copper in humans. Am J Clin Nutr 67:952S–959S

Waggoner DJ, Bartnikas TB, Gitlin JD (1999) The role of copper in neurodegenerative disease. Neurobiol Dis 6:221–230

Wapnir RA (1998) Copper absorption and bioavailability. Am J Clin Nutr 67:1054S–1060S

Wijmenga C, Klomp LW (2004) Molecular regulation of copper excretion in the liver. Proc Nutr Soc 63:31–39

Kapitel 4

Selen (Se)

C. Ekmekcioglu

Chemische Grundlagen

Das Element Selen (gr. Selene – Mond, Mondgöttin) wurde im Jahre 1817 von dem schwedischen Chemiker Jöns Jacob Freiherr von Berzelius (1779–1848) entdeckt. Zunächst wurde Selen als ein gefährliches Umweltgift und Kanzerogen eingestuft. Erst seit zirka 50 Jahren ist die Essentialität des Selens bekannt (Abb. 1).

Selen besitzt die Ordnungszahl 34 und eine relative Atommasse von 78,96. Die am häufigsten vorkommenden Oxidationsstufen des Selens sind –2, +4 und +6. Selen findet sich zusammen mit Sauerstoff, Schwefel, Tellur und Polonium im Periodensystem in der Gruppe VIa. Es zeigt vor allem eine Verwandtschaft mit Schwefel (Atomgröße, Bindungsenergien, Ionisationspotenzial und Elektronenaffinität) und findet sich daher in variablen Mengen in verschiedenen Schwefelmaterialien. Selen bildet mit anderen Elementen anorganische Selenide, Selenite und Selenate. Es bildet Oxide und Oxysäuren, wie Dioxide (SeO_2) und Selensäure (H_2SeO_4). Biologisch wichtig sind die organischen Verbindungen von Selen mit Aminosäuren.

Verteilung im menschlichen Organismus

Der Gesamtbestand an Selen eines erwachsenen Menschen beträgt ca. 5–15 mg. Aufgrund der weltweit unterschiedlichen Selenkonzentrationen im Boden und damit der variierenden Selenaufnahme wurden

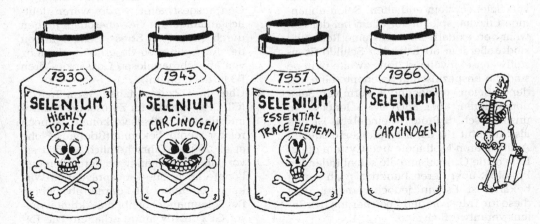

Abb. 1. Entwicklungsgeschichte des Selens. Mit freundlicher Genehmigung des Verlags Elsevier. Entnommen aus Vernie (1984)

auch unterschiedliche Selenmengen im Körper von Menschen gefunden. Z.B. variierte der Gesamtbestand an Selen im menschlichen Körper in den USA zwischen ca. 13 und 20 mg, wohingegen in Deutschland und Polen Werte um 5–6 mg beschrieben wurden (Zachara et al. 2001). Bei einem normalen Status finden sich die höchsten Selenmengen (bezogen auf den . Selengehalt pro Gramm Gewebe) in den Nieren und der Schilddrüse, gefolgt von Leber, Hoden, Milz, Pankreas, Herz, Lungen, Knochen und Skelettmuskel. Ca. 25–50% des Gesamtbestands an Selen befinden sich in der Muskulatur, ca. 15% im Knochen und die restlichen 35% verteilt in anderen Organen. Bei einem Selenmangel verändert sich das Verteilungsmuster, je nach dem Selenbedarf einzelner Organe.

Physiologische Funktionen

Nach der Resorption von natürlich vorkommenden Selenverbindungen, wie Selenomethionin und Selenocystein, bzw. anorganischem Selenat und Selenit gelangt Selen in einen gemeinsamen Pool, von wo es anschließend in verschiedene Selenoproteine eingebaut wird (Köhrle et al. 2000; Kyriakopoulos u. Behne 2002; Beckett u. Arthur 2005). Dabei können die Selenoproteine in drei Gruppen eingeteilt werden. Die bekanntesten sind die selenabhängigen Enzyme, die im aktiven Zentrum Selen in Form von Selenocystein enthalten. Selen-abhängige Enzyme spielen vor allem bei der Abwehr von oxidativem Stress eine Rolle und sind außerdem auch in den Schilddrüsenstoffwechsel involviert. Eine zweite Gruppe sind die unspezifischen Selenoproteine, bei denen Selen vorwiegend in Form von Selenomethionin, aber auch als Selenocystein unspezifisch in Proteine eingebaut ist und als Substitut für die schwefelhomologen Aminosäuren Methionin und Cystein dient. Eine dritte Gruppe sind die selenbindenden Proteine, über deren Funktion noch wenig bekannt ist. Es wird jedoch vermutet, dass diese für Transport und Speicherung des Selens verantwortlich sind.

Verschiedene spezifische selenabhängige Enzyme bzw. Proteine wurden bisher beschrieben und werden in weiterer Folge genauer abgehandelt (Tabelle 1).

Glutathion-Peroxidasen

Bisher wurden sechs verschiedene Glutathion-Peroxidasen (GPx) identifiziert. Dazu gehören 1) die zelluläre (zytosolische) bzw. klassische GPx, 2) die GPx des Magen-Darm-Traktes, 3) die extrazelluläre oder Plasma-GPx, 4) eine (Phospholipid-Hydroperoxid-)GPx, die vor allem Plasmamembranen vor oxidativem Stress schützt, 5) eine GPx in den Nuclei der Spermien, sowie 6) eine humane GPx im olfaktorischen Epithel (Kryukov et al. 2003; Rayman 2004). Alle GPx haben antioxidative Wirkungen und inaktivieren freie Radikale, wie Lipid-Hydroperoxide (Gleichung 1) und H_2O_2 (Gleichung 2), durch deren Überführung in Wasser und Alkohole.

$$\text{GPx}$$
$$(1): ROOH + 2GSH \rightarrow ROH + H_2O + GSSG$$
$$(2): H_2O_2 + 2\,GSH \rightarrow 2\,H_2O + GSSG$$

ROOH = Hydroperoxid, ROH = Alkohol, GSH = Glutathion, GSSG = oxidiertes Glutathion

1. Die zytosolische GPx (cGPx) ist unter anderem wichtig für den Peroxidstoffwechsel der Erythrozyten. Durch eine NADPH-abhängige Glutathion-Reduktase wird Glutathion in reduziertem Zustand gehalten. Dadurch steht es für die GPx als Substrat zur Verfügung (Abb. 2). Mäuse, bei denen das cGPx-codierende Gen ausgeschaltet wurde, waren deutlich anfälliger für Gewebeschädigungen durch oxidativen Stress, Schädigungen der Augenlinse sowie erhöhte Virulenz von an sich harmlosen Coxsackie-Viren B3 (s. auch unten).

2. Über die GPx des Magen-Darm-Traktes (GI-GPx), welche im Zytosol des gastrointestinalen Epithels vorkommt, ist noch relativ wenig bekannt (Brigelius-Flohe et al. 2001). Wahrscheinlich schützt sie vor nahrungsabhängigen Peroxiden und könnte auch eine krebspräventive Wirkung gegenüber Dickdarmkrebs haben. Bei Selenmangel bleibt die Aktivität dieser GPx relativ lange erhalten. Die Expression des Enzyms kann durch Retinolsäure induziert werden.

Tabelle 1. Bekannte spezifische Selenoproteine

Selenoprotein	Lokalisation	Funktion
Zytosolische Glutathion-Peroxidase (cGPx)	Viele Gewebe und Zellen, Zytosol	Antioxidatives Enzym, eliminiert H_2O_2 sowie Lipid- und Phospholipid-hydroperoxide, wichtig für den Peroxidstoffwechsel der Erythrozyten
Gastrointestinale Glutathion-Peroxidase (GI-GPx)	Magen-Darm-Trakt, im Zytosol	Antioxidatives Enzym, Schutz vor Nahrungs-abhängigen Peroxiden?
Extrazelluläre oder Plasmatische Glutathion-Peroxidase (pGPx)	Niere, Plasma	Antioxidatives Enzym im Extrazellulärraum
Phospholipid-Hydroperoxid Glutathion-Peroxidase (PH-GPx)	Verschiedene Gewebe	Antioxidatives Enzym vor allem in Zellmembranen
Glutathion-Peroxidase der Spermien-Nuclei	Nuclei der Spermien	Antioxidatives Enzym, stabilisiert kondensiertes Chromatin durch Quervernetzung der Protaminthiole, wichtig für Spermienreifung und männliche Fertilität
Humane Glutathion-Peroxidase (hGPx)	Olfaktorisches Epithel	Antioxidativ wirksam?
(Spermien-)mitochondriales-Kapsel-Selenoprotein	Spermien	Variante der PH-GPx, schützt heranreifende Spermien vor oxidativem Stress, ist auch wichtig für die Stabilität und Motilität der Spermien
Thioredoxin-Reduktase 1–3 (TRx α/1; β/2; 3)	Verschiedene Gewebe	Reduktion von Nukleotiden bei der DNA-Synthese, Aufrechterhaltung des intrazellulären Redoxgleichgewichts, Regulation der Genexpression durch (Redox-)Kontrolle der Bindung von Transkriptionsfaktoren an die DNA
Deiodasen I–III	Verschiedene Gewebe	Konvertierung von Thyroxin (T_4) zu bioaktivem Triiodthyronin (T_3) oder zu bioinaktivem reversem T_3 (rT_3), tw. Bildung von T_2 aus T_3
Selenophosphat-Synthetase 2	Vor allem in Leber und Hoden	Katalysiert die Synthese von Selenophosphat, dem Vorläufermolekül für Selenocystein, daher wichtig für die Selenoproteinsynthese
Selenoprotein P	Plasma	Selenium-Transport, antioxidativ wirksam am Endothel
Selenoprotein W	Verschiedene Gewebe	Möglicherweise antioxidativ wirksam
15kDa Selenoprotein	Verschiedene Gewebe	Krebsschutz?
18kDa Selenoprotein	Verschiedene Gewebe	Unbekannt
Selenoproteine H, L, K, M, N, O, R, S, T, V	Verschiedene Gewebe	Funktionen großteils unbekannt

3. Die extrazelluläre oder plasmatische GPx (pGPx) hat eine deutlich geringere enzymatische Aktivität als die zytosolische GPx, wenn Glutathion als Substrat verwendet wird. Die pGPx verwendet möglicherweise auch Thioredoxin und Glutaredoxin als Reduktionsäquivalente. Sie wird vornehmlich in der Niere gebildet.

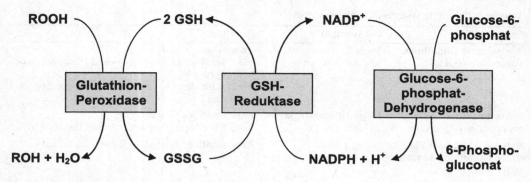

Abb. 2. Funktion der GPx in den Erythrozyten

4. Die Phospholipidhydroperoxid-GPx (PH-GPx) kommt ubiquitär vor. Sie ist sowohl in gelöster als auch in Membran-assoziierter Form zu finden. In Membranen kann diese GPx Phospholipidhydroperoxide, Cholesterinhydroperoxide, aber auch andere Hydroperoxide effektiv reduzieren. Mit Vitamin E zeigt das Enzym synergistische Effekte. Dabei kann Vitamin E Peroxylradikale, die im Rahmen einer Lipid-Peroxidation generiert werden, abfangen und zu Hydroperoxiden reduzieren. Diese werden anschließend durch die PH-GPx abgebaut. Dadurch wird eine Propagierung der Reaktion verhindert.
    Zusätzlich zu dieser Funktion übt die PH-GPx auch, über die Reduktion von Hydroperoxiden, die im Rahmen entzündlicher Reaktionen entstehen, antiinflammatorische Wirkungen aus. Tierversuche lassen vermuten, dass die PH-GPx zusätzlich eine wichtige Rolle bei der Spermatozoidentwicklung zu spielen scheint.

5. Die Spermien-Nuclei-GPx kommt im Zellkern von reifen Spermien vor. Sie stabilisiert kondensiertes Chromatin durch Quervernetzung der Protaminthiole. Protamine sind kleine, basische Proteine, die im Rahmen der Spermatozoidentwicklung die Histone ersetzen und so anstelle dieser an die DNA binden. Durch die Reduktion von reaktiven Sauerstoffverbindungen bewirkt Selen eine Verdichtung und Stabilisierung der Spermien-DNA und ist daher wichtig für Spermienreifung und männliche Fertilität.

6. Über die humane GPx, die 2003 erstmalig entdeckt wurde (Kryukov et al. 2003), ist, außer dass sie im olfaktorischen Epithel vorkommt, noch zu wenig bekannt.

Thioredoxin-Reduktasen (TRx)

Die TRx, von denen drei Isoenzyme existieren ($\alpha/1$; $\beta/2$; 3), sind wichtig für 1) die Reduktion von Nukleotiden im Rahmen der DNA-Synthese, 2) Aufrechterhaltung des intrazellulären Redoxgleichgewichts, 3) Regulation der Genexpression durch (Redox-)Kontrolle der Bindung von Transkriptionsfaktoren an die DNA. Dies ist wichtig für Zellwachstum und Lebensfähigkeit des Organismus (Gromer et al. 2004). TRx sind außerdem beteiligt bei der Reduktion von oxidiertem Ascorbat. TRx werden in den meisten Zellen des Körpers exprimiert und können auch von Zellen nach Aktivierung freigesetzt werden. Dies wurde für Lymphozyten gezeigt, wo die TRx Zytokin-ähnliche und zytoprotektive Wirkungen nach Freisetzung entfalteten. TRx, als potenzieller Schutzfaktor vor UV-Strahlung, findet sich des Weiteren in hohen Konzentrationen in Keratinozyten und Melanozyten.

Deiodasen (DI)

Das biologisch aktive Schilddrüsenhormon, Triiodthyronin (T_3), entsteht durch Deiodierung aus Thyroxin (T_4). Dafür sind die zellulären Deiodasen (DI) notwendig (Kohrle 2000; Bianco et al. 2002). Dabei kann auch reverses T_3 entstehen. Drei DI, mit Molekulargewichten zwischen ca. 27–33 kDa, wurden bisher identifiziert. Sie haben unterschiedliche Verteilungen im Gewebe und differieren auch in ihren primären Funktionen.

■ Die Typ-I-Deiodase (5'DI) findet sich hauptsächlich in Schilddrüse, Leber, Niere und Hypophyse. Die Funktion des Enzyms ist neben der Bereitstellung von T_3 auch die Eliminierung von rT_3 unter Bildung von inaktivem T_2. Die Aktivität und Synthese des Enzyms wird unter anderem stimuliert durch Schilddrüsenhormone und gehemmt durch einen diätetischen Selenmangel.

■ Die Typ-II-Deiodase (5'DII) findet sich vornehmlich im zentralen Nervensystem und hat ebenfalls als Hauptaufgabe die Bildung von aktivem T_3 aus T_4 sowie die Bildung von T_2 aus rT_3. Neben dem ZNS findet sich eine Expression und/oder Aktivität dieses Enzyms auch in Schilddrüse, Herz, Skelettmuskulatur und braunem Fettgewebe.

■ Die Typ-III-Deiodase (5DIII) wird vor allem in ZNS, Plazenta und Haut exprimiert. Das Enzym ist verantwortlich für die Inaktivierung der Schilddrüsenhormone durch Bildung von rT_3 aus T_4 sowie T_2 aus T_3. Dadurch wird eine unphysiologische Anreicherung von biologisch aktivem Schilddrüsenhormon verhindert und so Gewebe, vor allem das fetale Gehirn, vor toxischen Einflüssen der Schilddrüsenhormone geschützt.

Selenoprotein P

Das Selenoprotein P ist das am meisten vorkommende Selenoprotein im Plasma. Die Konzentration beträgt zirka 5 µg/ml. Die HWZ ist mit 3–4h deutlich kürzer als die der Plasma-GPx mit ungefähr 12h. Selenoprotein P bindet vor allem an Endothelzellen, wahrscheinlich über Heparin-bindende Domänen. Über seine Funktionen ist noch zu wenig bekannt, postuliert wird eine antioxidative Wirksamkeit im Endothel.

Selenophosphat-Synthetase 2 (SS2)

Für den Einbau von Selenocystein in Selenoproteine ist SS2 notwendig. Dieses Enzym katalysiert die Synthese von Monoselen-Phosphat, einem Vorläufer von Selenocystein.

Stoffwechsel

Resorption

Selen wird in natürlich vorkommenden, organischen und anorganischen Formen zugeführt (DRI 2000; Combs 2001). Zu den anorganischen gehören Natrium-Selenit und Natrium-Selenat, die üblicherweise in Form von Supplementen aufgenommen werden. Selenat weist eine sehr gute Resorptionsrate auf und wird fast komplett im Darm resorbiert. Jedoch wird ein relativ hoher Anteil in der Niere eliminiert, noch bevor Selen in Proteine eingebaut werden kann. Die Resorptionsquote von Selenit ist mit ungefähr 50% zwar deutlich geringer, jedoch verbleibt auch mehr im Körper zurück. Beide stehen nach Umformung zum Hydrogenselenid und Selenophosphat für die Biosynthese von Selenocystein zur Verfügung (Abb. 3).

Zu den organischen Formen des Selens gehören Selenomethionin und Selenocystein (Schrauzer 2003). Selenomethionin kommt natürlicherweise in pflanzlicher Nahrung vor und hat eine sehr gute Bioverfügbarkeit. Selenomethionin wird wie normales Methionin in „selenunspezifische" Proteine (s. oben) eingebaut. Dieses Selen steht nach Abbau der Proteine für die Synthese von Selenocystein-haltigen „spezifischen" Proteinen, wie z.B. die GPx, zur Verfügung. Diese organische Form des Selens ist für Supplementationen geeignet (üblicherweise in Form von Selenomethion-haltigen Hefen), da keine akuten toxischen Wirkungen zu erwarten sind. Zusammenfassend kann daher gesagt werden, dass über pflanzliche Nahrung Selen in Form von Selenomethionin zugeführt wird, wohingegen über tierische Produkte sowohl Selenomethionin als auch Selenocystein aufgenommen wird.

Über die genauen Resorptionsmechanismen von organischen und anorganischen Selenverbindungen ist noch relativ wenig bekannt. Für das anorganische Selen wurden in der spärlichen Literatur aktive und passive Transportvorgänge beschrieben. Es

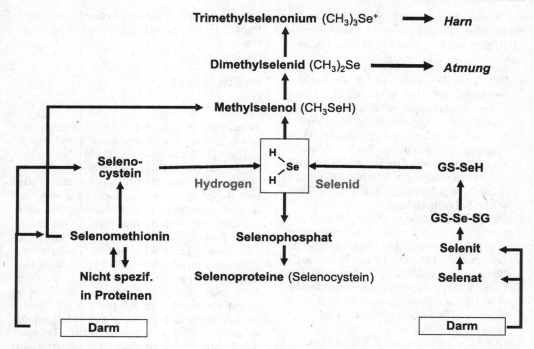

Abb. 3. Stoffwechsel des Selens

gibt Hinweise, dass die Resorption von anorganischem Selen durch Schwefel moduliert wird. Diese gegenseitige Beeinflussung der Resorption wurde sowohl für Selenit als auch für Selenat beschrieben. Das organische Selenomethionin wird durch einen aktiven Prozess, der das gleiche Carrier-System wie das Methionin verwendet, resorbiert. Im Gegensatz zum Selenomethionin scheint der intestinale Transport von Selenocystein nicht durch Cystein gehemmt zu werden.

Bioverfügbarkeit

Sowohl anorganisches als auch organisches Selen haben eine sehr gute Bioverfügbarkeit, die sich in einem Bereich von 50–90% bewegt (Fairweather-Tait 1997). Aus diesem Grund haben bei der Beeinflussung der Bioverfügbarkeit verschiedene andere Nährstoffe, im Gegensatz zu anderen Spurenelementen wie Eisen und Zink, nur eine untergeordnete Bedeutung. Promotoren der Selenaufnahme sind Proteine, Vitamin C sowie

hohe Dosen an Vitamin E. Zu den Inhibitoren der Bioverfügbarkeit von Selen zählen Guargummi beim Menschen, sowie Schwermetalle und hohe diätetische Schwefelzufuhr bei Tieren.

Regulation des Stoffwechsels

Selenomethionin, welches hauptsächlich von Pflanzen abstammt, tritt nach Resorption in den Methioninpool des Körpers ein und wird zu Selenocystein metabolisiert (Schrauzer 2000). Sowohl die anorganischen als auch die organischen Formen des Selens werden über verschiedene Stoffwechselwege zu Hydrogen-Selenid, einer Schlüsselsubstanz im Stoffwechsel, umgebaut (Abbildung 3). Das Selen aus dem Hydrogen-Selenid kann nach Umformung zu Selenophosphat für die Synthese von spezifischen Selenoproteinen herangezogen werden. Auf der anderen Seite wird nach Umformung zu Methylselenol Selen für die Ausscheidung vorbereitet. Selen wird über drei verschiedene Wege ausgeschieden (Abbildung 3): 1) über den Harn in Form des Trimethylseleno-nium-Ions, 2) im Stuhl, in Form des nichtre-sorbierten Nahrungsselens oder aus intesti-nalen, pankreatischen und biliären Sekre-ten und 3) in der Ausatemluft als flüchtiges Dimethyl-Selenid. Geringe Mengen an Se-len gehen über Schweiß, Haare und Nägel verloren.

Die Synthese von Selenoproteinen wird hauptsächlich durch die Verfügbarkeit von Selen kontrolliert und ist daher bei einem Mangel stark eingeschränkt. Dabei können endokrine Gewebe relativ gut an einen Se-lenmangel adaptieren (Beckett u. Arthur 2005). Oxidativer Stress induziert die Syn-these von TRx1 und GPx.

Zufuhr und Bedarfsempfehlungen

Selen wird durch Pflanzen in die Nahrungs-kette eingeschleust (Combs 2001). Dabei spielen neben dem Selengehalt des Bodens auch andere Faktoren, wie z.B. der Boden-pH, eine Rolle. Alkalische Bedingungen be-günstigen die Konversion von anorgani-schem Selen zu Selenat (Se^{6+}), welches nicht im Boden fixiert bleibt, wohingegen ein sau-rer Boden die Bildung von Se^{4+} begünstigt, welches im Boden gebunden bleibt und vor allem durch Eisenhydroxide fixiert wird. Au-ßerdem können gewisse Bakterien die Um-wandlung von unlöslichen Se-Formen zu löslichen begünstigen.

Aufgrund des unterschiedlichen Selen-gehalts im Boden ist die Selenzufuhr über die Nahrung weltweit unterschiedlich. Eini-ge Gebiete wie Neuseeland, Zentralruss-land und gewisse Regionen in China (insbe-sondere in Keshan) sind bekannt für den niedrigen Selengehalt ihres Bodens und da-mit eine geringe Selenzufuhr über die Nah-rungskette. Andererseits sind große Teile der USA, Venezuela und bestimmte Regio-nen in China, vor allem die Enshi-Region, selenreich. In der Tierzucht wird Selen schon lange den Mineralstoffgemischen bei-gemengt, da die Erfahrung gezeigt hat, dass die Tiere weniger krankheitsanfällig sind und sich besser für die Zucht eignen, wenn sie ausreichend Selen zugeführt bekom-men. Daher sind z.B. Rind- oder Schweine-fleisch und Eier bessere Selenquellen als pflanzliche Lebensmittel. Auch Meeres-früchte und Meeresfische enthalten mehr Selen, da dies im Meerwasser reichlich ent-halten ist.

Anlehnend an verschiedene Studien ist eine minimale Selenkonzentration im Plas-ma von 70 µg/l notwendig, um eine hohe GPx-Aktivität zu erzielen (Neve 1995; Ray-man 2000). Dabei scheinen Zufuhrmengen an Selen von mindestens 40 µg/d zu genü-gen, um diesen Wert zu erzielen. Dieser Wert wurde auch von der WHO als durch-schnittlicher Zufuhrwert beschrieben.

Schätzwerte für die Selenzufuhr in ver-schiedenen europäischen Ländern sind in Tabelle 2 angeführt. Daraus ist abzuleiten, dass möglicherweise, regional bedingt, doch relativ viele Menschen in Europa nicht aus-reichende Mengen an Selen pro Tag auf-nehmen, um eine optimale Expression der selenabhängigen Enzyme zu erzielen.

Vor allem aufgrund noch unzureichen-der bzw. kontroversieller wissenschaftlicher Daten über optimale Zufuhrmengen und GPx-Aktivität sowie Toxizität können derzeit nur Schätzwerte für die tägliche Selenzufuhr bei Erwachsenen herausgegeben werden. Erst bei Vorliegen umfangreicherer Bilanz-studien und Klarheit über die bestmögliche Aktivität selenabhängiger Enzyme beim Menschen sind neuere Empfehlungen zu er-warten. Die derzeitigen Schätzwerte für

Tabelle 2. Geschätzte tägliche Zufuhr an Selen bei Erwachsenen aus verschiedenen europä-ischen Ländern[*]

Land	Se-Zufuhr (µg/d), gemittelt oder Bereich
Belgien	45
Dänemark	40
Deutschland	35
England	12–43
Frankreich	29–43
Griechenland	110
Kroatien	27
Niederlande	67
Österreich	48
Polen	11–94
Schottland	30–60
Schweden	38
Schweiz	70
Slowakei	27–43
Ungarn	41–92

[*] Zusammengefasst in (Combs 2001)

Tabelle 3. Die Schätzwerte für eine angemessene
Selenzufuhr

	D-A-CH*-Empfehlungen µg/Tag
0–3 Monate	5–15
4–11 Monate	7–30
1–3 Jahre	10–40
4–6 Jahre	15–45
7–9 Jahre	20–50
10–14 Jahre	25–60
>14 Jahre	30–70

* Adaptiert aus: Referenzwerte für die Nährstoffzufuhr, Umschau-Braus-Verlag 2000

eine angemessene Zufuhr für Selen sind in
Tabelle 3 angeführt.

Schwangerschaft

Ein möglicher Zusammenhang zwischen
Selen und Schwangerschaft rührt von tierexperimentellen Untersuchungen her, wo
eine Selensupplementation positive Effekte
auf Wachstum und Entwicklung des Fetus
zeigte (Bedwal u. Bahuguna 1994; Wada u.
King 1994). Ein Selenmangel bei Tieren
kann zu Totgeburten, vermindertem, intra-
uterinärem Wachstum des Fetus und Störungen des postnatalen Wachstums führen
(Black 2001). Während der Schwangerschaft
baut der Fetus 70% seiner Selenreserven im
letzten Trimenon auf. Aus diesem Grund
weisen Frühgeborene relativ häufig einen
niedrigen Selenstatus und geringere GPx-
Aktivitäten auf (s. auch unten). Geringere
Selenspiegel bei Schwangeren wurden bisher in verschiedenen Studien beschrieben.
Vereinzelte Studien, jedoch nicht alle, zeigten einen positiven Zusammenhang zwischen maternalen Selenspiegeln im Plasma
und dem Geburtsgewicht des Säuglings. Außerdem besteht ein signifikanter Zusammenhang zwischen dem Selenstatus (gemessen
in Zehennägel) und dem Auftreten einer Prä-
eklampsie bei Schwangeren (Rayman et al.
2003).

Stillperiode

Die Muttermilch enthält durchschnittlich ca.
10–20 µg/l Selen in den ersten 6 Monaten
(DRI 2000; Sanz Alaejos u. Diaz Romero
1995). Die höchsten Werte finden sich im
Kolostrum (33–80 µg/l). Bereits nach einer
Woche vermindert sich der Selengehalt in
der Muttermilch auf Werte um die 20–
30 µg/l. In der Folge kommt es zu einer weiteren Abnahme auf ca. 10–20 µg/l. Der
Säugling trinkt zwischen dem 2.–6. Monat
durchschnittlich ca. 0,7–1 Liter pro Tag. Daher beträgt der mittlere tägliche Selenver-
lust der Mutter ca. 14 µg pro Tag. Jedoch haben Studien aus Finnland zeigen können,
dass auch eine sehr geringe, maternale Selenzufuhr über die Nahrung nicht zu selenabhängigen Mangelsymptomen bei Säuglingen, die in den ersten Monaten ausschließlich mit Muttermilch ernährt worden
sind, führt (Kumpulainen et al. 1983). Bemerkt werden sollte jedoch, dass der Selengehalt in der Muttermilch starken regionalen (s. oben), aber auch interindividuellen
Schwankungen ausgesetzt ist.

Säuglinge

Frühgeborene Säuglinge haben relativ häufig niedrige Selenspiegel im Blut (Sievers et
al. 2001; Turgut et al. 2004). Tierversuche
könnten zeigen, dass ein geringer Selenstatus das Risiko für eine durch freie Radikale
induzierte Lungenschädigung erhöht. Studien bei frühgeborenen Säuglingen fanden
des Weiteren einen Zusammenhang zwischen geringen Selenspiegeln und dem Risiko für eine neonatale Lungenerkrankung
sowie eine Retinopathie. Eine Cochrane-Database-Analyse von randomisiert-kontrollierten Studien kam zum Schluss, dass eine
Supplementation von sehr kleinen Frühgeborenen mit Selen zu einer deutlichen Reduktion der Inzidenz von septischen Episoden führt (Darlow u. Austin 2003). Eine weitere Erkenntnis der Analyse war jedoch,
dass es derzeit keine gesicherte Evidenz für
einen positiven Effekt einer Selengabe auf
die generelle Überlebensfähigkeit bzw. die
Inzidenz von neonatalen, chronischen Lungenerkrankungen bei kleinen Frühgeborenen gibt.

Ältere Menschen

Die zirkulierenden Selenspiegel bei älteren
Menschen wurden als normal bis geringgra-

dig erniedrigt beschrieben (Wood et al. 1995; Ekmekcioglu 2001). Ein erniedrigter Selenstatus besteht vor allem bei Senioren, die in Pflegeheimen wohnen (Lowik et al. 1992). Des Weiteren weisen sehr alte Menschen (> 90 Jahre) einen signifikant niedrigeren Selen- und Zinkstatus auf (Ravaglia et al. 2000). Bei einer Gruppe von Senioren wurde außerdem ein Zusammenhang zwischen dem Selenstatus und der T3/T4-Ratio festgestellt (Olivieri et al. 1996). Schließlich scheint ein inverser Zusammenhang zwischen dem Selenstatus und der Homocystein-Konzentration im Plasma bei älteren Menschen zu bestehen (Gonzalez et al. 2004). Erhöhte Homocysteinwerte im Blut gelten als ein unabhängiger Risikofaktor für kardiovaskuläre Erkrankungen. Weiters ist diese Aminosäure häufig – direkt und indirekt – u.a. an Gerinnungsstörungen, Schwangerschaftskomplikationen und Geburtsdefekten, Alterungsprozessen, neurodegenerativen und psychiatrischen Erkrankungen (Depression, M. Alzheimer) beteiligt. Der Hauptgrund für einen geringeren Selenstatus bei älteren Menschen ist sehr wahrscheinlich eine verminderte Eiweißzufuhr. Diese korreliert signifikant mit der Selenversorgung (Bunker et al. 1988; Campbell et al. 1989; Gonzalez et al. 2004)

Zigarettenraucher

Tabak bzw. Tabakrauch enthält zahlreiche Komponenten, die die Entstehung von freien Radikalen fördern und somit oxidativen Stress induzieren können (Traber et al. 2000). Jeder Zug an einer Zigarette führt zur Inhalation von bis zu 10^{15} freien Radikalen. Daher ist es verständlich, dass Rauchen einer der größten Risikofaktoren für die Lipid-Peroxidation ist (Pryor 1997). Um die intensive Exposition mit freien Radikalen abzuwehren, ist ein potentes antioxidatives System im Körper notwendig. Dazu gehören neben der Superoxid-Dismutase und der Katalase auch die selenabhängigen GPx. Verschiedene Studien haben beschrieben, dass die Aktivität dieser Enzyme bei Rauchern vermindert ist (Zhou et al. 2000). Ein Grund hierfür ist möglicherweise ein vermehrtes Aufbrauchen dieses antioxidativen Systems. Es konnte z.B. gezeigt werden,

dass Raucher einen signifikant niedrigeren Plasmaspiegel an Selen und eine verminderte erythrozytäre GPx-Aktivität aufweisen (Kocyigit et al. 2001).

Nahrungsquellen

Der Selengehalt der Lebensmittel ist vor allem abhängig vom Selengehalt des Bodens.

Die reichsten Quellen für Selen sind Innereien und Meeresfrüchte mit einem mittleren Selengehalt von 0,4–1,5 µg/g; Muskelfleisch mit einem Gehalt von 0,1–0,4 µg/g; Getreide mit einem Gehalt von weniger als 0,1 µg/g bis zu mehr als 0,8 µg/g; Milch und Milchprodukte mit weniger als 0,1 bis 0,3 µg/g und Früchte und Gemüse mit weniger als 0,1 µg/g (DRI 2000). Die Werte zeigen u. a., dass pflanzliche Lebensmittel unter Umständen eine erhebliche Variation im Selengehalt zeigen. Die Variation ist möglicherweise dadurch bedingt, dass Pflanzen kein Selen benötigen. Aus diesem Grund ist der Einbau von Selen in Pflanzenproteine hauptsächlich vom Selengehalt des Bodens abhängig. Z.B. haben brasilianische Nüsse, die in selenreichen Gebieten in Brasilien wachsen, einen Selengehalt von 100 µg Selen/Nuss, wohingegen Nüsse aus selenarmen Regionen nur ein Zehntel dieser Menge aufweisen (Chang et al. 1995).

Im Gegensatz zu Pflanzen benötigen Tiere Selen. Fleisch und Meeresfrüchte sind daher sichere Selenquellen. Beide enthalten Selen in Form von Selenoproteinen, hauptsächlich Selenomethionin.

Diagnostik des Selenstatus

Wie für eine Reihe anderer Spurenelemente gibt es auch für Selen keine Methode zur sicheren Beurteilung des Status (Foster u. Sumar 1997; Arthur 1999; Neve 2000; Brown u. Arthur 2001). In der Literatur werden fünf verschiedene methodische Ansätze zur Beurteilung des Selenstatus beschrieben:

1. Berechnung der Selenzufuhr über Nahrung und Supplemente.
2. Bestimmung des Selenspiegels im Vollblut, in zellulären Bestandteilen sowie im Plasma bzw. Serum.
3. Bestimmung der GPx-Aktivität im Blut und in Blutfraktionen.

4. Bestimmung von Selenoprotein P im Plasma.
5. Bestimmung von Selen in anderen Geweben.

Die Berechnung der Selenzufuhr über Nahrung und Supplemente ist Untersuchungen größerer Populationen vorbehalten. Aufgrund einer starken, regionalen und individuellen Schwankungsbreite ist diese Methode für die Bestimmung des Selenstatus des Einzelnen nicht geeignet. Ebenso kann aufgrund nicht bzw. schwer zugänglichen Probenmaterials die Bestimmung von Selen im Organgewebe nicht routinemäßig als Statusparameter beim Menschen herangezogen werden. Die am häufigsten verwendete Methode ist die Bestimmung des Selens im Plasma. Diese hat sich in vielen Untersuchungen bewährt. 50–70% des Plasmaselens sind im Selenoprotein P, welches vorwiegend in der Leber gebildet wird, enthalten. Der Rest befindet sich hauptsächlich in der GPx des Plasmas, die vornehmlich in der Niere synthetisiert wird. Aus diesen Gründen können Leber- und Nierenfunktionsstörungen Veränderungen des Plasmaselens hervorrufen. Aufgrund homöostatischer Mechanismen reflektiert das Plasmaselen jedoch vorwiegend nur kurzzeitige Veränderungen des Selenstatus, z.B. nach Supplementationen. Außerdem ist das Plasmaselen wahrscheinlich nur bei einem höhergradigen Selenmangel sicher aussagekräftig. Vorteilhaft ist das Plasmaselen für die Überprüfung von toxischen Selenspiegeln, vor allem im Rahmen einer Selentherapie, da dieser Parameter im Gegensatz zu Enzymaktivitäten keinen Plateauwert aufweist.

Als ein genauerer Parameter wird die Selenkonzentration in den Erythrozyten postuliert. Das Erythrozytenselen zeigt, im Gegensatz zum Plasmaselen, keine akuten Veränderungen bei diätetischer Modulation der Selenzufuhr. Daher scheint dieser Parameter eher als Langzeitparameter geeignet.

Ein weiterer sensitiver Parameter ist die Bestimmung der GPx-Aktivität im Vollblut oder insbesondere in den Erythrozyten. Die GPx-Aktivität der Erythrozyten kann vor allem bei einem marginalen Selenmangel, bei dem die Selenkonzentration im Plasma u.U. nicht verändert ist, als Statusparameter herangezogen werden. Ihre Aktivität steigt linear mit der Selenversorgung bis zu Selenspiegeln im Blut von ca. 70 µg/l an, was einer täglichen Zufuhr von ca. 40 µg Selen entspricht. Die Analyse der Erythrozyten-GPx kann möglicherweise durch das Vorhandensein von Hämoglobin gestört werden.

Ein zusätzlicher Parameter einer ausreichenden Selenversorgung ist u.U. die Bestimmung der Selenoprotein-P-Konzentration im Plasma (Burk u. Hill 2004). Ähnlich wie die GPx-Aktivität steigt auch diese mit zunehmender Selenversorgung an. Die Plasmakonzentration von Selenoprotein-P ist vor allem vermindert bei Selenmangel und Leberzirrhose. Studien bei Menschen, die aufgrund eines Selenmangels mit Selen supplementiert wurden, zeigten, dass die GPx-Aktivität vor der Selenoprotein-P-Konzentration normalisiert wurde. Daher wird postuliert, dass die Bestimmung des Selenoprotein-P-Spiegels im Plasma im Gegensatz zur GPx möglicherweise einen besseren Parameter zur Überprüfung einer therapeutischen Selengabe z.B. bei Krebs darstellt. Andererseits ist dieser Parameter wahrscheinlich weniger geeignet, um den minimalen Selenbedarf eines Menschen festzulegen.

Selen in Haaren und Nägeln

Vereinzelte Studien konnten einen Zusammenhang zwischen den Zufuhrmengen von Selen über die Nahrung und die Selenkonzentration in Haaren und Nägeln finden. Jedoch wird die Selenanreicherung in Haaren und Nägeln durch verschiedene Faktoren beeinflusst. Dazu gehören die Form des zugeführten Selens, der Methionin-Gehalt der Nahrung und die Haarfarbe (Salbe u. Levander 1990). Außerdem sollte bedacht werden, dass einige Shampoos Selen enthalten. Daher ist diese Methode nicht sinnvoll für ein allgemeines Screening der Bevölkerung, sondern kann eher bei kontrollierten Studien herangezogen werden.

Selenmangel

Der Hauptgrund für einen Selenmangel beim Menschen ist eine unzureichende Zufuhr über die Nahrung. Diese wird vor allem

Tabelle 4. Umstände bzw. Krankheiten, die mit einem erhöhten Risiko für einen Selenmangel assoziiert sind

Geringe Zufuhr in Regionen mit selenarmen Boden
Minderkalorische Ernährung
Totale parenterale Ernährung ohne adäquate
  Se-Substitution
Darmresektionen
Chronische entzündliche Darmerkrankungen
  (M. Crohn)
Verschiedene Krebserkrankungen
AIDS

beeinflusst vom Selengehalt des Bodens (s. oben), ist logischerweise jedoch auch relevant bei stark minderkalorischer Ernährung. Zu weiteren Ursachen, die zu einem Selenmangel führen können, gehören insbesondere eine längerdauernde, selenarme parenterale Therapie sowie Darmerkrankungen (Tabelle 4).

In der wissenschaftlichen Literatur finden sich vor allem zwei Krankheiten, die mit einem schweren endemischen Selenmangel assoziiert sind. Dies ist zum einen die juvenile Kardiomyopathie oder auch Keshan-Krankheit, benannt nach der Region, in der die Krankheit diagnostiziert wurde. Die zweite Erkrankung ist die so genannte Kashin-Beck-Krankheit, eine Chondrodystrophie.

Juvenile Kardiomyopathie – Keshan-Krankheit

Die Keshan-Krankheit ist eine multifokale Myocarditis, die primär bei Kindern, aber auch bei Frauen im gebärfähigen Alter auftritt (Xu et al. 1997). Die Erkrankung wurde in chinesischen Provinzen mit einem sehr niedrigen Selengehalt des Bodens (< 0,125 mg Se/kg, mit einem löslichen Anteil von weniger als 2,5%) erstmalig beobachtet (Tan et al. 2002). Die Symptome der Erkrankung sind eine akute oder chronische Herzinsuffizienz, Arrhythmien und radiologische Veränderungen. Eine deutliche Senkung der Inzidenz wurde durch eine prophylaktische Gabe von Na_2SeO_3 oder durch die Verwendung von mit Selen angereichertem Tafelsalz erzielt. Neuere Studien lassen vermu-

ten, dass in der Pathogenese der Erkrankung auch andere Faktoren wie Coxsackie-Viren und erhöhter oxidativer Stress beteiligt sind (Beck 1997).

Kashin-Beck-Krankheit

Die Kashin-Beck-Krankheit ist eine Osteoarthropathie, die den Gelenksknorpel sowie die epiphysealen Wachstumszonen von Knochen betrifft (Kolsteren 1992). Zu den klinischen Manifestationen gehören vergrößerte Gelenke, verkürzte Finger und Zehen und in schweren Fällen ein Zwergwuchs. Obwohl einige Studien einen positiven Effekt einer Selensupplementation auf Prävention und Krankheitsverlauf beschrieben haben, ist immer noch unklar, ob der Selenmangel den primären Grund für die Erkrankung darstellt. Wahrscheinlicher ist es, dass der endemische Selenmangel einen prädisponierenden Faktor für die pathologischen Effekte anderer Agenzien, wie z.B. Mykotoxine, darstellt.

Selen bei verschiedenen Erkrankungen

Karzinome

Selenmangel wird oft mit dem Auftreten von verschiedenen Krebserkrankungen in Verbindung gebracht (Combs et al. 2001; Ip et al. 2002; Diwadkar-Navsariwala u. Diamond 2004; Patrick 2004; Whanger 2004). Dabei besteht ein Zusammenhang zwischen einer niedrigen Selenzufuhr und einem erhöhten Auftreten von Krebsfällen. Korrelationsstudien konnten zeigen, dass bei bestimmten Krebsarten relativ häufig niedrige Selenspiegel in Serum, Plasma und Vollblut vorkommen. Dass der niedrige Selenspiegel in vielen Fällen schon lange vor dem Ausbruch der Erkrankung bestand und somit als Risikofaktor gewertet werden kann, zeigt eine Vielzahl groß angelegter, prospektiver epidemiologischer Studien in mehreren Ländern. In Populationsstudien wurden negative Korrelationen von Krebsinzidenz und -mortalität mit dem Serumselenspiegel beschrieben. Außerdem gibt es Hinweise, dass die Selenspiegel sogar invers mit dem Stadium bzw. der Progression der Erkrankung korrelieren. So traten verminderte Selenspiegel vorwiegend bei malignen Tumorerkrankungen auf und nicht bei Patienten, die an gutartigen Erkrankungen desselben Organs litten. Besonders zu erwähnen sind verschiedene Untersuchungen zum Prostatakarzinom. Neueste Daten zeigen, dass der oxidative Stress im Epithel von Prostatakrebs-Patienten höher ist als bei gesunden Männern. Diese Tatsache lässt vermuten, dass Antioxidanzien eine wichtige Rolle in der Hemmung der Krebsprogression spielen. Es wurde z.B. in einer Studie an 34 000 Männern beschrieben, dass diejenigen mit einer hohen Selenaufnahme ein um 50% verringertes Risiko haben, an einem Prostatakarzinom zu erkranken, als Männer mit einer niedrigen Zufuhr. In einer 2001 von Brooks et al. veröffentlichten Studie wurde in einer rund vier Jahre dauernden Untersuchung bei 148 Männern der Plasmaselenspiegel gemessen (Brooks et al. 2001). Bei 52 Männern wurde die Diagnose „Prostatakrebs" gestellt. Nach Korrektur der Daten bezüglich der „Anzahl der Jahre vor Diagnose", des „Body mass index", der Rauch- und der Trinkgewohnheiten war ein höherer Selenstatus signifikant mit einem niedrigeren Prostatakrebs-Risiko assoziiert.

Eine Reihe von tierexperimentellen Untersuchungen konnten einen positiven Effekt von Selen auf die Inzidenz von Tumoren, die durch krebserregende Substanzen oder Viren hervorgerufen werden, finden (Ghose et al. 2001; El-Bayoumy u. Sinha 2004). Eine Selengabe führte insbesondere zur Hemmung von Enzymen der Biotransformation (NADPH Cytochrom-C-Reduktase, UDP-Glukuronyl-Transferase), die bei neoplastischen Prozessen eine überschießende Aktivität zeigen. Die Aktivität der Glutathion-S-Transferase (GST), einem protektiven Enzym, wurde dagegen durch Selen induziert. Bei höheren Selengaben (5 mg/kg Futter) wurden des Weiteren positive Effekte auf den Lipidstoffwechsel beobachtet. Dabei zeigte sich unter anderem ein Absinken der Konzentrationen an Gesamtcholesterin, VLDL- und LDL-Cholesterin, freien Fettsäuren, Triglyceriden und Phospholipiden. Demgegenüber stiegen die Konzentration an HDL-Cholesterin sowie die Aktivitäten von Lipase und Lecithin-Cholesterol-Acyltransferase (LCAT) an.

Die antimutagenen bzw. antikanzerogenen Wirkungen des Selens werden möglicherweise über folgende Mechanismen vermittelt (Fleming et al. 2001; Kim u. Milner 2001):

■ Abwehr von DNA-schädigenden Radikalen (antioxidative Wirkung)
■ Beeinflussung der Aktivität von verschiedenen antikarzinogenen Enzymen
■ Beeinflussung der Expression von Genen, welche antikanzerogene Funktionen vermitteln (z.B. p53)
■ Direkter Effekt auf Proliferation und Apoptose von Krebszellen
■ Stimulation des Immunsystems

Ein weiteres chemopräventives Potenzial von Selen bzw. der GPx ergibt sich aus seiner Eigenschaft, die oxidative Aktivierung von potenziell kanzerogenen Schwermetallen, wie Arsen, Quecksilber (Whanger 1992) sowie von Xenobiotika, zu verhindern.

Ob eine Selensupplementation beim Menschen positive Effekte auf Krebsinzidenz und -mortalität hat, ist bisher nur in wenigen Studien untersucht worden. Interventionsstudien wurden vor allem in China und in den USA durchgeführt. In China ist das hepatozelluläre Karzinom (HZK) einer der Hauptgründe für die Krebsmortalität. Bei Patienten mit Hepatitis-B-positivem Antigen trat nach einer 4jährigen täglichen Supplementation mit 200 µg Selen kein Fall von hepatozellulärem Karzinom (HZK) auf, wohingegen in der Placebogruppe ca. 7% der Patienten an HZK erkrankten (Yu et al. 1997). In dem zweiten Teil der chinesischen Studie konnte durch die Verwendung von mit Selen angereichertem Tafelsalz die Inzidenz für das HZK um 35% über einen Zeitraum von sechs Jahren gesenkt werden (Yu et al. 1997). Schließlich zeigte die „Linxian-Studie", dass ein selenhaltiger Antioxidanzien-Cocktail (50 µg Selen sowie β-Carotin und Vitamin E) im Vergleich zu anderen Kombinationen die beste Wirksamkeit in der Reduktion der Gesamt- sowie Magenkrebsmortalität bei Patienten mit Oesophagus-Dysplasie hat (Blot et al. 1995).

Die „Nutritional Prevention of Cancer (NPC)"-Studie, welche in den USA von Clark und Mitarbeitern durchgeführt wurde, ist eine Placebo-kontrollierte Doppelblind-Studie, deren Ziel es war zu überprüfen, ob eine Selensupplementation zu einer Verminderung der Krebsinzidenz und -mortalität führt (Clark et al. 1996). Inkludiert wurden 1312 Patienten mit ehemaligen Basalzell- bzw. Plattenepithelkarzinomen der Haut, die in den fünf vorangegangenen Jahren nicht wegen einer bösartigen Erkrankung behandelt wurden. Die Patienten wurden randomisiert in die Selengruppe, die täglich 200 µg Selen in Form einer Selenhefe-Tablette einnahm, und eine gleichgroße Placebogruppe. Die mittlere Therapiedauer betrug 4,5 Jahre. Primärer Endpunkt der Studie war das erneute Auftreten von Basalzell- bzw. Plattenepithelkarzinomen. Als die Studie entblindet wurde, zeigte sich kein Einfluss der Supplementierung auf die Rezidivrate von Nicht-Melanom-Hautkrebs. Jedoch war eine signifikante Verminderung von Prostatakrebs (um 63%), Kolonkrebs (um 58%) und Lungenkrebs (um 45%) zu sehen. Auch die Krebssterblichkeit war bei denjenigen Patienten, die Selen einnahmen, um 50% geringer. Eine wichtige Erkenntnis war auch, dass bereits vor Supplementierung keiner der Patienten einen Selenmangel aufwies (durchschnittlich 114 µg/l Serum). Jedoch profitierten diejenigen mit den initial niedrigsten Selenwerten (< 106 µg/l) am meisten von der Therapie. Andererseits zeigten Patienten, die zu Studienbeginn die höchsten Selenplasmaspiegel aufwiesen (> 121 µg/l), keine Reduktion der gesamten Krebsinzidenz.

Nachfolgeuntersuchungen der NPC-Studie bestätigten den positiven Effekt der Selensupplementation auf die Inzidenz von Krebs, insbesondere von Prostatakrebs, jedoch nur bei den Personen mit niedrigen initialen Selen- und PSA-Spiegeln (Duffield-Lillico et al. 2003a; Duffield-Lillico et al. 2003b). Im Gegensatz dazu war der primär positive Effekt auf Lungen- und Kolonkarzinom beim Nachfolgescreening nicht mehr zu sehen (Duffield-Lillico et al. 2002). Auffallend war jedoch die (nicht-signifikante) Zunahme der allgemeinen Krebsinzidenz (Hazard Ratio = 1,20, 95% CI = 0,77–1,86)

bei den supplementierten Patienten mit den initial höchsten Selenspiegeln und die signifikante Zunahme von Nicht-Melanom-Hautkrebsraten in der gesamten Selengruppe. Der letztere Befund wurde unter anderem durch eine potenziell vermehrte UV- und Arsenexposition der Patienten erklärt.

Aus der NPC–Studie lässt sich vor allem ableiten, dass eine Selensupplementation in der Krebsprophylaxe wahrscheinlich nur dann effektiv ist, wenn initial ein niedriger bis normaler Selenstatus vorliegt. Im Gegensatz dazu besteht die Möglichkeit, dass eine länger dauernde Selentherapie bei überdurchschnittlich hohem Selenstatus sogar möglicherweise das Risiko für bestimmte Krebsarten erhöht. Außerdem scheint eine Selentherapie vor allem in der Prophylaxe von Prostatakrebs effizient zu sein. Anlehnend an diese Ergebnisse sollte jeder männliche Erwachsene einen adäquaten Selenspiegel anstreben. Im Jahr 2001 wurde mit einer großen Präventionsstudie zum Prostatakarzinom an 32.400 Männern in den USA, Puerto Rico und Kanada begonnen (SELECT) (Lippman et al. 2005). SELECT ist eine Phase-III-, randomisierte, Placebo-kontrollierte Studie, bei der Selen (200 µg/d in Form von L-Selenomethionin) und/oder Vitamin E (400 IU/d) über einen Zeitraum von 7–12 Jahren bei Männern über dem 50. Lebensjahr getestet wird. Andere Studien, die einen potenziell krebsprophylaktischen Effekt von Selen überprüfen, sind entweder in Planung oder bereits im Laufen (Stratton et al. 2003).

Chemo-Radioprotektion

Selen scheint auch einen gewissen vorteilhaften Effekt auf die Reduktion der Nebenwirkungen von Chemo- und Strahlentherapie zu haben. Nebenwirkungen einer Zytostatikabehandlung beruhen unter anderem auf der Generierung von Sauerstoffradikalen, die auch gesundes Gewebe angreifen. So sind die kardiotoxischen Nebenwirkungen von Adriamycin vermutlich auf die Induktion der Lipidperoxidation und damit verbunden auf die oxidativen Schädigungen am Herzen zurückzuführen. In tierexperimentellen Untersuchungen konnte durch eine Gabe von Natriumselenit die Kardiotoxizität von Adriamycin deutlich vermindert werden, ohne dass es dabei zu einem Wirkungsverlust des Zytostatikums kam (Quiles et al. 2002). Auch die Nephrotoxizität von Cisplatin konnte durch eine Vorbehandlung mit Selen vermindert werden (Francescato et al. 2001).

Vereinzelte Studien beim Menschen haben ähnlich positive Effekte einer Selengabe auf Nebenwirkungen von Zytostatika zeigen können. So war z.B. die Nephrotoxizität von Cisplatin signifikant niedriger, wenn die Patienten parallel zur Chemotherapie Selen erhielten (Hu et al. 1997). Gleichzeitig konnten der Abfall der Leukozyten gebremst und Bluttransfusionen eingespart werden. In einer Studie bei Patienten mit aggressivem Non-Hodgkin-Lymphom konnte gezeigt werden, dass die Dosisabgabe des Zytostatikums, das Ansprechen auf die Chemo- und/oder Strahlentherapie und das Langzeitüberleben umso besser waren, je höher der initiale Selenspiegel bei diesen Patienten lag (Last et al. 2003). Bei Patienten mit Ovarialkarzinom, die eine Chemotherapie bekamen, zeigte eine 2–3-monatige Selentherapie u.a. positive Effekte auf Haarausfall, abdominelle Beschwerden, Schwäche und Appetitverlust (Sieja u. Talerczyk 2004).

Zusätzlich zu den positiven Effekten des Selens auf Nebenwirkungen von Zytostatika hat dieses Spurenelement möglicherweise auch radioprotektive Eigenschaften (Weiss u. Landauer 2000). Beschrieben wurde dieser Effekt in Untersuchungen von Ganzkörper-bestrahlten Tieren. Beobachtungen in der Zellkultur zeigten außerdem, dass Selen vor allem auf normale Gewebszellen (Fibroblasten) und nicht auf Tumorzellen radioprotektiv wirkt. Bei einem anderen Versuchsansatz wurde beschrieben, dass selenbehandelte Tumorzellen empfindlicher auf Strahlung reagieren, ein Effekt, der sich insbesondere durch erhöhte Apoptoseraten zeigte. Eine Untersuchung an normalen humanen Endothelzellen und verschiedenen Tumorzelllinien führte zu ähnlichen Resultaten. Auch hier wirkte eine Vorbehandlung mit einer Natriumselenitlösung in unterschiedlichen Konzentrationen nur auf die normalen Zellen protektiv, nicht aber auf die Tumorzellen. Diese Untersuchungen lassen vermuten, dass eine begleitende Selensupplementation möglicherweise auch positive Effekte auf Effizienz und NW einer Strahlentherapie beim Menschen haben könnte. Dies müsste jedoch in weiteren Studien überprüft werden.

Sekundäre Lymphödeme

Ein sekundäres Lymphödem entsteht durch Flüssigkeits- und Proteinansammlungen als Folge eines gestörten Lymphabflusses im interstitiellen Flüssigkeitsraum (Rockson 2001). Es wird häufig im Anschluss an eine chirurgische und/oder Radiotherapie von verschiedenen Krebserkrankungen beobachtet bzw. bei einer Kompression des Lymphabflusses durch einen Tumor. Am häufigsten ist ein Lymphödem nach Behandlungen von Brust- bzw. Kopf/Halstumoren zu sehen. Als Therapie steht primär die manuelle, physikalische Behandlung (Lymphdrainage) zur Verfügung. Falls es zu keiner signifikanten Besserung kommt, sind chirurgische Maßnahmen und eine Pharmakotherapie, z.B. mit Kortikosteroiden und Diuretika, indiziert. Diese zeigen jedoch Nebenwirkungen und sind nicht für eine langfristige Behandlung vorgesehen. Einzelne Studien konnten positive Effekte einer Natriumselenit-Gabe bei sekundären Lymphödemen zeigen. Dabei wurde z.B. beschrieben, dass, ergänzend zur manuellen Lymphabflusstherapie, die Selengabe nicht nur die Ausschwemmung des Lymphödems begünstigte und damit das Ödemvolumen verringerte, sondern auch dem Auftreten von Erysipelen vorgebeugt hat (Bruns et al. 2003). Zusätzlich wurden auch günstige Effekte auf Parameter der Lipidperoxidation (Hydroxynonenal und Malondialdehyd) beschrieben (Kasseroller u. Schrauzer 2000). In einer anderen Studie bei Patienten mit Kopf-Hals-Tumoren, die nach teilweise postoperativer Behandlung eine Radio-Chemotherapie bekamen, konnte gezeigt werden, dass die Verwendung von Natriumselenit (500 µg/d über einen medianen Zeitraum von 5 Wochen) die Schwere des radiogenen Lymphödems deutlich minderte und damit die Notwendigkeit einer Tracheostomie reduzierte (Micke et al. 2003). Über welche Mechanismen Selen bei sekundären Lymphödemen wirkt, ist noch relativ wenig bekannt. Durch das

Lymphödem kommt es zu einem Druckanstieg im Gewebe. Dies beeinträchtigt möglicherweise die Sauerstoffversorgung. Außerdem wird ein Einwandern von polymorphkernigen neutrophilen Granulozyten in das lymphödematös geschwollene Gebiet begünstigt. Durch diese Vorgänge werden vermehrt freie Radikale gebildet, die u.a. durch eine gesteigerte Lipidperoxidation zu lokalen Gewebeschädigungen führen können. Daher wäre eine Aktivierung der selenabhängigen GPx im lymphödematösen Gewebe durchaus denkbar. Selen scheint auch endotheliale Zellen gegen oxidativen Stress zu schützen und die Expression von Adhäsionsmolekülen (P-Selektin, ICAM-1, VCAM-1, ELAM-1), welche die Anhaftung und anschließende Migration von Leukozyten fördern, dosisabhängig zu supprimieren. Ein weiterer denkbarer Mechanismus ist die immunstimulatorische Wirkung des Selens, welche u.a. das verminderte Erysipelrisiko erklären würde.

Selen und Schilddrüse

Selen ist essenziell wichtig für eine normale Schilddrüsenfunktion. In Form der GPx ist Selen bei der Eliminierung von H_2O_2 beteiligt. Dies entsteht in reichlichen Mengen im Rahmen der Schilddrüsenhormonsynthese auf der luminalen Seite der Thyreozyten und diffundiert teilweise in den Thyreozyten (Ekholm u. Bjorkman 1997). Die toxischen Effekte des H_2O_2 werden unter anderem durch eine Caspase-3-abhängige Induktion der Apoptose hervorgerufen. Bei einem Selenmangel ist die Apoptoserate in den Thyreozyten erhöht (Demelash et al. 2004). Eine vermehrte Stimulation der H_2O_2-Bildung in den Thyreozyten durch TSH, z.B. im Rahmen eines Jodmangels oder bei M. Basedow, aktiviert die Bildung von GPx1 und TRx1.

Studien aus Afrika und China konnten zeigen, dass in Gegenden mit einem ausgeprägten kombinierten Selen- und Jodmangel ein myxödematöser Kretinismus sehr häufig ist. Die betroffenen Kinder haben im Gegensatz zu Kindern mit neurologischem Kretinismus keine Struma, sondern eine atrophische Schilddrüse mit eingeschränkter Funktion und zeigen ebenfalls Wachstums-

störungen. Eine alleinige Jodidsubstitution führt in diesen Fällen nicht zu einer Normalisierung der Schilddrüsenfunktion. Nur eine frühzeitige und ausreichende Substitution von Selen in Kombination mit Jod ist in der Lage, einer atrophischen Thyreoiditis und einer Hypothyreose vorzubeugen (Arthur u. Beckett 1999). Als pathogener Mechanismus wird eine erhöhte H_2O_2-Produktion in Verbindung mit einer unzureichenden Expression von Selen-abhängigen antioxidativen Enzymen angenommen. Dies führt zur Schädigung der Schilddrüsenzellen mit begleitenden Zellnekrosen.

Neuere Studien lassen vermuten, dass möglicherweise auch bei einem leichten Selenmangel sonographische Veränderungen in der Schilddrüse nachweisbar sind. Da die Selenversorgung von Europäern regional bedingt teilweise suboptimal ist, wäre in einigen Fällen ein kausaler Zusammenhang zwischen Schilddrüsenstörungen, wie Hypothyreose oder Thyreoditis, und einem durch Selen bedingten GPx- und TRx-Mangel durchaus vorstellbar.

Eine Studie bei Patienten mit Autoimmunthyreoiditis zeigte, dass eine tägliche Supplementation mit 200 µg Na-Selenit über drei Monate im Vergleich zu Placebo zu einer signifikanten Abnahme der thyreoidalen Peroxidase-Antikörper im Serum führt (Gartner u. Gasnier 2003). Bei einigen Patienten verbesserte sich zusätzlich auch die Echogenität der Schilddrüse im Ultraschall. Diese positiven Effekte wurden in einer griechischen Studie bestätigt (Duntas et al. 2003). Der zugrunde liegende Mechanismus mag eine Beeinflussung von inflammatorischen und Immunprozessen durch Selen sein. Anlehnend an diese Studien wäre auch eine positive Beeinflussung von TSH-Rezeptor-Antikörpern beim M. Basedow durch Selen denkbar (Vrca et al. 2004). Zusätzlich zu den Labor-Parametern führte die Selensubstitution auch zu einer signifikanten Verbesserung des Wohlbefindens der Patienten.

Eine Placebo-kontrollierte Interventionsstudie bei älteren Menschen zeigte, dass eine dreimonatige Supplementation mit 100 µg Natriumselenit/d neben einer Verbesserung des Selenstatus auch zu einer Abnahme der T_4-Spiegel im Serum führt (Olivieri et al. 1995). Im Gegensatz zu den bisher beschriebenen positiven Effekten des Selens im Schilddrüsenstoffwechsel führte jedoch in einer Studie bei gesunden, männlichen Freiwilligen eine selenreiche Diät zu einer signifikanten Abnahme der T_3-Konzentration im Vergleich zur selenarmen Gruppe. Außerdem war eine kompensatorische Zunahme der TSH-Konzentration und des Körpergewichts in der selenreichen Gruppe zu sehen (Hawkes u. Keim 2003). Diese Befunde sprechen für ein mildes hypothyreotisches Zustandsbild durch eine hohe Selenzufuhr, wobei der zugrunde liegende Mechanismus unklar ist.

Gastrointestinale Erkrankungen

Niedrige Selenspiegel wurden bei Patienten mit M. Crohn festgestellt (Kuroki et al. 2003). Sowohl Frauen als auch Männer zeigten in der frühen Phase der Erkrankung niedrige Selenspiegel, ebenso Patienten mit Colitis ulcerosa (Ringstad et al. 1993). Ferner scheint der Selenspiegel auch mit dem Krankheitsverlauf zu korrelieren. Z.B. hatten symptomatische Patienten deutlich niedrigere Plasma-GPx-Spiegel im Vergleich zu Kontrollen oder Patienten, die sich in Remission befanden (Sturniolo et al. 1998). Außerdem zeigten Gewebeuntersuchungen, dass die Enzymaktivität in der entzündeten Mukosa im Vergleich zu nichtentzündlichen Bereichen signifikant erhöht war. Die reduzierte Plasma-GPx-Aktivität spiegelt daher möglicherweise eine Umverteilung von Selen in Gewebe, die erhöhten oxidativen Stress aufweisen, wider.

Alkoholbedingte Störungen

Alkohol ist eine toxische Substanz, die die Bildung von freien Radikalen und somit die Entstehung von oxidativem Stress begünstigt. Bei Alkoholikern wurden, aufgrund einer unzureichenden Selenzufuhr über die Nahrung, deutlich erniedrigte Selenspiegel nachgewiesen.

Eine erhöhte Produktion von freien Radikalen ist möglicherweise an der Pathogenese der chronischen Pankreatitis beteiligt. Studien zeigten niedrigere Spiegel bzw. Aktivitäten von antioxidativ wirksamen Substanzen wie Selen, GPx, Vitamin E und A bei Patienten mit chronischer, alkoholbedingter Pankreatitis (Van Gossum et al. 1996).

Kardiovaskuläre Erkrankungen

Da selenabhängige GPx in der Lage sind, eine Lipid-Peroxidation abzuwehren, ist eine protektive Wirkung von Selen bei Herz-Kreislauf-Erkrankungen denkbar. Es wurde z.B. gezeigt, dass die PH-GPx die Bildung von Hydroperoxiden in Phospholipiden und Cholesteryl-Estern vermindern kann und somit möglicherweise der Akkumulation von oxidiertem LDL in der arteriellen Gefäßwand entgegenwirkt (Rayman 2002). Eine vermehrte Bildung von Hydroperoxiden im Rahmen eines Selenmangels führt außerdem zu einer Hemmung der Prostazyklin-Synthetase, welche die Bildung von vasodilatatorisch wirksamem Prostazyklin im Endothel katalysiert. Gleichzeitig wird dabei eine vermehrte Produktion von Thromboxan A_2 induziert, welches die Thrombozytenaggregation stimuliert. Dadurch wird das Gleichgewicht in Richtung prokoagulatorischem Stadium (Vasokonstriktion und Thrombozytenaggregation) verschoben (Neve 1996). Es wurde z.B. gezeigt, dass bei Männern mit koronarer Herzkrankheit die Aggregationsfähigkeit von Thrombozyten invers mit dem Selenstatus korreliert (Salonen et al. 1988).

Hydroperoxide können auch die 5-Lipooxygenase aktivieren, welche die Bildung von Leukotrienen, wie LTB4, induziert. Diese haben potente chemotaxische Wirkungen auf Leukozyten, deren Adhäsion an das Endothel und die anschließende Migration ins umgebende Gewebe gefördert wird. Andere Leukotriene erhöhen ebenfalls die Permeabilität des Endothels. Beide Faktoren können zur Atherogenese beitragen.

Der Zusammenhang zwischen dem Selenstatus und der Inzidenz von Herz-Kreislauf-Erkrankungen wird jedoch in der wissenschaftlichen Literatur kontroversiell diskutiert. Einige epidemiologische Studien beschrieben zwar einen signifikanten Zusammenhang zwischen dem Selenstatus und erhöhter kardiovaskulärer Morbidität und Mortalität, andere Studien konnten diese Resultate jedoch nicht bestätigen. Z. B. war in der EURAMIC-Studie, die in 10 europäischen Zentren durchgeführt wurde, nur in Deutschland ein erhöhtes Risiko für einen Herzinfarkt bei niedrigem Selenstatus nachweisbar (Kardinaal et al. 1997). Eine Ursache für die unterschiedlichen Ergebnisse ist möglicherweise der Einfluss anderer Antioxidantien, wie Vitamin E, die einen Selenmangel kompensieren könnten.

Atemwegserkrankungen

Neben seiner antioxidativen Wirkung wirkt Selen auch durch indirekte Beeinflussung der Prostaglandin- und Leukotriensynthese teilweise antiinflammatorisch. Daher wird Selen eine günstige Rolle bei entzündlichen Erkrankungen wie Rheumatismus und Asthma zugeschrieben. Bei einer britischen Studie wurde z.B. gezeigt, dass die tägliche Selenzufuhr negativ mit der Asthmainzidenz korreliert (Shaheen et al. 2001). Eine neuseeländische Studie konnte einen ähnlichen Zusammenhang finden (Shaw et al. 1994). Eine Selensupplementation bei Asthmatikern führt möglicherweise auch zu einer Verbesserung der klinischen Symptomatik (Hasselmark et al. 1993).

Immunsystem und Infektionen

Eine adäquate Selenversorgung ist essenziell wichtig für ein optimales Funktionieren des Immunsystems. Verschiedene tierexperimentelle Untersuchungen konnten zeigen, dass ein Selenmangel die Immunantwort beeinträchtigt (Arthur et al. 2003). Bei einem Selenmangel ist sowohl die zelluläre als auch die humorale Immunantwort eingeschränkt. Umgekehrt hat eine Supplementation mit Selen, auch bei Personen mit normalem Selenstatus, einen immunstimulierenden Effekt. Beschrieben wurden positive Effekte auf die Proliferation von aktivierten T-Zellen, verstärkte lymphozytäre Antwort auf Antigenexposition, eine vermehrte Bildung von zytotoxischen T-Zellen sowie verstärkte Aktivität gegenüber Tumorzellen (Kiremidjian-Schumacher et al. 1994). Als ein Mechanismus für diese Effekte wird eine vermehrte Expression von Interleukin-2-Rezeptoren auf der Oberfläche von aktivierten Lymphozyten diskutiert. IL-2 ist wichtig für die klonale Vermehrung von Lymphozyten und deren Differenzierung in zytotoxische Zellen. Das spezifische, humorale Immunsystem wird auch durch eine Veränderung des Selenstatus beeinflusst. Z.B. wurde beschrieben, dass die Antikörpertiter für IgM und IgG bei einem Selenmangel vermindert sind.

Des Weiteren schützt eine ausreichende Selenversorgung vor oxidativ induzierten Schäden an Immunzellen. So wird zum Beispiel die mikrobielle Kapazität phagozytierender Zellen über die Aktivität der GPx beeinflusst, welche eine Anhäufung freier Radikaler mit nachfolgendem Zelluntergang beim „respiratory burst" verhindert. Auch andere Faktoren wie die Thioredoxinreduktase in den T-Lymphozyten sowie weitere, bislang unbekannte Selenoproteine, die in den Genen der CD4- und CD8-positiven Leukozyten kodiert sind, haben wichtige protektive Eigenschaften. Molekularbiologische Untersuchungen deuten darüber hinaus auf eine spezifische Rolle von Selen bei der NF-KB-vermittelten Expression von Genen hin, die in immunologische Vorgänge involviert sind.

Selen wirkt außerdem möglicherweise der altersbedingten Abnahme der Immunantwort bei älteren Menschen entgegen. In einer Studie bei institutionalisierten Senioren konnte durch eine Supplementation mit 100 µg selenangereicherter Hefe über sechs Monate die Immunantwort auf Mitogene signifikant verbessert werden (Peretz et al. 1991). Eine über zwei Jahre dauernde, tägliche Supplementation mit einer Selen/Zink-Kombination bei institutionalisierten Senioren resultierte, im Vergleich zu Vitamin-supplementierten Senioren, in einer vermehrten Antikörperbildung nach einer Influenzaimpfung und weniger Infektionen des Respirationstraktes (Girodon et al. 1999).

Virusinfektionen

Die Rolle des Selens bei Virusinfektionen wurde erstmals Mitte der 1990er-Jahre gezeigt. Dabei erkrankten selenarme Mäuse, die mit einer an sich gutartigen Form des Coxsackie-Virus infiziert wurden, an einer Myokarditis. Der Mechanismus war eine durch oxidativen Stress hervorgerufene Mutation des viralen Genoms mit dem Resultat einer erhöhten kardialen Virulenz der Erreger (Beck et al. 1995). Weitere Studien beschrieben, dass der oxidative Stress durch einen Mangel an GPx hervorgerufen wurde. In einer ähnlichen Studie konnte von derselben Arbeitsgruppe gezeigt werden, dass selenarme Mäuse nach Inokulation mit einem milden Stamm des Influenza-Virus, ausgeprägtere entzündliche Lungenveränderungen zeigten als Mäuse mit einem adäquaten Selenstatus (Beck et al. 2001).

Bei Patienten mit der Keshan-Krankheit wurden Coxsackie-Viren gefunden, so dass ein kausaler Zusammenhang zwischen einem Selenmangel, oxidativem Stress und erhöhter Virulenz beim Menschen auch durchaus denkbar wäre.

HIV-Infektion bzw. AIDS

Bei der HIV-Infektion begünstigt ein vermehrter oxidativer Stress, möglicherweise durch Aktivierung von bestimmten Transkriptionspfaden, die virale Replikation (Stehbens 2004). Als Bestandteil der GPx und TRx spielt Selen eine wichtige Rolle bei der Reduktion von oxidativem Stress in HIV-infizierten Zellen und hemmt dadurch möglicherweise die Virusreplikation. Abnehmende Selenspiegel bei AIDS-Patienten werden als ein sensitiver Marker für die Progression und Schwere der Erkrankung herangezogen. Geringe Plasmaselenspiegel sind außerdem mit einem erhöhten Mortalitätsrisiko bei AIDS verbunden. Des Weiteren ist ein niedriger Selenstatus bei schwangeren AIDS-Patientinnen mit einem höheren Risiko für fetale Mortalität und erhöhte intrapartale Übertragung des HIV-Virus assoziiert (Kupka et al. 2005). Neben der Abwehr von oxidativem Stress wirkt ein adäquater Selenstatus wahrscheinlich protektiv gegenüber einer HIV-Infektion durch einen immunstimulatorischen Effekt auf T-Zellen (Baum 2000; Singhal u. Austin 2002).

Vereinzelte Studien untersuchten den Effekt einer Selensupplementation bei HIV-infizierten Personen. Z.B. zeigte sich in der Selen-supplementierten Gruppe im Vergleich zu Placebo eine Verminderung von oxidativem Stress, jedoch kein Unterschied bei den CD4-T-Zellen oder der Mortalität (Constans et al. 1996; Delmas-Beauvieux et al. 1996). Auch die Anzahl der Krankenhausaufenthalte von AIDS-Patienten konnte durch eine Selensupplementation verkürzt werden (Burbano et al. 2002). Eine weitere Placebo-kontrollierte Studie untersuchte den Effekt eines Multivitamin-Selen-Präparates auf die Anzahl von HIV-Viren in genitalen Sekreten und damit auf die potenzielle Infektiosität bei Frauen. Interessanterweise fanden sich bei den supplementierten Frauen signifikant mehr HIV-1-infizierte Zellen und HIV-1-RNA in vaginalen Sekreten als bei den Placebo-behandelten Frauen (McClelland et al. 2004). Besonders markant war der Effekt bei Frauen, die einen adäquaten Selenstatus aufwiesen. Daraus ist abzuleiten, dass neben einem Selenmangel auch ein Selenüberschuss möglicherweise nachteilige Wirkungen bei HIV-infizierten Personen hat.

Selen und Fertilität

Selen ist in hohen Konzentrationen in den Hoden zu finden, und experimentelle Studien bei Mäusen lassen auf eine essenzielle Funktion des Selens in diesem Organ schließen (Hill et al. 2003). Zahlreiche Untersuchungen zeigten, dass selenarme Tiere geringere Spermienproduktion und Spermienqualität (unter anderem eingeschränkte Motilität) aufwiesen (Behne et al. 1996). Neuere Studien beim Menschen beschrieben ebenfalls den Zusammenhang zwischen einem Selenmangel und einer beeinträchtigten männlichen Fertilität (Foresta et al. 2002; Maiorino u. Ursini 2002). Der Grund scheint vor allem eine herabgesetzte Aktivität der Spermien-GPx zu sein. In den sich entwickelnden Spermatozoen schützt diese GPx vor oxidativem Stress und ist wahrscheinlich wichtig für die Stabilität und Motilität der Spermien. Viele infertile Männer, die eine geringe Spermienanzahl und -qualität aufweisen, haben deutlich niedrige Mengen an polymerisiertem GPx in ihren Spermien (Foresta et al. 2002). Vereinzelte Studien konnten einen positiven Effekt einer Selensupplementation auf Spermienqualität und Fertilität zeigen (Scott et al. 1998).

Selen und Diabetes

Experimentelle Untersuchungen in der Zellkultur oder bei Nagetieren konnten zeigen, dass Selen gewisse insulinähnliche Effekte hat (zusammengefasst in (Beckett u. Arthur 2005)). Beschrieben wurden eine Stimulation des Glukosetransports in Ratten-Adipozyten sowie eine verbesserte glykämische Kontrolle bei diabetischen Ratten. In Tiermodellen konnte Selen auch negative Effekte eines Diabetes auf verschiedene Organsysteme, wie Herz und Niere, abschwächen. Der Selenwirkung scheint eine Stimulation der Tyrosin-Kinasen, die bei der Signal-Transduktion des Insulins aktiviert werden, zugrunde zu liegen. Verschiedene Studien beschrieben veränderte Selenspiegel und selenabhängige Enzymaktivitäten bei Diabetikern (Navarro-Alarcon u. Lopez-Martinez 2000). Bei Typ-2-Diabetikern z.B. wurde eine signifikante Verminderung der zellulären (Lymphozyten) Selenspiegel gefunden (Ekmekcioglu et al. 2001). Über die Wirkungen einer Selensupplementation bzw. die Auswirkungen eines Selenmangels bei Diabetespatienten ist jedoch noch sehr wenig bekannt.

Neurologische Erkrankungen

Selen spielt sehr wahrscheinlich eine wichtige Rolle im Gehirn. Z.B. ist der Dopamin-Stoffwechsel von Ratten bei Selenmangel beeinträchtigt (Castano et al. 1997). Des Weiteren besteht bei älteren Menschen ein Zusammenhang zwischen niedrigen Plasmaselenspiegeln und einer Abnahme der kognitiven Fähigkeiten (Berr et al. 2000).

Vereinzelte Studien beschrieben einen Zusammenhang zwischen einem niedrigen Selenstatus und erhöhter Inzidenz von Depression und anderen psychischen Symptomen wie Ängstlichkeit und Verwirrung (Benton u. Cook 1991). Außerdem wurde gezeigt, dass eine Selensupplementation einen positiven Effekt auf Psyche und Wohlbefinden hat, vor allem bei initial niedrigem Selenstatus (Hawkes u. Hornbostel 1996; Benton 2002).

Fallstudien beschrieben einen Zusammenhang zwischen niedrigen Selenspiegeln und schwer kontrollierbaren epileptischen Anfällen bei Kindern (Ramaekers et al. 1994). Eine Selengabe führte zur Verbesserung der Symptomatik. Auch in früheren Untersuchungen bei Patienten mit parenteraler Ernährung, die ungenügend Selen er-

hielten, wurde eine Häufung von epileptischen Anfällen beschrieben (Kien u. Ganther 1983). In tierexperimentellen Untersuchungen bestätigte sich der vermutete kausale Zusammenhang zwischen Selen und epileptischen Anfällen. Selenarme Ratten zeigten eine erhöhte Krampfbereitschaft und einen gesteigerten Zelluntergang im Hippokampus. Außerdem war Selen vorteilhaft bei Fe^{2+}-induzierten epileptischen Krämpfen (Rubin u. Willmore 1980).

Skelettmuskulatur

Myopathien wurden wiederholt bei Patienten mit einem Selenmangel beschrieben (Chariot u. Bignani 2003). Zahlreiche Studien zeigten, dass Patienten mit selenarmer, totaler parenteraler Ernährung verschiedene Symptome der Muskulatur wie Schwäche, Schmerzen und Spannungsgefühl ausbilden. Bei einigen Patienten wurden auch morphologische Veränderungen in Muskelbiopsien gefunden. Erniedrigte Selenspiegel fanden sich u.a. auch bei Patienten mit Fibromyalgie, einer chronischen Erkrankung, die vor allem mit Muskelschmerzen und Ermüdung einhergeht (Reinhard et al. 1998).

Schwere Erkrankungen

Der Selenspiegel im Plasma von Patienten mit schweren Erkrankungen, wie z.B. Sepsis, hochgradigen Verbrennungen oder SIRS (systemic inflammatory response syndrome) ist häufig erniedrigt (Avenell et al. 2004; Heyland et al. 2005). Eine deutliche Verschlechterung des Selenstatus zeigt sich vor allem mit zunehmender Dauer des Krankenhausaufenthaltes. Dies wird primär erklärt durch eine unzureichende Supplementation und damit verbundene Verschlechterung des Nährstoffstatus auf der Intensivstation. Einige Studien untersuchten den Effekt einer Selensupplementation auf klinische Parameter bei Schwerkranken (Avenell et al. 2004). Dabei zeigten sich deutliche Verbesserungen, wie eine Verringerung des Auftretens eines hämodialysepflichtigen akuten Nierenversagens bei SIRS oder ein geringeres Risiko für infektiöse Komplikationen und eine Verkürzung der Intensivstationsaufenthalte bei Patienten mit hochgradigen Verbrennungen (Berger et al. 1998). Eine neuere Metaanalyse der Cochrane-Datenbank kam jedoch zum Schluss, dass aufgrund nur spärlich vorliegender Studien mit einer geringen Probandenanzahl derzeit nur eine unzureichende Evidenz für eine generelle Empfehlung einer Selengabe bei kritisch Kranken existiert (Avenell et al. 2004).

Selentherapie

Idealerweise sollte Selen in Form des natürlich vorkommenden Selenomethionins supplementiert werden (Schrauzer 2001; Rayman 2004). Aus diesem Grund wird Selen (Selenomethionin) in Form von Selen-Hefe-Produkten angeboten (Schrauzer 2003). Hefe wird als Transportmedium verwendet, da es in reichlichen Mengen gezüchtet werden kann und Selen in einer gut bioverfügbaren Form enthält. In den kommerziellen Selen-Hefe-Produkten kommt mehr als 90% des Selens in Form von L(+)-Selenomethionin vor (Schrauzer 2001). Verschiedene Supplementationsstudien konnten zeigen, dass Selen aus Selen-Hefe-Kapseln eine höhere Bioverfügbarkeit besitzt als anorganisches Selen. Außerdem bleibt der Selenstatus nach Absetzen der Selentherapie für eine längere Periode im Normbereich, wenn Selen-Hefe vs. anorganisches Selen gegeben wird. Dies hängt mit der Inkorporation von Selenomethionin in Gewebeproteine zusammen, die Selen speichern und bei Bedarf freisetzen. Ein Nachteil der Selen-Hefe ist die Tatsache, dass einige Menschen auf Hefe allergisch reagieren. Des Weiteren kann der Selengehalt in den verschiedenen Selen-Hefe-Produkten starken Variationen unterliegen. Aus diesem Grund ist eine sorgfältige Auswahl der einzelnen Hersteller notwendig (Rayman 2004).

Selen wird auch in Form von anorganischen Selensalzen angeboten. Bei der Einnahme von anorganisch gebundenem Selen ist darauf zu achten, dass es nicht gleichzeitig mit Vitamin C aufgenommen wird. Das in Natriumselenit (Na_2SeO_3) enthaltene Selen (Se^{4+}) wird durch (das Reduktionsmittel) Vitamin C zum elementaren Selen reduziert (rote Ausfällung). Vitamin C selbst wird dabei oxidiert. Die Folge ist, dass beide Substanzen in biologisch inaktive Formen übergeführt werden. Wenn beide Substanzen eingenommen werden sollen, wird empfohlen, Natriumselenit morgens nüchtern einzunehmen und mit der Aufnahme von Vitamin C bzw. Vitamin-C-haltigen Speisen und Getränken mindestens eine Stunde zu warten.

Toxizität

Wie jedes andere Element wirkt Selen in hohen Dosen toxisch (Vinceti et al. 2001). Bevor Selen in den 1950er-Jahren als essenzielles Spurenelement für den Menschen beschrieben wurde, galt es als hochtoxisch und kanzerogen (Abb. 1). In verschiedenen experimentellen Studien in der Zellkultur wurden die toxischen Wirkungen von Selen auf nicht-transformierte, normale Zellen beschrieben. Z.B. zeigten normale Hepatozyten nach Gabe von Natriumselenit und -selenat konzentrationsabhängig einen deutlichen Anstieg an Zellnekrose und Lipidperoxidation (Weiller et al. 2004). Andere Studien zeigten, dass Selenit und Selenat dosisabhängig chromosomale Schäden in humanen Lymphozyten induzieren können (Biswas et al. 2000).

Akute Selentoxizität

Die meisten Fälle einer akuten Selentoxizität wurden durch Inhalationen von selenhaltigen Aerosolen bei Industriearbeitern festgestellt. Außerdem sind auch Überdosierungen durch akzidentelle orale Zufuhr von verschiedenen anorganischen Selenverbindungen beschrieben worden (Gasmi et al. 1997). Zu den klinischen Symptomen, die während einer akuten Selen-Intoxikation beobachtet wurden, gehören neben gastrointestinalen Irritationen auch eine Hypotension, respiratorische Störungen und ein knoblauchartiger Ausatemgeruch, welcher durch $(CH_3)_2Se$ verursacht wird.

Chronische Selentoxizität

Eine chronische Selenosis wurde erstmalig in den 60er-Jahren bei Bewohnern der Enshi-Region in China festgestellt (Yang et al. 1983). In dieser Provinz ist der Selengehalt des Bodens sehr hoch (ca. 8 mg Se/kg), so dass dementsprechend die Aufnahme von Selen über die Nahrung auch täglich im potenziell toxischen Bereich liegt. In den fünf am schwersten betroffenen Städten lag die Morbidität bei ungefähr 50%. Zu den klinischen Manifestationen der Erkrankung, die bei Bewohnern mit einer täglichen Selenzufuhr von über 3 mg registriert wurden, gehören vor allem Haar- und Nagelverlust, evtl. Erytheme, ödematöse Veränderungen und intensives Jucken. Außerdem können in schwereren Fällen auch eine Hepatomegalie, Polyneuropathien und gastrointestinale Beschwerden vorhanden sein. Zu den Mechanismen der toxischen Wirkung von Selen, die diskutiert werden, gehören: Hemmung der Proteinbiosynthese, Verarmung an S-Adenosylmethionin (Cofaktor der Selenid-Methylierung) sowie Reaktionen mit Thiolgruppen von Proteinen und Enzymen, wodurch deren Funktionen beeinträchtigt werden. Außerdem können toxische Selenspiegel zu einer Depletion des reduzierten Glutathions führen und somit die Redoxbalance des Körpers beeinträchtigen.

Die obere tolerable Zufuhrgrenze für die tägliche, langfristige Selenzufuhr liegt für Jugendliche und Erwachsene ($\geq$ 14 Jahre) bei 400 µg (von Dietary Reference Intakes, USA).

Literatur

Arthur JR (1999) Functional indicators of iodine and selenium status. Proc Nutr Soc 58:507–512

Arthur JR, Beckett GJ (1999) Thyroid function. Br Med Bull 55:658–668

Arthur JR, McKenzie RC, Beckett GJ (2003) Selenium in the immune system. J Nutr 133:1457S–1459S

Avenell A, Noble DW, Barr J, Engelhardt T (2004) Selenium supplementation for critically ill adults. Cochrane Database Syst Rev CD003703

Baum MK (2000) Role of micronutrients in HIV-infected intravenous drug users. J Acquir Immune Defic Syndr 25 Suppl 1:S49–S52

Beck MA (1997) Increased virulence of coxsackievirus B3 in mice due to vitamin E or selenium deficiency. J Nutr 127:966S–970S

Beck MA, Nelson HK, Shi Q, Van Dael P, Schiffrin EJ, Blum S, Barclay D, Levander OA (2001) Selenium deficiency increases the pathology of an influenza virus infection. FASEB J 15: 1481–1483

Beck MA, Shi Q, Morris VC, Levander OA (1995) Rapid genomic evolution of a non-virulent coxsackievirus B3 in selenium-deficient mice results in selection of identical virulent isolates. Nat Med 1:433–436

Beckett GJ, Arthur JR (2005) Selenium and endocrine systems. J Endocrinol 184:455–465

Bedwal RS, Bahuguna A (1994) Zinc, copper and selenium in reproduction. Experientia 50:626–640

Behne D, Weiler H, Kyriakopoulos A (1996) Effects of selenium deficiency on testicular morphology and function in rats. J Reprod Fertil 106:291–297

Benton D (2002) Selenium intake, mood and other aspects of psychological functioning. Nutr Neurosci 5:363–374

Benton D, Cook R (1991) The impact of selenium supplementation on mood. Biol Psychiatry 29:1092–1098

Berger MM, Spertini F, Shenkin A, Wardle C, Wiesner L, Schindler C, Chiolero RL (1998) Trace element supplementation modulates pulmonary infection rates after major burns: A double-blind, placebo-controlled trial. Am J Clin Nutr 68:365–371

Berr C, Balansard B, Arnaud J, Roussel AM, Alperovitch A (2000) Cognitive decline is associated with systemic oxidative stress: The EVA study. Etude du Vieillissement Arteriel. J Am Geriatr Soc 48:1285–1291

Bianco AC, Salvatore D, Gereben B, Berry MJ, Larsen PR (2002) Biochemistry, cellular and molecular biology, and physiological roles of the iodothyronine selenodeiodinases. Endocr Rev 23:38–89

Biswas S, Talukder G, Sharma A (2000) Chromosome damage induced by selenium salts in human peripheral lymphocytes. Toxicol in Vitro 14:405–408

Black RE (2001) Micronutrients in pregnancy. Br J Nutr 85 Suppl 2:S193–S197

Blot WJ, Li JY, Taylor PR, Guo W, Dawsey SM, Li B (1995) The Linxian trials: Mortality rates by vitamin-mineral intervention group. Am J Clin Nutr 62:1424S–1426S

Brigelius-Flohe R, Muller C, Menard J, Florian S, Schmehl K, Wingler K (2001) Functions of GI-GPx: Lessons from selenium-dependent expression and intracellular localization. Biofactors 14:101–106

Brooks JD, Metter EJ, Chan DW, Sokoll LJ, Landis P, Nelson WG, Muller D, Andres R, Carter HB (2001) Plasma selenium level before diagnosis and the risk of prostate cancer development. J Urol 166:2034–2038

Brown KM, Arthur JR (2001) Selenium, selenoproteins and human health: A review. Public Health Nutr 4:593–599

Bruns F, Micke O, Bremer M (2003) Current status of selenium and other treatments for secondary lymphedema. J Support Oncol 1:121–130

Bunker VW, Lawson MS, Stansfield MF, Clayton BE (1988) Selenium balance studies in apparently healthy and housebound elderly people eating self-selected diets. Br J Nutr 59:171–180

Burbano X, Miguez-Burbano MJ, McCollister K, Zhang G, Rodriguez A, Ruiz P, Lecusay R, Shor-Posner G (2002) Impact of a selenium chemoprevention clinical trial on hospital admissions of HIV-infected participants. HIV Clin Trials 3:483–491

Burk RF, Hill KE (2005) Selenoprotein P: An extracellular protein with unique physical characteristics and a role in selenium homeostasis. Annu Rev Nutr 25:215–235

Campbell D, Bunker VW, Thomas AJ, Clayton BE (1989) Selenium and vitamin E status of healthy and institutionalized elderly subjects: Analysis of plasma, erythrocytes and platelets. Br J Nutr 62:221–227

Castano A, Ayala A, Rodriguez-Gomez JA, Herrera AJ, Cano J, Machado A (1997) Low selenium diet increases the dopamine turnover in prefrontal cortex of the rat. Neurochem Int 30:549–555

Chang JC, Gutenmann WH, Reid CM, Lisk DJ (1995) Selenium content of Brazil nuts from two geographic locations in Brazil. Chemosphere 30:801–802

Chariot P, Bignani O (2003) Skeletal muscle disorders associated with selenium deficiency in humans. Muscle Nerve 27:662–668

Clark LC, Combs GF, Jr., Turnbull BW, Slate EH, Chalker DK, Chow J, Davis LS, Glover RA, Graham GF, Gross EG, Krongrad A, Lesher JL, Jr., Park HK, Sanders BB, Jr., Smith CL, Taylor JR (1996) Effects of selenium supplementation for cancer prevention in patients with carcinoma of the skin. A randomized controlled trial. Nutritional Prevention of Cancer Study Group. JAMA 276:1957–1963

Combs GF, Jr. (2001) Selenium in global food systems. Br J Nutr 85:517–547

Combs GF, Jr., Clark LC, Turnbull BW (2001) An analysis of cancer prevention by selenium. Biofactors 14:153–159

Constans J, Delmas-Beauvieux MC, Sergeant C, Peuchant E, Pellegrin JL, Pellegrin I, Clerc M, Fleury H, Simonoff M, Leng B, Conri C (1996) One-year antioxidant supplementation with beta-carotene or selenium for patients infected with human immunodeficiency virus: A pilot study. Clin Infect Dis 23:654–656

Darlow BA, Austin NC (2003) Selenium supplementation to prevent short-term morbidity in preterm neonates. Cochrane Database Syst Rev CD003312

Delmas-Beauvieux MC, Peuchant E, Couchouron A, Constans J, Sergeant C, Simonoff M, Pellegrin JL, Leng B, Conri C, Clerc M (1996) The enzymatic antioxidant system in blood and glutathione status in human immunodeficiency virus (HIV)-infected patients: Effects of supplementation with selenium or beta-carotene. Am J Clin Nutr 64:101–107

Demelash A, Karlsson JO, Nilsson M, Bjorkman U (2004) Selenium has a protective role in caspase-3-dependent apoptosis induced by H_2O_2 in primary cultured pig thyrocytes. Eur J Endocrinol 150:841–849

Diwadkar-Navsariwala V, Diamond AM (2004) The link between selenium and chemoprevention: A case for selenoproteins. J Nutr 134:2899–2902

DRI (2000) Selenium. In Dietary Reference Intakes for Vitamin C, Vitamin E, Selenium and Carotenoids. National Academies Press, USA

Duffield-Lillico AJ, Dalkin BL, Reid ME, Turnbull BW, Slate EH, Jacobs ET, Marshall JR, Clark LC (2003a) Selenium supplementation, baseline plasma selenium status and incidence of prostate cancer: An analysis of the complete treatment period of the Nutritional Prevention of Cancer Trial. BJU Int 91:608–612

Duffield-Lillico AJ, Reid ME, Turnbull BW, Combs GF, Jr., Slate EH, Fischbach LA, Marshall JR, Clark LC (2002) Baseline characteristics and the effect of selenium supplementation on cancer incidence in a randomized clinical trial: A summary report of the Nutritional Prevention of Cancer Trial. Cancer Epidemiol Biomarkers Prev 11:630–639

Duffield-Lillico AJ, Slate EH, Reid ME, Turnbull BW, Wilkins PA, Combs GF, Jr., Park HK, Gross EG, Graham GF, Stratton MS, Marshall JR, Clark LC (2003b) Selenium supplementation and secondary prevention of nonmelanoma skin cancer in a randomized trial. J Natl Cancer Inst 95:1477–1481

Duntas LH, Mantzou E, Koutras DA (2003) Effects of a six month treatment with selenomethionine in patients with autoimmune thyroiditis. Eur J Endocrinol 148:389–393

Ekholm R, Bjorkman U (1997) Glutathione peroxidase degrades intracellular hydrogen peroxide and thereby inhibits intracellular protein iodination in thyroid epithelium. Endocrinology 138:2871–2878

Ekmekcioglu C (2001) The role of trace elements for the health of elderly individuals. Nahrung 45:309–316

Ekmekcioglu C, Prohaska C, Pomazal K, Steffan I, Schernthaner G, Marktl W (2001) Concentrations of seven trace elements in different hematological matrices in patients with type 2 diabetes as compared to healthy controls. Biol Trace Elem Res 79:205–219

El-Bayoumy K, Sinha R (2004) Mechanisms of mammary cancer chemoprevention by orga-noselenium compounds. Mutat Res 551:181–197

Fairweather-Tait SJ (1997) Bioavailability of sele-nium. Eur J Clin Nutr 51 Suppl 1:S20–S23

Fleming J, Ghose A, Harrison PR (2001) Molecu-lar mechanisms of cancer prevention by sele-nium compounds. Nutr Cancer 40:42–49

Foresta C, Flohe L, Garolla A, Roveri A, Ursini F, Maiorino M (2002) Male fertility is linked to the selenoprotein phospholipid hydroper-oxide glutathione peroxidase. Biol Reprod 67:967–971

Foster LH, Sumar S (1997) Selenium in health and disease: a review. Crit Rev Food Sci Nutr 37:211–228

Francescato HD, Costa RS, Rodrigues Camargo SM, Zanetti MA, Lavrador MA, Bianchi MD (2001) Effect of oral selenium administration on cisplatin-induced nephrotoxicity in rats. Pharmacol Res 43:77–82

Gartner R, Gasnier BC (2003) Selenium in the treatment of autoimmune thyroiditis. Biofac-tors 19:165–170

Gasmi A, Garnier R, Galliot-Guilley M, Gaudillat C, Quartenoud B, Buisine A, Djebbar D (1997) Acute selenium poisoning. Vet Hum Toxicol 39:304–308

Ghose A, Fleming J, Harrison PR (2001) Selenium and signal transduction: Roads to cell death and anti-tumour activity. Biofactors 14:127–133

Girodon F, Galan P, Monget AL, Boutron-Ruault MC, Brunet-Lecomte P, Preziosi P, Arnaud J, Manuguerra JC, Herchberg S (1999) Impact of trace elements and vitamin supplementa-tion on immunity and infections in institution-alized elderly patients: A randomized con-trolled trial. MIN. VIT. AOX. geriatric net-work. Arch Intern Med 159:748–754

Gonzalez S, Huerta JM, Alvarez-Uria J, Fernan-dez S, Patterson AM, Lasheras C (2004) Se-rum selenium is associated with plasma ho-mocysteine concentrations in elderly hu-mans. J Nutr 134:1736–1740

Gromer S, Urig S, Becker K (2004) The thioredo-xin system–from science to clinic. Med Res Rev 24:40–89

Hasselmark L, Malmgren R, Zetterstrom O, Unge G (1993) Selenium supplementation in intrin-sic asthma. Allergy 48:30–36

Hawkes WC, Hornbostel L (1996) Effects of die-tary selenium on mood in healthy men living in a metabolic research unit. Biol Psychiatry 39:121–128

Hawkes WC, Keim NL (2003) Dietary selenium intake modulates thyroid hormone and ener-gy metabolism in men. J Nutr 133:3443–3448

Heyland DK, Dhaliwal R, Suchner U, Berger MM (2005) Antioxidant nutrients: A systematic re-view of trace elements and vitamins in the cri-tically ill patient. Intensive Care Med 31:327–337

Hill KE, Zhou J, McMahan WJ, Motley AK, At-kins JF, Gesteland RF, Burk RF (2003) Dele-tion of selenoprotein P alters distribution of selenium in the mouse. J Biol Chem 278:13640–13646

Hu YJ, Chen Y, Zhang YQ, Zhou MZ, Song XM, Zhang BZ, Luo L, Xu PM, Zhao YN, Zhao YB, Cheng G (1997) The protective role of seleni-um on the toxicity of cisplatin-contained chemotherapy regimen in cancer patients. Biol Trace Elem Res 56:331–341

Ip C, Dong Y, Ganther HE (2002) New concepts in selenium chemoprevention. Cancer Metas-tasis Rev 21:281–289

Kardinaal AF, Kok FJ, Kohlmeier L, Martin-More-no JM, Ringstad J, Gomez-Aracena J, Ma-zaev VP, Thamm M, Martin BC, Aro A, Kark JD, Delgado-Rodriguez M, Riemersma RA, van 't Veer P, Huttunen JK (1997) Association between toenail selenium and risk of acute myocardial infarction in European men. The EURAMIC Study. European Antioxidant My-ocardial Infarction and Breast Cancer. Am J Epidemiol 145:373–379

Kasseroller RG, Schrauzer GN (2000) Treatment of secondary lymphedema of the arm with physical decongestive therapy and sodium selenite: A review. Am J Ther 7:273–279

Kien CL, Ganther HE (1983) Manifestations of chronic selenium deficiency in a child receiv-ing total parenteral nutrition. Am J Clin Nutr 37:319–328

Kim YS, Milner J (2001) Molecular targets for se-lenium in cancer prevention. Nutr Cancer 40:50–54

Kiremidjian-Schumacher L, Roy M, Wishe HI, Cohen MW, Stotzky G (1994) Supplementa-tion with selenium and human immune cell functions. II. Effect on cytotoxic lymphocytes and natural killer cells. Biol Trace Elem Res 41:115–127

Kocyigit A, Erel O, Gur S (2001) Effects of tobacco smoking on plasma selenium, zinc, copper and iron concentrations and related antioxi-dative enzyme activities. Clin Biochem 34:629–633

Köhrle J, Brigelius-Flohe R, Bock A, Gartner R, Meyer O, Flohe L (2000) Selenium in biology: Facts and medical perspectives. Biol Chem 381:849–864

Köhrle J (2000) The deiodinase family: Selenoen-zymes regulating thyroid hormone availabili-ty and action. Cell Mol Life Sci 57:1853–1863

Kolsteren P (1992) Kashin-Beck disease. Ann Soc Belg Med Trop 72:81–91

Kryukov GV, Castellano S, Novoselov SV, Loba-nov AV, Zehtab O, Guigo R, Gladyshev VN

(2003) Characterization of mammalian selenoproteomes. Science 300:1439–1443

Kumpulainen J, Vuori E, Kuitunen P, Makinen S, Kara R (1983) Longitudinal study on the dietary selenium intake of exclusively breast-fed infants and their mothers in Finland. Int J Vitam Nutr Res 53:420–426

Kupka R, Msamanga GI, Spiegelman D, Rifai N, Hunter DJ, Fawzi WW (2005) Selenium levels in relation to morbidity and mortality among children born to HIV-infected mothers. Eur J Clin Nutr

Kuroki F, Matsumoto T, Iida M (2003) Selenium is depleted in Crohn's disease on enteral nutrition. Dig Dis 21:266–270

Kyriakopoulos A, Behne D (2002) Selenium-containing proteins in mammals and other forms of life. Rev Physiol Biochem Pharmacol 145:1–46

Last KW, Cornelius V, Delves T, Sieniawska C, Fitzgibbon J, Norton A, Amess J, Wilson A, Rohatiner AZ, Lister TA (2003) Presentation serum selenium predicts for overall survival, dose delivery, and first treatment response in aggressive non-Hodgkin's lymphoma. J Clin Oncol 21:2335–2341

Lippman SM, Goodman PJ, Klein EA, Parnes HL, Thompson IM, Jr., Kristal AR, Santella RM, Probstfield JL, Moinpour CM, Albanes D, Taylor PR, Minasian LM, Hoque A, Thomas SM, Crowley JJ, Gaziano JM, Stanford JL, Cook ED, Fleshner NE, Lieber MM, Walther PJ, Khuri FR, Karp DD, Schwartz GG, Ford LG, Coltman CA, Jr. (2005) Designing the Selenium and Vitamin E Cancer Prevention Trial (SELECT). J Natl Cancer Inst 97:94–102

Lowik MR, van den Berg H, Schrijver J, Odink J, Wedel M, van Houten P (1992) Marginal nutritional status among institutionalized elderly women as compared to those living more independently (Dutch Nutrition Surveillance System). J Am Coll Nutr 11:673–681

Maiorino M, Ursini F (2002) Oxidative stress, spermatogenesis and fertility. Biol Chem 383:591–597

McClelland RS, Baeten JM, Overbaugh J, Richardson BA, Mandaliya K, Emery S, Lavreys L, Ndinya-Achola JO, Bankson DD, Bwayo JJ, Kreiss JK (2004) Micronutrient supplementation increases genital tract shedding of HIV-1 in women: Results of a randomized trial. J Acquir Immune Defic Syndr 37:1657–1663

Micke O, Bruns F, Mucke R, Schafer U, Glatzel M, DeVries AF, Schonekaes K, Kisters K, Buntzel J (2003) Selenium in the treatment of radiation-associated secondary lymphedema. Int J Radiat Oncol Biol Phys 56:40–49

Navarro-Alarcon M, Lopez-Martinez MC (2000) Essentiality of selenium in the human body: Relationship with different diseases. Sci Total Environ 249:347–371

Neve J (1995) Human selenium supplementation as assessed by changes in blood selenium concentration and glutathione peroxidase activity. J Trace Elem Med Biol 9:65–73

Neve J (1996) Selenium as a risk factor for cardiovascular diseases. J Cardiovasc Risk 3:42–47

Neve J (2000) New approaches to assess selenium status and requirement. Nutr Rev 58:363–369

Olivieri O, Girelli D, Azzini M, Stanzial AM, Russo C, Ferroni M, Corrocher R (1995) Low selenium status in the elderly influences thyroid hormones. Clin Sci (Lond) 89:637–642

Olivieri O, Girelli D, Stanzial AM, Rossi L, Bassi A, Corrocher R (1996) Selenium, zinc, and thyroid hormones in healthy subjects: Low T3/T4 ratio in the elderly is related to impaired selenium status. Biol Trace Elem Res 51:31–41

Patrick L (2004) Selenium biochemistry and cancer: A review of the literature. Altern Med Rev 9:239–258

Peretz A, Neve J, Desmedt J, Duchateau J, Dramaix M, Famaey JP (1991) Lymphocyte response is enhanced by supplementation of elderly subjects with selenium-enriched yeast. Am J Clin Nutr 53:1323–1328

Pryor WA (1997) Cigarette smoke radicals and the role of free radicals in chemical carcinogenicity. Environ Health Perspect 105 Suppl 4:875–882

Quiles JL, Huertas JR, Battino M, Mataix J, Ramirez-Tortosa MC (2002) Antioxidant nutrients and adriamycin toxicity. Toxicology 180:79–95

Ramaekers VT, Calomme M, Vanden Berghe D, Makropoulos W (1994) Selenium deficiency triggering intractable seizures. Neuropediatrics 25:217–223

Ravaglia G, Forti P, Maioli F, Nesi B, Pratelli L, Savarino L, Cucinotta D, Cavalli G (2000) Blood micronutrient and thyroid hormone concentrations in the oldest-old. J Clin Endocrinol Metab 85:2260–2265

Rayman MP (2000) The importance of selenium to human health. Lancet 356:233–241

Rayman MP (2002) The argument for increasing selenium intake. Proc Nutr Soc 61:203–215

Rayman MP (2004) The use of high-selenium yeast to raise selenium status: How does it measure up? Br J Nutr 92:557–573

Rayman MP, Bode P, Redman CW (2003) Low selenium status is associated with the occurrence of the pregnancy disease preeclampsia in women from the United Kingdom. Am J Obstet Gynecol 189:1343–1349

Reinhard P, Schweinsberg F, Wernet D, Kotter I (1998) Selenium status in fibromyalgia. Toxicol Lett 96–97:177–180

Ringstad J, Kildebo S, Thomassen Y (1993) Serum selenium, copper, and zinc concentrations in

Crohn's disease and ulcerative colitis. Scand J Gastroenterol 28:605–608

Rockson SG (2001) Lymphedema. Am J Med 110:288–295

Rubin JJ, Willmore LJ (1980) Prevention of iron-induced epileptiform discharges in rats by treatment with antiperoxidants. Exp Neurol 67:472–480

Salbe AD, Levander OA (1990) Effect of various dietary factors on the deposition of selenium in the hair and nails of rats. J Nutr 120:200–206

Salonen JT, Salonen R, Seppanen K, Kantola M, Parviainen M, Alfthan G, Maenpaa PH, Taskinen E, Rauramaa R (1988) Relationship of serum selenium and antioxidants to plasma lipoproteins, platelet aggregability and prevalent ischaemic heart disease in Eastern Finnish men. Atherosclerosis 70:155–160

Sanz Alaejos M, Diaz Romero C (1995) Selenium in human lactation. Nutr Rev 53:159–166

Schrauzer GN (2000) Selenomethionine: A review of its nutritional significance, metabolism and toxicity. J Nutr 130:1653–1656

Schrauzer GN (2001) Nutritional selenium supplements: Product types, quality, and safety. J Am Coll Nutr 20:1–4

Schrauzer GN (2003) The nutritional significance, metabolism and toxicology of selenomethionine. Adv Food Nutr Res 47:73–112

Scott R, MacPherson A, Yates RW, Hussain B, Dixon J (1998) The effect of oral selenium supplementation on human sperm motility. Br J Urol 82:76–80

Shaheen SO, Sterne JA, Thompson RL, Songhurst CE, Margetts BM, Burney PG (2001) Dietary antioxidants and asthma in adults: Population-based case-control study. Am J Respir Crit Care Med 164:1823–1828

Shaw R, Woodman K, Crane J, Moyes C, Kennedy J, Pearce N (1994) Risk factors for asthma symptoms in Kawerau children. N Z Med J 107:387–391

Sieja K, Talerczyk M (2004) Selenium as an element in the treatment of ovarian cancer in women receiving chemotherapy. Gynecol Oncol 93:320–327

Sievers E, Arpe T, Schleyerbach U, Garbe-Schonberg D, Schaub J (2001) Plasma selenium in preterm and term infants during the first 12 months of life. J Trace Elem Med Biol 14:218–222

Singhal N, Austin J (2002) A clinical review of micronutrients in HIV infection. J Int Assoc Physicians AIDS Care (Chic Ill) 1:63–75

Stehbens WE (2004) Oxidative stress in viral hepatitis and AIDS. Exp Mol Pathol 77:121–132

Stratton MS, Reid ME, Schwartzberg G, Minter FE, Monroe BK, Alberts DS, Marshall JR, Ahmann FR (2003) Selenium and inhibition of disease progression in men diagnosed with prostate carcinoma: Study design and baseline characteristics of the ‚Watchful Waiting' Study. Anticancer Drugs 14:595–600

Sturniolo GC, Mestriner C, Lecis PE, D'Odorico A, Venturi C, Irato P, Cecchetto A, Tropea A, Longo G, D'Inca R (1998) Altered plasma and mucosal concentrations of trace elements and antioxidants in active ulcerative colitis. Scand J Gastroenterol 33:644–649

Tan J, Zhu W, Wang W, Li R, Hou S, Wang D, Yang L (2002) Selenium in soil and endemic diseases in China. Sci Total Environ 284:227–235

Traber MG, van der Vliet A, Reznick AZ, Cross CE (2000) Tobacco-related diseases. Is there a role for antioxidant micronutrient supplementation? Clin Chest Med 21:173–187

Turgut M, Basaran O, Cekmen M, Karatas F, Kurt A, Aygun AD (2004) Oxidant and antioxidant levels in preterm newborns with idiopathic hyperbilirubinaemia. J Paediatr Child Health 40:633–637

Van Gossum A, Closset P, Noel E, Cremer M, Neve J (1996) Deficiency in antioxidant factors in patients with alcohol-related chronic pancreatitis. Dig Dis Sci 41:1225–1231

Vernie LN (1984) Selenium in carcinogenesis. Biochim Biophys Acta 738:203–217

Vinceti M, Wei ET, Malagoli C, Bergomi M, Vivoli G (2001) Adverse health effects of selenium in humans. Rev Environ Health 16:233–251

Vrca VB, Skreb F, Cepelak I, Romic Z, Mayer L (2004) Supplementation with antioxidants in the treatment of Graves' disease; the effect on glutathione peroxidase activity and concentration of selenium. Clin Chim Acta 341:55–63

Wada L, King JC (1994) Trace element nutrition during pregnancy. Clin Obstet Gynecol 37:574–586

Weiller M, Latta M, Kresse M, Lucas R, Wendel A (2004) Toxicity of nutritionally available selenium compounds in primary and transformed hepatocytes. Toxicology 201:21–30

Weiss JF, Landauer MR (2000) Radioprotection by antioxidants. Ann NY Acad Sci 899:44–60

Whanger PD (1992) Selenium in the treatment of heavy metal poisoning and chemical carcinogenesis. J Trace Elem Electrolytes Health Dis 6:209–221

Whanger PD (2004) Selenium and its relationship to cancer: An update dagger. Br J Nutr 91:11–28

Wood RJ, Suter PM, Russell RM (1995) Mineral requirements of elderly people. Am J Clin Nutr 62:493–505

Xu GL, Wang SC, Gu BQ, Yang YX, Song HB, Xue WL, Liang WS, Zhang PY (1997) Further investigation on the role of selenium deficiency in the aetiology and pathogenesis of Keshan disease. Biomed Environ Sci 10:316–326

Yang GQ, Wang SZ, Zhou RH, Sun SZ (1983) Endemic selenium intoxication of humans in China. Am J Clin Nutr 37:872–881

Yu SY, Zhu YJ, Li WG (1997) Protective role of selenium against hepatitis B virus and primary liver cancer in Qidong. Biol Trace Elem Res 56:117–124

Zachara BA, Pawluk H, Bloch-Boguslawska E, Sliwka KM, Korenkiewicz J, Skok Z, Ryc K (2001) Tissue level, distribution, and total body selenium content in healthy and diseased humans in Poland. Arch Environ Health 56:461–466

Zhou JF, Yan XF, Guo FZ, Sun NY, Qian ZJ, Ding DY (2000) Effects of cigarette smoking and smoking cessation on plasma constituents and enzyme activities related to oxidative stress. Biomed Environ Sci 13:44–55

Kapitel 5

Chrom (Cr)

W. Marktl

Chemische Grundlagen

Chrom (Cr) gehört zu den Übergangselementen. Cr hat die Ordnungszahl 24, seine relative Atommasse beträgt 51,996. Es tritt in der Natur in verschiedenen Wertigkeitsstufen auf. Die stabilste Form ist das dreiwertige Chrom, das dementsprechend auch am häufigsten vorkommt. Dies trifft auch für das Vorkommen in den Lebensmitteln zu. Cr III ist auch die biologisch aktive Form und ist die einzige Wertigkeitsstufe, die ernährungsmedizinisch von Bedeutung ist. Auch Cr IV ist relativ stabil, wird jedoch in biologischen Systemen rasch zu Cr III reduziert (O'Flaherty et al. 2001). Cr VI ist aus ernährungsphysiologischer Sicht uninteressant, spielt jedoch in der Toxikologie bzw. der Arbeitsmedizin eine Rolle. Entsprechend der Zielsetzung des vorliegenden Buches wird daher in den folgenden Abschnitten vor allem Cr III in den Vordergrund gestellt. Wenn nicht anders angegeben, so ist in den folgenden Abschnitten Cr III immer als Cr angeführt.

Verteilung im menschlichen Organismus

Der Gesamtgehalt an Cr im menschlichen Organismus wird auf ca. 1,7 mg geschätzt (Ducros 1992). Die höchsten Cr-Konzentrationen weisen die Leber, Nieren, Milz, Lunge und Knochen auf (Meißner 2002). Die verschiedenen Gewebe nehmen Cr in unterschiedlichen Mengen auf bzw. geben es ab (Jeejeebhoy 1999). Es gibt jedoch keine unidirektionale Aufnahme von Cr in Organe und Gewebe. Die Organ- und Gewebskonzentrationen von Cr werden metabolisch kontrolliert, und Cr akkumuliert nicht, wie dies für toxische Elemente typisch ist.

Es besteht die Vorstellung, dass in Bezug auf die Cr-Aufnahme in die Organe und Gewebe drei Compartments zu unterscheiden sind, die sich hinsichtlich des Cr-Turnovers unterscheiden (Jeejeebhoy 1999):

Ein Compartment mit einem raschen Turnover im Bereich von 0,5 bis 12 Stunden.

Ein Compartment mit einem mittleren Turnover von 1 bis 14 Tagen.

Ein Compartment mit einem langsamen Turnover von 3 bis 12 Monaten.

Leber, Milz, weiche Gewebe und Knochen enthalten alle drei Compartments (Jeejeebhoy 1999). Im Compartment mit dem langsamsten Turnover besteht eine Möglichkeit einer gewissen Cr-Akkumulation bei länger dauernder höherer Cr-Zufuhr. Diese Akkumulation hält so lange an, bis die Gehalte in den Organen Werte erreicht haben, von denen an auch ein Ausstrom aus dem Organ erfolgt (Jeejeebhoy 1999).

Eine Abnahme der Cr-Gehalte von Organen und Geweben erfolgt in der unmittelbaren postnatalen Periode. Eine allmähliche Abnahme der Cr-Gewebsgehalte erfolgt auch mit zunehmendem Alter, worauf weiter unten noch eingegangen wird. Als Ursache für diese altersbedingte Abnahme der Cr-Gewebsgehalte wird nicht eine Resorptionsverminderung, sondern eine schlechtere Retention verantwortlich gemacht, die sich in einer erhöhten renalen Cr-Elimination manifestiert.

Im Blut enthalten die Leukocyten die höchsten Gewebskonzentrationen. Wegen der weitaus höheren Gesamtzahl an Erythrozyten befinden sich aber 52% des Cr im Blut in den roten Blutzellen (Rückgauer u. Zeyfang 2002).

Physiologische Funktionen von Cr

Die Wirkungen von Cr im Organismus stehen im Zusammenhang mit den Wirkungen von Insulin. Aus diesem Grund spielt Cr eine Rolle beim Stoffwechsel aller dreier Makronährstoffgruppen. In der älteren wissenschaftlichen Literatur wurde diese die Insulinwirkung fördernde Funktion von Cr einer Struktur zugeschrieben, die als Glukosetoleranzfaktor bezeichnet wurde. Dabei bestand die Vorstellung, dass dieser Glukosetoleranzfaktor aus einer Kombination von Cr, Nikotinsäure, Glycin und Glutaminsäure zusammengesetzt ist. Die wirkliche Struktur dieses postulierten Glukosetoleranzfaktors wurde allerdings bis jetzt nicht aufgeklärt, und auch der chemische Nachweis ist bisher noch nicht gelungen. Es wird daher vermutet, dass es sich beim postulierten Glukosetoleranzfaktor um ein Artefakt handelt, das bei der Säurehydrolyse eines Oligopeptids entsteht. Dieses Oligopeptid, das als niedermolekulare Cr-bindende Substanz oder auch als Chromodulin bezeichnet wird, besteht aus vier Aminosäuren – Glycin, Cystein, Glutamat, Aspartat – und Cr (Vincent 1999; Vincent 2000a). Es ist ersichtlich, dass zwischen dem Chromodulin und dem postulierten Glukosetoleranzfaktor eine gewisse Ähnlichkeit besteht. Im Gegensatz zum postulierten Glukosetoleranzfaktor wurde Chromodulin bereits in der Leber und der Niere von verschiedenen Säugetieren nachgewiesen (Vincent 1999; Vincent 2000a). Im Hinblick auf den Wirkungsmechanismus von Chromodulin besteht derzeit folgende Vorstellung (Vincent 2000b; Dietary Reference Intakes 2001; Cefalu u. Hu 2004). Abb. 1: Die inaktive Form des Insulinrezeptors wird durch die Bindung an Insulin in die aktive Form übergeführt. Dadurch wird auch der Transport von Cr aus dem Blut in insulinabhängige Zellen stimuliert, und in der Folge wird Cr an die niedermolekulare Cr-bindende Substanz gebunden, wodurch Chromodulin entsteht. Chromodulin bindet anschließend an den Insulinrezeptor und aktiviert die Insulinrezeptor-Tyrosinkinase. Diese Fähigkeit zur Aktivierung dieser Tyrosinkinase durch Chromodulin ist von dessen Cr-Gehalt abhängig. Wenn die Insulinkonzentration am Rezeptor abfällt, wird Chromodulin aus der Zelle ausgeschleust und damit seine Wirkung beendet. Chromodulin aktiviert aber nicht nur die Tyrosinkinase, sondern hemmt auch die Phosphotyrosinphosphatase. Dabei handelt es sich um ein Enzym, das Phosphat vom Insulinrezeptor abspaltet, was eine Verminderung von dessen Insulinempfindlichkeit zur Folge hat. Die Aktivierung der Kinase einerseits und die Hemmung der Phosphatase andererseits führen daher zu einer erhöhten Phosphorylierung des Insulinrezeptors und zu einer erhöhten Insulinempfindlichkeit. Das dynamische Gleichgewicht zwischen diesen beiden Enzymen unterstützt die Insulinwirkung im Hinblick auf den Glukoseeinstrom in die Zellen. Darüber hinaus soll Cr die Insulinbindung, die Rezeptorzahl, die Insulininternalisierung und die β-Zell-Sensitivität erhöhen.

Stoffwechselphysiologisch bedeutet das, dass Cr in seiner biologisch aktiven Form die Effizienz von Insulin erhöht und daher für eine vergleichbare Wirkung geringe Insulinmengen eingesetzt werden müssen. Bei reaktiver Hypoglykämie führt die höhere Insulineffizienz zu einem stärkeren Blutzuckeranstieg bei Glukosebelastung und einer nachfolgend rascheren Wiederkehr zu physiologischen Werten der Plasmaglukosekonzentration (Anderson 1999).

Stoffwechsel von Cr

Resorption und Transport

Die Cr-Resorption hängt von der Bindungsform ab, in der Cr im Lebensmittel vorliegt, und die Resorptionsrate ist mit der zugeführten Cr-Menge invers korreliert (Heseker 1999). Aus anorganischen Verbindungen wird Cr am schlechtesten, aus organischen Verbindungen besser resorbiert (Jeejeebhoy 1999; Pennington 2000). Allerdings besteht die Vermutung, dass organisch gebundenes Cr vom Organismus nicht verwertet werden könne und rasch über die Leber und Galle ausgeschieden wird (Heseker

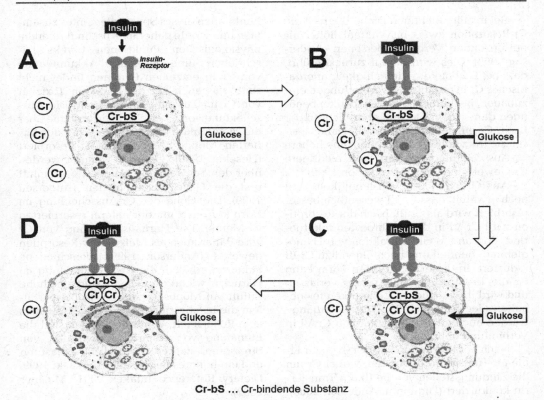

Cr-bS ... Cr-bindende Substanz

Abb. 1. Ein möglicher Wirkungsmechanismus von Chrom auf die Insulinsensitivität. Modifiziert nach Vincent (2000b). **A** Insulin bindet an den Insulin-Rezeptor, **B** dadurch wird der Einstrom von Glukose, aber auch Chrom in die Insulin-sensitive Zelle stimuliert, **C** Chrom bindet sich an die niedermolekulare Cr-bindende Substanz unter Bildung von Chromodulin, **D** Chromodulin bindet sich an den Insulinrezeptor und erhöht dessen Aktivität, dadurch wird möglicherweise mehr Glukose in die Zelle eingeschleust.

1999). Die Angaben über die Höhe der fraktionellen Resorption von Cr in der Literatur liegen zwischen 0,5 bis 2,8% (Jeejeebhoy 1999). Für die Cr-Resorption aus Hefe werden jedoch Resorptionsraten von 10–25% angeführt (Jeejeebhoy 1999). Über den Resorptionsmechanismus von Cr ist bisher wenig bekannt. Es besteht die Annahme, dass Cr an Aminosäuren gebunden resorbiert wird (Meißner 2002). Auf Grund der Tatsache, dass verschiedene Cr-Verbindungen unterschiedlich resorbiert werden, wird vermutet, dass es sich bei der Cr-Resorption nicht nur um einen einfachen Diffusionsvorgang handelt (Lukaski 1999).

Auf die Cr-Resorption wirken verschiedene Faktoren fördernd oder vermindernd ein. Einen Überblick über diese Faktoren zeigt die Tabelle 1.

Tabelle 1. Einflüsse verschiedener Faktoren auf die Cr-Resorption (Ducros 1992; Jeejeebhoy 1999; Lukaski 1999; Meißner 2002)

Resorptionsfördernde Einflüsse	Resorptionsvermindernde Einflüsse
Fe-Mangel	Rohfaser
Zn-Mangel	Phytate
Oxalat	Zink
Aminosäuren	Eisen
(Histidin)	Vanadium
Stärke	
Ascorbinsäure	
Nicotinsäure	
Antazida	

Bei insulinpflichtigen Diabetikern ist die Cr-Resorption zwei- bis viermal höher als bei gesunden Vergleichspersonen (Anderson 1999). Dies wird darauf zurückgeführt, dass bei Diabetikern die Fähigkeit, anorganisches Cr in organische Verbindungen einzubauen, beeinträchtigt ist. Diabetiker benötigen daher mehr Cr, sind aber nicht in der Lage, Cr effizient zu utilisieren. Daher weisen sie trotz höherer Resorption eine höhere Cr-Ausscheidung im Harn und niedrigere Cr-Gewebsgehalte auf (Anderson 1999).

Aus Gründen der Vollständigkeit wird noch erwähnt, dass Cr VI wesentlich besser resorbiert wird als Cr III. Nach der Resorption wird Cr VI in die Erythrocyten inkorporiert, dort an die Globinfraktion von Hämoglobin gebunden und nachfolgend zu Cr III reduziert. In dieser reduzierten Form kann Cr die Erythrocyten nicht mehr verlassen und wird irreversibel im Zellinneren festgehalten (Jeejeebhoy 1999). Diese Vorgänge werden auch mit der Toxizität von Cr VI in Verbindung gebracht.

Nach der Resorption wird Cr in erster Linie an Transferrin gebunden, wobei Cr um die Bindungsstellen von Fe III am Transferrin konkurriert (Higdon u. Anderson 2005). Cr-Supplementierung führt jedoch nicht zu einer Beeinträchtigung des Fe-Status. Fe-Überladung, wie sie im Falle einer Hämochromatose auftritt, kann jedoch den Cr-Transport beeinflussen, weil alle Bindungsstellen am Transferrinmolekül von Fe III besetzt sind (Anderson 1999). Diese Tatsache wird zur Erklärung der Beobachtung herangezogen, wonach bei Patienten mit hereditärer Hämochromatose eine Häufung von Diabetes mellitus auftritt (Anderson 1999).

Ist so viel Cr vorhanden, dass alle vorhandenen Bindungsstellen am Transferrin abgesättigt sind, so wird das restliche Cr auch an Albumin gebunden (Ducros 1992; Jeejeebhoy 1999). Bei sehr hohen Cr-Konzentrationen kommt es darüber hinaus auch noch zur Bindung von Cr an andere Plasmaproteine wie α- und β-Globuline sowie Lipoproteine (Ducros 1992; Heseker 1999).

Regulation des Stoffwechsels

Der Mechanismus der Inkorporation von Cr in die Zellen hängt mit den physiologischen Funktionen dieses Spurenelementes zusammen und wurde daher im Abschnitt über die physiologischen Funktionen bereits beschrieben. Eine besondere Akkumulation von Cr in einzelnen Organen findet nicht statt, was auch mit der geringen Toxizität von Cr im Zusammenhang steht. Die Ausscheidung von Cr erfolgt in erster Linie über die glomeruläre Filtration, 80–97% der filtrierten Menge werden tubulär resorbiert (Heseker 1999). Geringe Mengen werden über den Schweiß, die Haare, die Atemluft und die Galle ausgeschieden (Anderson 1999). Die Höhe der Cr-Ausscheidung im Harn korreliert mit der enteral resorbierten Cr-Menge. Die Harnausscheidung von Cr wird daher auch als Maß der Cr-Resorption gewertet (Anderson 1999). Verschiedene Faktoren erhöhen die Cr-Ausscheidung im Harn. Die wichtigsten davon sind eine hohe Zufuhr an Monosacchariden, wobei vor allem die insulinogene Wirkung des Zuckers eine Rolle spielt. Weitere Faktoren sind die Einnahme von Aspirin, Einwirkung von Stressoren, stärkere körperliche Belastung und ein höheres Lebensalter (Lukaski 1999; Dietary Reference Intakes 2001; Meißner 2002).

Zufuhr- und Bedarfsempfehlungen

In der Literatur (Hermann et al. 1994; Heseker 1999) finden sich Angaben über eine ausreichende Cr-Zufuhr im Bereich von 50–200 μg pro Tag. Diese relativ große Streubreite ist auf einen Mangel an Daten zurückzuführen, der derzeit die Festlegung von exakten Bedarfszahlen erschwert. Nach neueren Angaben (Dietary Reference Intakes 2001; Rabinovitz et al. 2004) liegt die adäquate Cr-Zufuhr für Frauen bei 25 μg und für Männer bei 35 μg pro Tag. Diese Angaben basieren allerdings nur auf Studien, in denen festgestellt wurde, dass der Cr-Gehalt verschiedener Ernährungsformen im Bereich von 14,3 +/– 1,1 μg pro 1000 Kal liegt (Dietary Reference Intakes 2001). Unter Berücksichtigung einer realistischen Energiezufuhr wurden daraus die angeführten Werte einer adäquaten Zufuhr errechnet. Auf einer vergleichbaren rechnerischen Basis ergeben sich Werte von 20 μg/d für Frauen und solche von 30 μg/d für Männer jenseits

Tabelle 2. Vergleich der für die USA und für Mitteleuropa geltenden Zufuhrempfehlungen für Chrom. Nach Referenzwerte für die Nährstoffzufuhr (2000); Dietary Reference Intakes (2001)

Altersgruppe	USA-Empfehlungen	DACH-Empfehlung
0–6 Monate	0,2 µg/d	1–10 µg/d
7–12 Monate	5,5 µg/d	20–40 µg/d
1–3 Jahre	11 µg/d	20–60 µg/d
4–8 Jahre	15 µg/d	20–80 µg/d
9–13 Jahre	25 µg/d ♂	20–100 µg/d
	21 µg/d ♀	
14–18 Jahre	35 µg/d ♂	20–100 µg/d
	24 µg/d ♀	
Erwachsene		
19–50 Jahre	35 µg/d ♂	30–100 µg/d
	25 µg/d ♀	
über 51 Jahre	30 µg/d ♂	
	20 µg/d ♀	

des 50. Lebensjahres. Gerade für ältere Menschen erscheint jedoch die Frage der adäquaten Cr-Zufuhr von nicht unwesentlicher Bedeutung, so dass speziell für diese Altersgruppe noch besser fundierte Daten notwendig wären.

Die adäquate Cr-Zufuhr von Neugeborenen und Säuglingen bis zum 6. Lebensmonat wird auf den Cr-Gehalt der Muttermilch gegründet. Dieser Gehalt beträgt 0,25 µg/l. Unter der Annahme einer täglichen Milchzufuhr von 0,78 l wird als adäquate Cr-Zufuhr für diese Altersgruppe ein Wert von 0,2 µg/d angenommen. Es wird geschätzt, dass durch die übliche Säuglingsnahrung 5,36 µg Cr/d zugeführt werden. Auch diesbezüglich fehlen allerdings noch genauere Daten. Auf der Basis von Muttermilch und Zusatznahrung wird eine adäquate Cr-Zufuhr von 5,5 µg/d für die Altersgruppe zwischen 7 und 12 Monaten festgelegt. Auch bezüglich der wünschenswerten Zufuhrraten bei Kindern und Jugendlichen von 1 bis 18 Jahren existieren keine exakten Unterlagen. Aus der Extrapolation der Daten, wie sie für Erwachsene angenommen werden, wird eine adäquate Cr-Zufuhrmenge von 11 µg/d bei Kindern und von 24 µg/d für Jugendliche errechnet.

Nach vorhandenen Literaturangaben (Hermann et al. 1994; Wilplinger et al. 1998; Anderson 1999; Veillon u. Patterson 1999; Maisironi 2000) liegt die durchschnittliche tägliche alimentäre Cr-Zufuhr im Bereich um 50 µg/d. Bei einem Vergleich dieser Angaben mit den Zufuhrempfehlungen ergibt

sich naturgemäß eine Diskussion im Hinblick auf die Problematik einer ausreichenden alimentären Zufuhr.

Die Tabelle 2 gibt einen vergleichenden Überblick über jene Empfehlungswerte, wie sie in den USA, und jenen, wie sie für europäische Länder gelten. Dabei fällt auf, dass die Zufuhrempfehlungen nach den RDA- und den so genannten DACH-Referenzwerten zum Teil deutlich unterschiedlich sind.

Nahrungsquellen für Cr

Die Cr-Gehalte in Lebensmitteln resultieren einerseits aus dem natürlicherweise vorhandenen Cr, stammen aber andererseits auch aus exogenen Quellen oder Verunreinigungen, die bei der Lebensmittelbearbeitung hinzukommen. Dazu muss allerdings festgehalten werden, dass im Laufe von Bearbeitungsprozessen der Cr-Gehalt eines Lebensmittels sowohl zu- als auch abnehmen kann. So akkumulieren säurehaltige Lebensmittel Cr während der Bearbeitung, besonders beim Erhitzen in Gefäßen aus rostfreiem Stahl. Eine Auswahl von Lebensmitteln mit einem höheren Cr-Gehalt zeigt die Tabelle 3. Besonders Cr-reich sind Hefe, Kleie und Pfeffer, sie tragen allerdings nur wenig zur alimentären Cr-Versorgung bei. In dieser Hinsicht sind Eier, Blattgemüse und Vollkornprodukte von größerer Bedeutung (Heseker 1999). Nach Angaben von Anderson (1998) tragen zur Cr-Versorgung des Menschen folgende Lebensmittel bei:

Getreideprodukte (besonders Weizen),

Tabelle 3. Lebensmittel mit höherem Chrom-Gehalt und Nahrungsquellen für Cr. Nach Anderson (1998); Meißner (2002); Rabinovitz et al. (2004)

Butter	Senf	Pilze	Pflanzenöle
Käse	Tomaten	Pflaumen	Eier
Fleisch	Ketchup	Erdnüsse	Haferflocken
Geflügel	Barbecue-Sauce	Spargel	Kopfsalat
Vollkornprodukte	Essig	Leber	Kakao
Traubensaft	Soja	Nieren	
Brokkoli	Kekse	Wein	
Pfeffer	Hefe	Schweinefleisch	

Fleisch (Schweinefleisch mehr als Rindfleisch),

Obst, Gemüse, Nüsse, Pilze (hauptsächlich Obst und Beeren),

Getränke, Süßwaren etc. (zu einem nicht unerheblichen Anteil Bier, Wein und Limonaden).

In den meisten Lebensmitteln liegt der Cr-Gehalt im Bereich von 20 bis 590 µg/kg (Jeejeebhoy 1999) bzw. im Bereich von 1 bis 20 µg/100g (Heseker 1999). Als zusätzliche Information zeigt die Tabelle 4 einige Beispiele des Cr-Gehaltes ausgewählter Lebensmittel.

Tabelle 4. Nahrungsquellen für Chrom

Leber	0,22–0,60 µg/g
Hefe	0,053 µg/g
Käse	0,36 µg/g
Brot	0,19 µg/g
Rindfleisch	0,034–0,13 µg/g
Maiskeimöl	0,27–0,42 µg/g

Diagnostik des Cr-Status

Die Beurteilung des Cr-Status ist dadurch erschwert, dass Cr in der Natur weit verbreitet ist, wodurch Cr-Kontaminationen bei der Analyse nur schwer vermeidbar sind. Bisher existiert daher kein verlässlicher Indikator des alimentären Cr-Status. Eine Beurteilung der Cr-Zufuhr und daraus abgeleitete Schlussfolgerungen über die alimentäre Cr-Versorgung auf der Basis der vorhandenen Daten sind daher unzuverlässig. Vorhanden sind allerdings Angaben über die Cr-Konzentrationen im Blut, den einzelnen Blutzellen und im Harn, die in der Tabelle 5 übersichtlich zusammengefasst sind. Diese Werte besitzen jedoch nur eine geringe Aussagekraft im Hinblick auf die Beurteilung der alimentären Versorgung.

Die korpuskulären Elemente des Blutes weisen einen höheren Cr-Gehalt auf als das Plasma, wobei sich in den Leukocyten die höchsten Konzentrationen finden (Rückgauer u. Kruse-Jarres 2002b). Bei chronischen Nierenerkrankungen können die Plasmakonzentrationen von Cr erhöht sein, bei Dialysepatienten sind sie eindeutig erhöht (Klahr 2000). Bei Diabetikern wird meistens über niedrigere Plasmakonzentrationen von Cr berichtet (Ding et al. 1998; Milne 2000; Rabinovitz et al. 2004). Nach Angaben von Maisironi (2000) sind niedrige Plasmachromkonzentrationen direkt mit Glukoseintoleranz assoziiert und stehen indirekt mit Diabetes und kardiovaskulären Erkrankungen bei Menschen in den industrialisierten Ländern in Verbindung. In den Industrieländern nimmt die Cr-Konzentration im Plasma auch bei älteren Menschen ab (siehe auch weiter

Tabelle 5. Chrom-Konzentrationen im Blut und Harn. Nach Angaben von Gibson (1989); Ding et al. (1998); Milne (2000); O'Flaherty et al. (2001); Meißner (2002)

Matrix	Messwert
Serum (Plasma)	0,05–0,84 µg/l ($\approx$ 1–10 nmol/l)
Vollblut	0,5–3,9 µg/l ($\approx$ 10–15 nmol/l)
Harn	7,8–9,68 µg/l
Harn (Ausscheidungsmenge/24 h)	0,1–0,2 µg/d

unten). Eine vergleichbare Abnahme wird in afrikanischen und orientalischen Ländern nicht beobachtet. Es wird daher die Vermutung geäußert, dass die altersassoziierte Abnahme der Plasmachromkonzentration durch die lebenslange hohe Zufuhr bearbeiteter Lebensmittel bedingt ist (Maisironi 2000). Ein etwas differenzierteres Bild der Cr-Konzentration im Plasma bieten Rückgauer u. Kruse-Jarres (2002b). Sie geben an, dass sich bei Diabetikern im Vergleich zu gesunden Kontrollpersonen höhere Cr-Konzentrationen im Plasma, den Erythrocyten und Thrombocyten, niedrigere Werte hingegen in den Leukocyten finden. Die von ihnen gemessenen Plasmakonzentrationen waren umso höher und die Werte in den Leukocyten umso niedriger, je schlechter die durch die Bestimmung des glykosilierten Hämoglobins evaluierte Diabeteskontrolle war. Als mögliche Ursache für die gefundenen Veränderungen diskutieren die Autoren eine Umverteilung von Cr aus den Blutzellen in das Blutplasma.

Niedrigere Plasmachromkonzentrationen werden auch während der Schwangerschaft gefunden (Milne 2000).

Die Harnausscheidung von Cr wird von verschiedenen Faktoren, meistens im Sinne einer Erhöhung, beeinflusst. Diese Faktoren sind in der Tabelle 6 wiedergegeben. Die Harnausscheidung von Cr ist bei Frauen signifikant höher als bei Männern (Ding et al. 1998), unterliegt einem diurnalen Rhythmus und steigt mit dem Alter an (Gibson 1989; Ding et al. 1998). Verschiedene andere Harnbestandteile wie diverse Salze können die Cr-Ausscheidung modifizieren (Gibson 1989). Die Erhöhung der renalen Cr-Ausscheidung im Zusammenhang mit der hohen Zufuhr an Einfachzuckern wird mit der höheren Insulinausschüttung in Verbindung gebracht (Higdon u. Anderson 2005).

Bei manchen Spurenelementen wird die Brauchbarkeit des Gehaltes in den Hautanhangsgebilden als Indikator des alimentären Status diskutiert. Bezüglich Cr herrscht die Meinung vor, dass zu viele Einflüsse, wie z.B. das Alter, Geschlecht, die Farbe und Behandlung des Haares, die geographische Situation, Rauchgewohnheiten etc., den Cr-Gehalt in den Haaren beeinflussen, so dass dieser Gehalt zwar theoretisch vielleicht ein

Tabelle 6. Einflussfaktoren auf die Harnausscheidung von Chrom. Nach Angaben von Gibson (1989); Anderson (1997, 1999); Platen (2002)

Hohe Zufuhr von Einfachzuckern
körperliche Aktivität
Infekte
Laktation
physische Traumen
berufliche Chrom-Belastung
Stress (Cortisol)

Indikator für die Beurteilung der langfristigen alimentären Cr-Versorgung sein könnte, dies in der Praxis jedoch wegen der umfangreichen nötigen Standardisierung derzeit keine Rolle spielt (Gibson 1989; Heseker 1999).

Im Zusammenhang mit dem Cr-Gehalt von Hautanhangsgebilden kann noch eine Studie referiert werden (Rajpathak et al. 2004), in der bei diabetischen Männern mit kardiovaskulären Erkrankungen niedrigere Cr-Gehalte in den Zehennägeln gefunden wurden als bei vergleichbaren gesunden Kontrollpersonen.

Als einziger verlässlicher Indikator des alimentären Cr-Versorgungszustandes wird die Untersuchung von Veränderungen der Konzentrationen von Glukose, Insulin, des glykosilierten Hämoglobins und von Lipidparametern nach einer Cr-Supplementierung angesehen (Gibson 1989; Anderson 1999; Rückgauer u. Kruse-Jarres 2002a, 2002c; Rabinovitz et al. 2004). Als Dauer dieser Supplementierung wird ein Zeitraum von zwei Monaten empfohlen (Rückgauer u. Kruse-Jarres 2002c). Bei einer schlechten Ausgangssituation des Cr-Status wird eine Normalisierung dieser Parameter durch die Cr-Supplementierung erwartet. Dabei treten die Reaktionen der Plasmaglukosewerte bereits nach zwei Wochen auf, Lipidveränderungen hingegen benötigen eine längere Zeit (Anderson 1999).

Cr-Mangel, Cr und klinische Erkrankungen

Das medizinische Interesse bezüglich des Cr-Mangels und den damit in Zusammenhang stehenden klinischen Folgen fokussiert sich im Wesentlichen auf die Störung der In-

Tabelle 7. Symptome des Chrom-Mangels. Nach Anderson (1998); Lukaski (1999)

Beeinträchtigung der Glukosetoleranz	Encephalopathien
erhöhte Konzentration von zirkulierendem Insulin	Erhöhung des Augeninnendruckes
Glukosurie	verminderte Insulinbindung
Nüchternhyperglykämie	verminderte Insulinrezeptorkonzentration
Beeinträchtigung des Wachstums	Beeinträchtigung der hormonalen Immunität
Hypoglykämie	Gewichtsverlust
erhöhte Konzentration von Cholesterin und den Triglyceriden im Plasma	Ataxie
Erniedrigung des Quotienten fettfreie Masse/Fettmasse	Neuropathien

sulinwirksamkeit und den sich daraus ergebenden funktionellen Konsequenzen. Die in der Literatur genannten Symptome des Cr-Mangels sind in der Tabelle 7 zusammengefasst.

Bezüglich der Häufigkeit, der Art und der Ursache eines Cr-Mangels herrscht jedoch keine einheitliche Meinung. So wird die Meinung geäußert, dass die Bedeutung eines Cr-Mangels im Zusammenhang mit einer gestörten Glukosetoleranz und dem Diabetes Typ II eigentlich nur aus Beobachtungen an nur wenigen Patienten mit totaler parenteraler Ernährung ohne Cr bzw. nach Cr-Supplementierung abgeleitet wird (Heseker 1999; Dietary Reference Intakes 2001). Allerdings sind auch die Ergebnisse von Cr-Supplementierungen bei Diabetikern nicht einheitlich. Auch die Frage, wieweit die übliche Cr-Zufuhr mit der Nahrung bedarfsdeckend ist, wird kontroversiell beurteilt. Anderson et al. (1985) geben an, dass die alimentäre Cr-Zufuhr in selbst gewählten Menüs suboptimal ist. In einer Übersichtsarbeit von Meißner (2002) hingegen wird festgestellt, dass die durchschnittliche tägliche Zufuhr von Cr auf 50 bis 200 µg/d geschätzt wird und somit bedarfsdeckend ist. Nach Ansicht von Mertz (1993) erlauben die Ergebnisse von Untersuchungen an Tieren und Menschen folgende Schlussfolgerungen:

– Chrommangel führt zur Insulinresistenz;
– Insulinresistenz, die durch Cr-Mangel verursacht wurde, kann durch Cr-Supplementierung gebessert werden;
– Cr-Mangel kann in verschiedenen Populationen nachgewiesen werden und

kommt als Ursache für eine Insulinresistenz in der Population in Frage.

Eine Unterstützung dieser Postulate liefern die Ergebnisse von Cr-Mangelexperimenten, in denen die Versuchspersonen eine Störung der Glukosetoleranz und klinische Anzeichen eines Diabetes entwickeln (Heseker 1999).

Die Störung der Glukosetoleranz tritt bei einer Cr-Zufuhr von weniger als 20 µg/d auf. Gibson (1989) definiert das Auftreten eines marginalen Mangels dann, wenn eine gestörte Glukosetoleranz sich durch eine Cr-Gabe bessern oder beseitigen lässt.

Als Risikogruppe für die Entwicklung eines marginalen Cr-Mangels werden ältere Menschen angesehen, bei denen eine Abnahme der Cr-Konzentrationen in verschiedenen Geweben und Körperflüssigkeiten zu finden ist (Dietary Reference Intakes 2001; Meißner 2002). Diese Situation tritt vor allem bei einseitiger Ernährung auf und wird auch mit der Abnahme der Glukosetoleranz bei alten Menschen in Verbindung gebracht. Die Beurteilung der Zusammenhänge zwischen der alimentären Cr-Zufuhr bzw. dem Cr-Status und den sich daraus ergebenden klinischen Konsequenzen wird allerdings dadurch erschwert, dass, wie bereits im Abschnitt über die Diagnostik erwähnt, bisher keine verlässlichen Indikatoren für den Cr-Status bekannt sind.

Cr-Supplementierung

Für Cr-Supplementierungen werden unterschiedliche Motivationen, unterschiedliche Dosierungen und unterschiedliche Zeitdauern angeführt. In den meisten Cr-Supplementen liegt Cr als Picolinat oder gebunden an Niacin vor. Vereinzelt finden sich auch Angaben über $CrCl_3$ als Verabreichungsform. Die Art des Liganden spielt eine Rolle für die Bioverfügbarkeit, die Wirkung und die Toxizität des Cr-Supplements (Bagchi et al. 2002).

Die in verschiedenen Studien verabreichten Cr-Dosierungen reichen von 100 µg bis 3000 µg (Uusitupa et al. 1992; Hermann et al. 1994; Lee u. Reasner 1994; Ravina et al. 1995; Volpe et al. 2001; Cefalu u. Hu 2004; Cheng et al. 2004; Rabinovitz et al. 2004). Die am häufigsten verwendete Dosierung ist 200 µg/d. Der Zeitraum, über den supplementiert wird, erstreckt sich von einem Tag bis zu 8 Monaten (Cefalu u. Hu 2004).

Cr-Supplementierungen werden aus verschiedenen Gründen und bei verschiedenen Subpopulationen empfohlen. Inwieweit dies ernährungsmedizinisch fundiert ist, kann auf der Basis der vorhandenen Studien beurteilt werden. Es erscheint nahe liegend, die Sinnhaftigkeit einer Cr-Supplementierung in einen Zusammenhang mit einer beeinträchtigten Insulinwirkung zu bringen. Die dazu vorliegenden wesentlichsten Ergebnisse werden nachfolgend zusammengefasst. Cheng et al. (2004) fanden bei einer Cr-Supplementierung mit 1000 µg Cr/d über sechs Monate eine signifikante Abnahme der Nüchternblutzuckerkonzentration und des glykosilierten Hämoglobins in der Verum-(= Diabetiker)-Gruppe im Vergleich zu einer Kontrollgruppe euglykämischer Personen. Die totale antioxidative Kapazität nahm in dieser Studie bei den Diabetikern zu, bei den Kontrollpersonen hingegen ab. Bezüglich der Konzentrationen antioxidativer Enzyme zeigte sich in beiden Gruppen keine Änderung. In einer Studie von Hermann et al. (1994) wurde gefunden, dass es bei Personen mit Hypercholesterinämie zu einer signifikanten Abnahme der Gesamt- und LDL-Cholesterinkonzentration im Plasma und auch zu einer Abnahme der Konzentration von Apolipoprotein B kommt. Die Plasmakonzentrationen der Glukose, Triglyceride, des HDL-Cholesterins und anderer Lipoproteine wurden durch die Cr-Supplementierung nicht beeinflusst. Bei Personen ohne Hypercholesterinämie wurde keiner

der untersuchten Parameter durch die Cr-Supplementierung beeinflusst.

Rabonovitz et al. (2004) erzielten durch eine Supplementierung mit 200 µg Cr-Picolinat eine signifikante Senkung der Nüchternblutzuckerkonzentration und des glykosilierten Hämoglobins, eine nicht-signifikante Abnahme von Insulin und den Triglyceriden sowie des Gesamt- und LDL-Cholesterins, während die HDL-Cholesterinkonzentration unbeeinflusst blieb.

In einer Studie bei Diabetikern vom Typ I und II wurden bei 70% der Untersuchten positive Auswirkungen einer Supplementierung mit 200 µg/d im Hinblick auf die Einnahme von oralen Antidiabetika und die Insulindosierung gefunden (Ravina et al. 1995). In dieser Studie wurde jedoch auch festgestellt, dass die Effektivität von Cr-Supplementierungen unterschiedlich und nicht vorhersagbar ist. In einer prospektiven, doppelblinden und placebokontrollierten Crossover-Studie von Lee u. Reasner (1994) an Diabetikern vom Typ II mit einer Cr-Supplementierung von 200 µg/d über 2 Monate konnten keine Effekte hinsichtlich der Blutzuckerkontrolle, des LDL- und HDL-Cholesterins und nur eine signifikante Senkung der Triglyceridkonzentration erzielt werden. Gunton et al. (2005) konnten bei Menschen mit einer beeinträchtigten Glukosetoleranz keinen Einfluss einer Cr-Supplementierung auf die Glukosetoleranz, die Insulinsensitivität und das Lipidprofil finden. Uusitupa et al. (1992) konnten schließlich in einer randomisierten, kontrollierten Studie überhaupt keine Auswirkungen einer Cr-Supplementierung mit einer Dosis von 160 µg/d über 6 Monate finden. Von mehreren Autoren (Anderson et al. 1985; Althuis et al. 2002; Vincent 2004) wird daher die Meinung vertreten, dass eine Cr-Supplementierung bei gesunden Menschen keine nachweisbaren Effekte erbringt und die Ergebnisse bei Diabetikern uneinheitlich sind. Damit in Übereinstimmung stehen die Ergebnisse verschiedener Untersucher (Anderson 1998; Volpe et al. 2001; Vincent 2003), die bei gesunden Versuchspersonen keinen Effekt einer Cr-Supplementierung auf die Körperzusammensetzung, das Körpergewicht, den Energieumsatz sowie auf die Plasmakonzentrationen von Glukose und Insulin finden konnten.

Platen (2002) äußert die Vermutung, dass der Cr-Bedarf bei Ausdauersport erhöht sein könnte, was durch die Tatsache einer erhöhten Harnausscheidung von Cr nach körperlicher Belastung unterstützt wird. Wie dies aber auch vom genannten Autor betont wird, liegen bisher noch keine eindeutigen Daten zur Effektivität einer Cr-Supplementierung bei Sporttreibenden vor.

Bei bestehenden Leber- oder Nierenerkrankungen wird Vorsicht bei Cr-Supplementierungen empfohlen (Dietary Reference Intakes 2001).

Toxizität von Cr

Akute Toxizität

Cr III ist im Gegensatz zu Cr VI weitgehend untoxisch. Eine akute Toxizität von Cr III ist daher kein ernährungsmedizinisches Problem von praktischer Relevanz. Cr VI-Verbindungen sind weitaus toxischer, kommen aber in der Nahrung nur in ganz geringen Mengen vor und sind deshalb in der Ernährungsmedizin ebenfalls nicht von Bedeutung. Aus der Arbeitsmedizin ist bekannt, dass es bei Vergiftungen mit Cr VI akut zu Kontaktdermatitiden und Hautgeschwüren kommt (Gibson 1989).

Chronische Toxizität

Auch bezüglich der chronischen Toxizität gilt, dass Cr III keine ausgesprochene Toxizität aufweist. Es existieren aber Beobachtungen, wonach es bei länger dauernder Zufuhr von Cr-Picolinat zu Schädigungen kommen kann. Die beschriebenen Schädigungen sind chronisches Nierenversagen, DNA-Schäden, erhöhter oxidativer Stress, gastrointestinale Reizerscheinungen, bestimmte psychische (Beeinträchtigungen der Kognition und Wahrnehmung) und neurologische Effekte (Störungen der Motorik), Hämolyse, Thrombocytopenie, Leberinsuffizienz, akutes Nierenversagen, interstitielle Nephritis und Rhabdomyolyse (Lukaski 1999; Dietary Reference Intakes 2001; Bagchi et al. 2002). Nach Zufuhr hoher Cr-Mengen in einem potenziell toxischen Zufuhrbereich steigt der Cr-Gehalt der Leukocyten an (Meißner 2002). Aus In-vitro-Untersuchungen und Tierversuchen wird die Vermutung abgeleitet, dass die toxischen Wirkungen hoher Cr-Dosen über eine Hemmung der Superoxiddismutase in den Zellen bewerkstelligt werden, wodurch die intrazelluläre Bildung freier Radikale bzw. der Schutz dagegen vermindert wird (Meißner 2002; Vincent 2003). Es wird jedoch auch die Vermutung geäußert, dass die beschriebenen toxischen Wirkungen nicht vom Cr allein ausgehen, sondern vom jeweiligen Bindungspartner mitbestimmt werden. Diese Vermutung beruht auf der Beobachtung, wonach Cr-Picolinat signifikant mehr oxidativen Stress und DNA-Schäden erzeugt als an Niacin gebundenes Cr (Bagchi et al. 2002).

Wegen der unsicheren Datenlage existieren auch keine absolut festgelegten Werte für die Obergrenze einer alimentären Cr-Zufuhr. Als NOAEL (No-Observed-Adverse-Effect-Level) gilt 1 mg/d. Diese Festlegung beruht jedoch nicht auf den Ergebnissen exakter Untersuchungen, sondern entspricht den höchsten Zufuhrmengen, die bei Menschen öfters erreicht werden und bei denen keine unerwünschten Nebenwirkungen beobachtet wurden (Hathcock 2000). Es existieren aber auch Literaturangaben (Anderson 1998), wonach eine tägliche Cr-Zufuhr bis zu 70 mg tolerierbar sein soll. Andererseits gibt Lukaski (1999) an, dass einige von den beschriebenen Nebenwirkungen bereits nach einer mehrwöchigen täglichen Zufuhr von 400 bis 2400 µg Cr-Picolinat auftreten. Gründe für diese stark divergierenden Angaben sind nicht bekannt, möglicherweise spielt dabei, wie bereits weiter oben erwähnt, die unterschiedliche Art der Cr-Verbindung eine Rolle.

Für Trinkwasser gilt eine Obergrenze von 50 µg/l. Bis zu 200 µg/l ist auch bei lebenslanger Zufuhr keine gesundheitliche Gefährdung zu erwarten (Meißner 2002).

Aus Gründen der Vollständigkeit soll abschließend noch kurz die chronische Toxizität von Cr VI erörtert werden. Sie beruht einerseits auf der wesentlich besseren Resorption von Cr VI im Vergleich zu Cr III, andererseits aber auf der Tatsache, dass Cr VI in der Zelle rasch reduziert wird, was mit einer Oxidation von Zellkomponenten einhergeht (O'Flaherty et al. 2001). Auswirkungen der chronischen Toxizität von Cr VI sind Septumperforationen und Asthma im Falle einer Inhalation, Allergien und ein erhöhtes Risiko der Karzinomentstehung besonders im Bereich des Respirationstrakts (Gibson 1989; Heseker 1999; Hathcock 2000).

Literatur

Althuis MD, Jordan NE, Ludington EA, Wittes JT (2002) Glucose and insulin responses to dietary chromium supplements: A meta-analysis. Am J Clin Nutr 76:148–155

Anderson RA (1997) Nutritional factors influencing the glucose/insulin system: Chromium. J Am Coll Nutr 16:404–410

Anderson RA (1998) Effects of chromium on body composition and weight loss. Nutr Rev 56:266–270

Anderson RA (1999) Chromium. Physiology, dietary sources and requirements. In: Encyclopedia of Human Nutrition. Ed. Sadler MJ, Strain JJ, Caballero B, pp. 388–394. Academic Press, San Diego-London

Anderson RA, Bryden NA, Polansky MM (1985) Chromium supplementation of human subjects. Nutr Res Suppl 1:560–563

Bagchi D, Stohs SJ, Downs BW, Bagchi M, Preuss HG (2002) Cytotoxicity and oxidative mechanisms of different forms of chromium. Toxicology 180:5–22

Cefalu WT, Hu FB (2004) Role of chromium in human health and in diabetes. Diabetes Care 27:2741–2751

Cheng HH, Lai MH, Hou WC, Huang CL (2004) Antioxidant effects of chromium supplementation with type 2 diabetes mellitus and euglycemic subjects. J Agric Food Chem 52:1385–1389

Dietary Reference Intakes (2001) Chromium. In: A Report of the Panel of Micronutritients, Subcommittees on Upper Reference Levels of Nutrients and of the Interpretation and Uses of Dietary Reference Intakes, and the Standing Committee on the Scientific Evaluation of Dietary Reference Intakes. Ed. Food and Nutrition Board, Institute of Medicine, pp. 197–223. National Academy Press, Washington DC

Ding W, Chai Z, Duan P, Feng W, Qian Q (1998) Serum and urine chromium concentrations in elderly diabetics. Biol Trace Elem Res 63:231–237

Ducros V (1992) Chromium metabolism. A literature review. Biol Trace Elem Res 32:65–77

Gibson RS (1989) Assessment of trace element status in humans. Prog Food Nutr Sc 13:67–111

Gunton JE, Cheung NW, Hitchman R, Hams G, O'Sullivan C, Foster-Powell K, McElduff A (2005) Chromium supplementation does not improve glucose tolerance, insulin sensitivity, or lipid profile: A randomized, placebo-controlled, double-blind trial of supplementation in subjects with impaired glucose tolerance. Diabetes Care 28:712–713

Hathcock JN (2000) Trace element and supplement safety. In: Clinical Nutrition of the Essential Trace Elements and Minerals. Ed. Bogden JD, Klevay LM, pp. 99–111. Humana Press, Totowa, New Jersey

Hermann J, Arquitt A, Stoecker B (1994) Effects of chromium supplementation on plasma lipids, apolipoproteins and glucose in elderly subjects. Nutr Res 671–674

Heseker H (1999) Chrom. Ernährungsumschau 46:283–385

Higdon JA, Anderson RA (2005) Chromium. In: Linus Pauling Institute Micronutrient Information Center

Jeejeebhoy KN (1999) The role of chromium in nutrition and therapeutics and as a potential toxin. Nutr Rev 57:329–335

Klahr S (2000) Trace elements and mineral nutrition in renal disease. In: Clinical Nutrition of the Essential Trace Elements and Minerals. Ed. Bogden JD, Klevay LM, pp. 273–289. Humana Press, Totowa, New Jersey

Lee NA, Reasner CA (1994) Beneficial effect of chromium supplementation on serum triglyceride levels in NIDDM. Diabetes Care 17:1449–1452

Lukaski HC (1999) Chromium as a supplement. Ann Rev Nutr 19:279–302

Maisironi R (2000) The epidemiology of trace element deficiencies. In: Clinical Nutrition of the Essential Trace Elements and Minerals. Ed. Bogden JD, Klevay LM, pp. 91–97. Humana Press, Totowa, New Jersey

Meißner D (2002) Chrom. In: Vitamine, Spurenelemente und Mineralstoffe. Prävention und Therapie mit Mikronährstoffen. Ed. Biesalski HK, Köhrle J, Schürmann K, pp. 235–236. Thieme, Stuttgart

Mertz W (1993) Chromium in human nutrition: A review. J Nutr 123:626–633

Milne DB (2000) Laboratory assessment of trace element and mineral status. In: Clinical Nutrition of the Essential Trace Elements and Minerals. Ed. Bogden JD, Kleavy LM, pp. 69–90. Humana Press, Totowa, New Jersey

O'Flaherty EJ, Kerger BD, Hays SM, Paustenbach DJ (2001) A physiologically based model for the ingestion of chromium(III) and chromium(VI) by humans. Toxicol Sci 60:196–213

Pennington JAT (2000) Current dietary intakes of trace elements and minerals. In: Clinical Nutrition of the Essential Trace Elements and Minerals. Ed. Bogden JD, Klevay LM, pp. 91–97. Humana Press, Totowa, New Jersey

Platen P (2002) Mikronährstoffe in der Sportme-dizin. In: Vitamine, Spurenelemente und Mi-neralstoffe. Prävention und Therapie mit Mi-kronährstoffen. Ed. Biesalski HK, Köhrle J, Schürmann K, pp. 326–342. Thieme, Stuttgart

Rabinovitz H, Friedensohn A, Leibovitz A, Gabay G, Rocas C, Habot B (2004) Effect of chromi-um supplementation on blood glucose and li-pid levels in type 2 diabetes mellitus elderly patients. Int J Vitam Nutr Res 74:178–182

Rajpathak S, Rimm EB, Li T, Morris JS, Stampfer MJ, Willett WC, Hu FB (2004) Lower toenail chromium in men with diabetes and cardio-vascular disease compared with healthy men. Diabetes Care 27:2211–2216

Ravina A, Slezak L, Rubal A, Mirsky N (1995) Clinical use of the trace element chromium (III) in the treatment of diabetes mellitus. J Trace Elem Exp Med 8:183–190

Referenzwerte für die Nährstoffzufuhr (2000) Umschau Braus Verlag, Frankfurt am Main

Rückgauer M, Kruse-Jarres JD (2002a) Aussagen der Parameter für die Statusbestimmung. In: Vitamine, Spurenelemente und Mineralstof-fe. Prävention und Therapie mit Mikronähr-stoffen. Ed. Biesalski HK, Köhrle J, Schür-mann K, pp. 686–695. Thieme, Stuttgart

Rückgauer M, Kruse-Jarres JD (2002b) Normal-werte für Mengen- und Spurenelemente. In: Vitamine, Spurenelemente und Mineralstof-fe. Prävention und Therapie mit Mikronähr-stoffen. Ed. Biesalski HK, Köhrle J, Schür-mann K, pp. 701–707. Thieme, Stuttgart

Rückgauer M, Kruse-Jarres JD (2002c) Aussagen der Parameter für die Statusbestimmung. In: Vitamine, Spurenelemente und Mineralstof-fe. Prävention und Therapie mit Mikronähr-stoffen. Ed. Biesalski HK, Köhrle J, Schür-mann K, pp. 686–695. Thieme, Stuttgart

Rückgauer M, Zeyfang A (2002) Chromium determinations in blood cells: Clinical rele-vance demonstrated in patients with diabetes mellitus type 2. Biol Trace Elem Res 86:193–202

Uusitupa MI, Mykkanen L, Siitonen O, Laakso M, Sarlund H, Kolehmainen P, Rasanen T, Kum-pulainen J, Pyorala K (1992) Chromium sup-plementation in impaired glucose tolerance of elderly: Effects on blood glucose, plasma insulin, C-peptide and lipid levels. Br J Nutr 68:209–216

Veillon C, Patterson KY (1999) Analytical issues in nutritional chromium research. J Trace Elem Exp Med 12:99–109

Vincent JB (1999) Mechanisms of chromium ac-tion: Low-molecular-weight chromium-bind-ing substance. J Am Coll Nutr 18:6–12

Vincent JB (2000a) The biochemistry of chromi-um. J Nutr 130:715–718

Vincent JB (2000b) Quest for the molecular mech-anism of chromium action and its relationship to diabetes. Nutr Rev 58:67–72

Vincent JB (2003) Recent advances in the bio-chemistry of chromium(III). J Trace Elem Exp Med 16:227–236

Vincent JB (2004) Recent developments in the bio-chemistry of chromium(III). Biol Trace Elem Res 99:1–16

Volpe SL, Huang HW, Larpadisorn K, Lesser II (2001) Effect of chromium supplementation and exercise on body composition, resting metabolic rate and selected biochemical pa-rameters in moderately obese women follow-ing an exercise program. J Am Coll Nutr 20:293–306

Wilplinger M, Zöchling S, Pfannhauser W (1998) Chrom im Boden und in der Nahrung. VitaMinSpur 13:117–120

Kapitel 6

Jod (I)

W. Marktl

Chemische Grundlagen

Jod ist ein nicht-metallisches Element der Halogengruppe, die im Periodensystem zwischen der Sauerstofffamilie und den seltenen Gasen liegt. Bei Raumtemperatur bildet Jod ein violettes Gas, diese Eigenschaft ist auch die Grundlage seiner Bezeichnung. Jod wurde als zweites Halogen nach Chlor im Jahre 1811 von B. Courtois in Paris entdeckt. Seine Bedeutung für den menschlichen Organismus wurde erst fast hundert Jahre nach seiner Entdeckung erkannt (Houston 1999).

Die Halogene sind über Haloperoxidasen in die enzymatische Aktivität und die Produktion zahlreicher aktiver Metaboliten eingebunden.

Jodatome nehmen leicht Elektronen auf, ohne dass die aufgenommenen Elektronen stark festgehalten werden. Die anderen Halogene Brom, Chlor und Fluor halten das aufgenommene Elektron zunehmend stärker fest, d.h. Fluor am stärksten. Infolge des im Organismus vorhandenen Redoxpotenzials wird jedoch die Elektronenaufnahme so stark gefördert, dass der überwiegende Teil von Jod als Jodid vorliegt (Winkler 1976).

Jod kommt in der Erdrinde eher spärlich vor, wobei der Jodgehalt umso geringer ist, je mehr der Boden durch die Erosion ausgewaschen wurde.

Verteilung von Jod im menschlichen Organismus

Der Körper des Menschen enthält 15 bis 25 mg an Jod (Hurrell 1997; Baker 2004). Von dieser Gesamtmenge befinden sich 70 bis 80% in der Schilddrüse. Im Hinblick auf das extrathyreoidale Jod scheint besonders jenes in der Leber von Interesse. In der Leber findet sich Protein-gebundenes Jod im Bereich der Lysosomen der Hepatocyten. Dieses Jod stammt wahrscheinlich aus dem Abbau von jodhaltigem Thyreoglobulin und aus dem Abbau von jodierten Proteinen, die im Rahmen der Phagocytose in Makro- und Mikrophagen frei werden (Köhrle 2000). Außer in die Schilddrüse wird Jod auch in die Speicheldrüsen, die Magenschleimhautzellen, den Plexus chorioideus, die Brustdrüse und die Placenta aufgenommen (Cavalieri 1997). Diese Organe und Gewebe nehmen Jod zwar auf, reichern es jedoch nicht an. Der Mechanismus der Jodaufnahme in diese verschiedenen Organe und Gewebe ist wahrscheinlich gleich wie jener der Aufnahme von Jod in die Schilddrüse, d.h. durch einen Natrium/Jod-Symporter (Houston 1999). Als Beispiele für den Jodgehalt verschiedener Organe können folgende Werte angeführt werden: Schilddrüse ca. 600 µg/g, Hirn 0,02 µg/g, Leber 0,2 µg/g Feuchtgewicht (Houston 1999). Aus den Speicheldrüsen und den Magenschleimhautzellen wird Jod sezerniert und im Dünndarm reabsorbiert. Aus dem Blut wird Jod auch in den Dickdarm sezerniert, dies beträgt jedoch nur ungefähr 1% der gesamten Clearance (Cavalieri 1997). Jodierte Röntgenkontrastmittel lagern sich infolge ihrer Lipophilie in das Fettgewebe ein und werden von dort aus nur langsam metabolisiert (Köhrle 2000).

Physiologische Funktionen von Jod

Das Hauptinteresse bezüglich der physiologischen Funktionen von Jod fokussiert sich naturgemäß auf dessen Rolle als essenzieller Bestandteil der Schilddrüsenhormone. Über extrathyreoidale physiologische Wirkungen von Jod beim Menschen wird zwar diskutiert (Winkler 1976), über ihre praktische Bedeutung herrscht aber keine Klarheit.

Die Follikelzellen der Schilddrüse weisen eine strukturelle und funktionelle Polarität auf. In der basolateralen Membran der Thyreocyten befindet sich ein Natrium/Jod-Symporter, der Jodid gegen einen 30 bis 40-fachen Konzentrationsgradienten in der Schilddrüse anreichert. Die Energie dafür stammt aus der Natrium-Kalium-ATPase, die, wie auch verschiedene Kanäle und Rezeptoren, inklusive dem TSH-Rezeptor ebenfalls in der basolateralen Membran lokalisiert ist. Von der basolateralen Membran wird Jodid über einen Jodidkanal der apikalen Zellmembran (Pendrin) in das apikale Kolloid abgegeben. An der apikalen Oberfläche finden sich auch Thyreoglobulin, die thyreoidale Peroxidase und Hydrogenperoxid. Jodid und Thyreoglobulin akkumulieren in der apikalen Region der Thyreocyten. Über Einwirkung der Thyreoperoxidase und von Wasserstoffperoxid wird die Oxidation von Jodid und gleichzeitig auch seine Anbindung an Tyrosylreste des Thyreoglobulinmoleküls gefördert. Dadurch entstehen die Hormonpräkursoren Monojod- und Dijodthyrosin. Die Thyreoperoxidase bewerkstelligt schließlich auch die oxidative Kopplung von Mono- und Dijodthyrosinresten des Thyreoglobulins und katalysiert damit die Bildung der beiden Hormonformen Trijodthyronin (T_3) und Thyroxin (T_4) (Cavalieri 1997; Köhrle 2000; Dietary Reference Intakes 2001). Ungefähr zwei Drittel des Jods im Thyreoglobulin liegt in Form der inaktiven Präkursoren vor und wird nicht in die Zirkulation sezerniert, sondern durch eine spezielle Dejodinase in der Schilddrüse vom Tyrosin abgespalten und dann in der Schilddrüse wiederverwertet. Dieser Prozess ist wichtig für die Jodkonservierung. Menschen mit einem genetischen Defekt in Bezug auf diese Dejodinase haben daher das Risiko eines Jodmangels. Die Hormonsekretion umfasst zuerst die Pinocytose eines Kolloid-enthaltenden jodinierten Thyreoglobulins, hierauf die Fusion der Kolloidtropfen mit Lysosomen, gefolgt von einer Proteolyse, durch die Mono-, Di-, Tri- und Tetrajodthyronin freigesetzt wird. Eine Jodothyrosindehalogenase regeneriert Jodid von Mono- und Dijodthyrosin, das dann entweder in der Schilddrüse wiederverwertet oder in das Blut abgegeben wird. Dieser Prozess ist verantwortlich für die Jodabgabe bei chronischem Jodexzess und bei bestimmten Schilddrüsenerkrankungen.

Die alimentäre Jodzufuhr reguliert die Hormonbildung und die Sensitivität der Schilddrüse für TSH. Eine hohe Jodzufuhr hat einen hemmenden Effekt, der durch bisher noch nicht eindeutig identifizierte organische Jodverbindungen, möglicherweise Jodolipide, vermittelt wird (Cavalieri 1997).

Im Plasma werden die Schilddrüsenhormone an verschiedene, aus der Leber stammende Transportproteine gebunden. Den quantitativ größten Anteil von ca. 70% bindet das Thyroxin-bindende Globulin. Der Rest wird an Transthyretin, Albumin und an Lipoproteine gebunden, die eine jeweils unterschiedliche Bindungsaffinität aufweisen.

Die Bindungsproteine für die Schilddrüsenhormone im Plasma limitieren die Hormonaufnahme in die Zielzellen und regulieren damit die Verteilung der Hormone zwischen dem extra- und intrazellulären Compartment. Der wichtigste Bindungspartner für T_4 im Liquor ist Transthyretin, das damit die Aufgabe dieser Verteilung im Zentralnervensystem übernimmt.

Die Leber enthält ca. 30% des extrathyreoidalen T_4. Sie ist durch eine Dejodinase in den Hepatozyten auch in die Versorgung peripherer Zellen mit T_3 involviert. Darüber hinaus spielt sie eine Rolle bei der Metabolisierung von Zwischenprodukten der Schilddrüsenhormone (Houston 1999).

Die für die intrazelluläre Wirkung der Schilddrüsenhormone wichtige Dejodinierung von T_4 zu T_3 wird von einer Gruppe verschiedener Dejodinasen katalysiert, die alle selenabhängig sind. Im Hirn wird die Umwandlung von T_4 zu T_3 durch eine spezifische Jodothyronin-Dejodinase bewerkstelligt. Dieses Enzym ist besonders im Bereich der Astrocyten exprimiert, die T_4 aus dem

Blut aufnehmen und den Neuronen des Gehirns T_3 zur Verfügung stellen.

Der Abbau der Schilddrüsenhormone erfolgt durch eine 5-Dejodinase Typ III, die durch die Entfernung von Jod-Atomen am Tyrosylring T_4 und T_3 inaktiviert.

Die physiologischen Wirkungen der Schilddrüsenhormone werden in diesem Abschnitt nur kurz erörtert. Der Grund dafür ist, dass es sich bei diesen Wirkungen eben um Hormonwirkungen und nicht um reine Wirkungen von Jod handelt. Eine detaillierte Diskussion der physiologischen Wirkungen der Schilddrüsenhormone würde zudem den Rahmen eines Beitrages über Jod sprengen. Es kann diesbezüglich aber ohnehin auf die reichlich vorhandene endokrinologische Literatur verwiesen werden.

Grundsätzlich werden die Schilddrüsenhormone praktisch von allen Geweben benötigt, und in diesem Zusammenhang spielt Jod eine essenzielle Rolle beim Wachstum und der Entwicklung.

Wichtige Zielorgane für die Schilddrüsenhormone sind das Nervensystem, vor allem das Gehirn, der Muskel, das Herz, der Hypophysenvorderlappen und die Nieren. Aus klinischer Sicht sind die Schilddrüsenhormone besonders für die Entwicklung des Gehirns von Bedeutung, wobei sie vor allem bei der in der Perinatalperiode erfolgenden Myelinisierung der Nervenscheiden eine Rolle spielen. In letzter Zeit wird allerdings diskutiert, dass bei der Hirnentwicklung Jod auch unabhängig von den Schilddrüsenhormonen eine Rolle spielen könnte (Kavishe 1999). Bekannt ist auch die Ruheenergieumsatz-steigernde Wirkung der Schilddrüsenhormone, die seit langer Zeit schon als kalorigene oder thermogene Wirkung bezeichnet wird. Diese Wirkung wird über so genannte Entkopplungsproteine in den Mitochondrien vermittelt und ist für die Regulation der Körperkerntemperatur unter basalen Bedingungen von Bedeutung. Im Hypophysenvorderlappen regulieren die Schilddrüsenhormone gemeinsam mit verschiedenen Cofaktoren die Synthese und Sekretion von Somatotropin. Im Herz- und Skelettmuskel beeinflussen die Schilddrüsenhormone auf verschiedene Art und Weise die Produktion von Myosin, wobei das Lebensstadium und die Art des Muskelgewebes eine Rolle spielen. Die Muskelkontraktion wird von den Schilddrüsenhormonen durch genetische Veränderung der Calciumaufnahme in die Zellen beeinflusst. In der Leber unterliegen der Kohlenhydratstoffwechsel, die Lipogenese und der Cholesterinstoffwechsel der Beeinflussung durch die Schilddrüsenhormone. Zusammenfassend kann gesagt werden, dass die zellulären und systemischen Wirkungen der Schilddrüsenhormone zu einer Stimulation der Synthese von respiratorischen und anderen Enzymen führen, was eine Erhöhung der Sauerstoffaufnahme und nachfolgend des Ruheenergieumsatzes zur Folge hat. Davon betroffen sind die Herzfrequenz, die Atemfrequenz, die Mobilisation der Kohlenhydrate, der Cholesterinstoffwechsel und eine große Zahl weiterer physiologischer Funktionen (Houston 1999).

Stoffwechsel von Jod

Resorption und Transport

Jod wird in verschiedenen chemischen Formen mit der Nahrung zugeführt. Meistens handelt es sich dabei um anorganische Jodid- und Jodatverbindungen. Diese Verbindungen werden zuerst im Magen-Darm-Trakt reduziert und nachfolgend bereits im proximalen Jejunum rasch und nahezu vollständig resorbiert. Unter normalen Umständen beträgt die Resorptionsrate mehr als 90%. Andere Nahrungsbestandteile beeinflussen bei üblichen Ernährungsgewohnheiten die Jodresorption kaum. Proteingebundenes Jod wird allerdings etwas schlechter resorbiert (Hurrell 1997). Eine exzessive Calciumzufuhr kann zur Präzipitation von Jod führen oder seine renale Exkretion fördern und dadurch seine Bioverfügbarkeit negativ beeinflussen (Kavishe 1999). Auch größere Mengen von Sojasprossen können behindernd auf die Jodresorption wirken (Dietary Reference Intakes 2001).

Das vom T_4 abgespaltene Jod wird dem Plasmapool beigefügt und dann entweder wieder in die Schilddrüse aufgenommen oder über die Niere ausgeschieden.

Regulation des Stoffwechsels

Das im Blut vorhandene Jod wird durch die Schilddrüse und die Niere aus der Zirkulati-

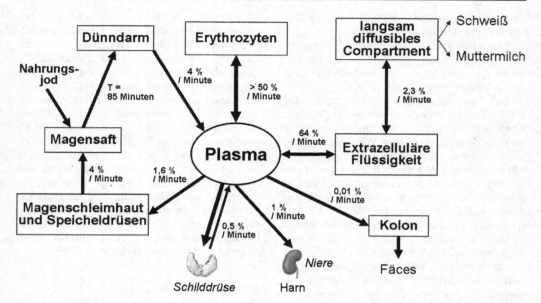

Abb. 1. Ein Compartmentmodell der Verteilung und der Clearance von anorganischem Jodid beim Menschen. Die Austauschrate von Jodid zwischen den Compartments ist angegeben als Prozentrate des Plasmajodidcompartments, das pro Minute transferiert wird. Die Rate des Jodidtransfers vom Magen zum Dünndarm ist als mittlere Transitzeit (T) angegeben. Nach Cavalieri (1997)

on entfernt. Kleine Mengen an Jod sind auch im Schweiß sowie in der Galle vorhanden. Da im Darm keine homöostatische Regulation der Jodresorption erfolgt, obliegt der Niere die Aufgabe der Aufrechterhaltung des Stoffwechselgleichgewichtes für Jod. Die Schilddrüse entnimmt der Zirkulation jeweils jene Jodmengen, die sie aktuell für die Hormonproduktion benötigt. Das restliche Jod muss über die Niere ausgeschieden werden. Die Jodausscheidung im Harn ist abhängig von der Plasmajodkonzentration, die ihrerseits mit der Höhe der alimentären Jodzufuhr korreliert ist. Die Harnausscheidung von Jod wird daher als ein Indikator der längerfristigen Jodversorgung herangezogen (siehe auch weiter unten). Zu beachten ist allerdings, dass die Jodkonzentration im Harn einen circadianen Rhythmus aufweist, der unabhängig von Alter, Geschlecht und Jahreszeit ist (Als et al. 2000). Dieser circadiane Rhythmus manifestiert sich in niedrigsten Harnkonzentrationen von Jod zwischen 8 bis 11h und einem progressiven Anstieg zwischen 12 und 24h. Jeweils vier bis fünf Stunden nach den Hauptmahlzeiten treten Peaks auf, was darauf hinweist, dass der Circadianrhythmus der Harnausscheidung von Jod durch die Hauptmahlzeiten modifiziert wird. Eine praktische Konsequenz aus der Tatsache des Vorhandenseins eines Circadianrhythmus der renalen Jodausscheidung ist, dass speziell aus der Jodbestimmung eines in den Vormittagsstunden gewonnenen Harns nicht auf ein Tagesmittel der Jodausscheidung geschlossen werden sollte. Einen Überblick über die Verteilung und die Clearance von Jod gibt die Abb. 1.

Die Bioverfügbarkeit von Jod und die damit assoziierte Synthese der Schilddrüsenhormone kann von verschiedenen Faktoren beeinflusst werden. Diese Faktoren sind in der Tabelle 1 wiedergegeben. Da diese Thematik nur im Zusammenhang mit dem Jodmangel von praktischer Bedeutung ist, erfolgt eine detailliertere Erörterung der Wirkungsmechanismen dieser Faktoren im Abschnitt über den Jodmangel. An dieser Stelle kann allerdings schon festgehalten werden, dass die aufgezählten Faktoren für sich allein keinen Jodmangel hervorrufen,

Tabelle 1. Faktoren und chemische Verbindungen, die durch verschiedene Interaktionen die Bioverfügbarkeit von Jod beeinflussen

Strumigene Substanzen wie:	Chemikalien wie:
Thiocyanate	Dioxin
Perchlorat	PCBs
Propylthiouracil	Cholestyramin
Thiouramidverbindungen	Aluminiumhydrochlorid
	Eisensulfat
Flavinoide	Pertechnat
Isoflavinoide (Genistin, Daidzein)	Nitrat
	Bromid
Kojic-Säure	
Kupfer	*Medikamente*:
Eisenmangel	Phenytoin
Selenmangel	Carbamazapin
Fluoride	Rifampicin
Lithium	Barbiturate
Vitamin A-Mangel	

Nähere Details bezüglich des Wirkungsmechanismus finden sich im Abschnitt über den Jodmangel

sondern in erster Linie deshalb von Interesse sind, weil sie einen bereits bestehenden Jodmangel verstärken können.

Zufuhr- und Bedarfsempfehlungen für Jod

Die Höhe der adäquaten Jodzufuhr wird in erster Linie mit der Vermeidung einer kompensatorischen Schilddrüsenhyperplasie in Verbindung gebracht. Eine solche Hyperplasie tritt als erste Reaktion auf eine zu geringe Jodzufuhr auf, ohne dass es in diesem Stadium bereits zu klinischen Konsequenzen eines Jodmangels kommt. Die für die USA geltenden Bedarfswerte sind in der Tabelle 2 den DACH-Referenzwerten gegenübergestellt.

Ergänzend kann dazu bemerkt werden, dass eine optimale alimentäre Jodzufuhr mit einer Jodausscheidung im Harn im Bereich zwischen 100 und 200 µg pro Tag einhergeht (Großklaus u. Jahreis 2004).

Nahrungsquellen für Jod

Wie bereits zu Beginn des Kapitels über Jod erwähnt, hat die Erosion der Erdoberfläche die Folge, dass die Böden nur noch einen geringen Jodgehalt aufweisen. Dies trifft weltweit besonders für das Innere der Kontinente und die großen Gebirgsregionen zu. In diesen Regionen enthalten weder die tierischen noch die pflanzlichen Lebensmittel hohe Jodgehalte. Eine andere Situation ergibt sich in den Meeren und den Küstenregionen. Vor allem die Meereslebewesen enthalten beträchtliche Jodmengen und tragen bekanntlich wesentlich zur alimentären Jodversorgung bei. Meeressalz enthält jedoch im Gegensatz zu den Meerespflanzen und -tieren nur noch wenig Jod, weil bei

Tabelle 2. Empfohlene Zufuhrmengen für Jod im Vergleich zwischen den RDA der USA (Dietary Reference Intakes 2001) und den DACH-Referenzwerten für Deutschland und Österreich (Referenzwerte für die Nährstoffzufuhr 2000)

Altersgruppe	RDA µg/d	Altersgruppe	DACH-Referenzwert für Österreich und BRD µg/d
0–6 Monate	110	0–4 Monate	40
7–12 Monate	130	4–12 Monate	80
1–3 Jahre	90	1–4 Jahre	100
4–8 Jahre	90	4–7 Jahre	120
9–13 Jahre	120	7–10 Jahre	140
		10–13 Jahre	180
14–18 Jahre	150	13–15 Jahre	200
		15–19 Jahre	200
Ab 19 Jahren	150	19–25 Jahre	200
		25–51 Jahre	200
		Ab 51 Jahren	180
Schwangere	220	Schwangere	230
Stillende	290		260

Tabelle 3. Durchschnittlicher relativer Beitrag einzelner Lebensmittelgruppen zur alimentären Jod-Versorgung unter Ausschluss von Meereslebewesen. Nach Pennington (2000)

Lebensmittelgruppe	Durchschnittlicher relativer Beitrag zur alimentären Jod-Versorgung
Getreide und Getreideprodukte	32%
Milch und Käse	18%
Fleisch	13%
Verschiedene Desserts	10%
Gemüse	9%
Eier	5%
Getränke	4%
Süßungsmittel	2%
Fette	1%
Obst	1%
Diverse andere Lebensmittel	5%

der Herstellung von Meeressalz in kristalliner Form durch Verdunsten von Meerwasser das Jod gemeinsam mit dem Wassergehalt reduziert wird (Kavishe 1999). Die Tabelle 3 gibt einen Überblick über den relativen Beitrag einzelner Lebensmittelgruppen zur alimentären Jodversorgung. Relativ wenig bekannt ist, dass natürliche Mineralwässer mitunter beträchtliche Jodgehalte aufweisen und daher ebenfalls einen nicht unwesentlichen Beitrag zur alimentären Jod-

Tabelle 4. Jod-Gehalte natürlicher Mineralwässer aus Österreich

Bezeichnung des Versandwassers	Jod-Gehalt (µg/l)
Martinsquelle	270
Vitusquelle	160
Gleichenberger Johannisbrunnen	160
Riedquell	86
Alpquell	84
Sulzegger Styrianquelle	60
Preblauer Auenquelle	57
Güssinger	50
Margarethenquelle (Astoria)	50
Markus Quelle	36
Juvina	26
Long Life	23
Römerquelle	14
Peterquelle	14
Frankenmarkter	11
Gasteiner	5
Vöslauer	3

versorgung leisten können. Als Beispiel für die Jodgehalte in natürlichen Mineralwässern werden in der Tabelle 4 die Gehalte an Jod angeführt, die in natürlichen Mineralwässern aus Österreich zu finden sind.

Einen bestimmten Beitrag zur täglichen Jodzufuhr können auch Medikamente, Lebensmittelfarben (z.B. Erythrosin), Wasserreinigungstabletten, Kosmetika und desinfizierende Verbindungen für die Haut und Zähne leisten (Baker 2004). Diese Arten der Jodzufuhr sind jedoch nicht im Zusammenhang mit der alimentären Bedarfsdeckung, sondern eher im Hinblick auf toxikologische Belange von Bedeutung und werden daher im Abschnitt über die Toxikologie von Jod noch näher erörtert.

Diagnostik des Jod-Status

Für die Diagnostik des alimentären Jod-Status bzw. eines Jodmangels stehen verschiedene Möglichkeiten zur Verfügung. Einen Überblick über diese Methoden bietet die Tabelle 5.

Für die Feststellung der alimentären Jodversorgung von Populationen wird am häufigsten die Höhe der Harnausscheidung von Jod im Harn herangezogen. Für das Einzelindividuum besitzt jedoch die Höhe der Harnausscheidung eine nur eingeschränkte Aussagekraft, weil sie von verschiedenen Faktoren, wie z.B. der Höhe der Flüssigkeitszufuhr, verändert wird und von der jeweils aktuellen Jodzufuhr bzw. der Höhe der Jodkonzentration im Plasma abhängt.

Tabelle 5. Möglichkeiten der Diagnostik des J-Status bzw. eines J-Mangels

- Harnausscheidung von Jod
- Schilddrüsengröße palpatorisch untersucht oder mittels Ultraschall gemessen
- Bestimmung der TSH-Konzentration im Plasma
- Aufnahme von radioaktiven Jod-Isotopen in die Schilddrüse
- Untersuchung des Jod-Turnovers
- Messungen der Konzentrationen von T_4 und T_3 im Plasma
- Messung der Thyreoglobulinkonzentration im Plasma

Kommentare zu den einzelnen Methoden finden sich im Text.

Milder Jodmangel ist assoziiert mit einer durchschnittlichen Jodausscheidung von 50 bis 100 µg pro Tag in der Population. Die Werte für mäßigen Jodmangel sind 25 bis 50 µg pro Tag. Schwerer Jodmangel geht mit Werten unter 25 µg pro Tag einher und ist häufig mit dem Auftreten von endemischem Kretinismus verbunden (Kavishe 1999). Nach Angaben der WHO soll die mittlere Jodkonzentration im Harn bei ausreichend mit Jod versorgten Populationen nicht unter 10 µg pro dl liegen, und nicht mehr als 20% der Bevölkerung sollen eine Harnkonzentration unter 5 µg Jod pro dl haben. Bezogen auf Kreatinin ist nach der WHO eine Konzentration von weniger als 50 µg Jod pro g Kreatinin ebenfalls ein Indikator für eine mögliche Jodunterversorgung.

Nach Angaben aus den USA (Dietary Reference Intakes 2001) beträgt die Harnkonzentration von Jod bei Männern 1,38 bis 1,55 µg pro Liter, jene bei Frauen 1,1 bis 1,29 µg pro Liter. Es existiert eine Formel, mit deren Hilfe die alimentäre Jodzufuhr aus der Harnausscheidung berechnet bzw. geschätzt werden kann (Dietary Reference Intakes 2001). Diese Formel lautet: Jodausscheidung im Harn (µg/l) × 0,0235 × Körpergewicht in kg = Jodzufuhr pro Tag.

Auch die Größe der Schilddrüse spiegelt den Jodstatus wider. Sie kann durch Palpation oder präziser durch Ultraschall gemessen werden. Die Aussagekraft der Messung der Schilddrüsengröße als Parameter der Jodversorgung ist bei Kindern größer als bei Erwachsenen. Die Größe der Schilddrüse kann allerdings nicht nur durch einen Jodmangel, sondern auch durch einen Jodüberschuss, durch Karzinome oder Infekte beeinflusst werden (Houston 1999).

Die Bestimmung der TSH-Konzentration im Plasma als Parameter der Jodversorgung hat sich vor allem bei Neugeborenen bewährt. Infolge komplexer Interaktionen zwischen TSH und anderen Hormonen ist die TSH-Bestimmung bei älteren Kindern und Erwachsenen nicht mehr so aussagekräftig (Houston 1999).

Eine normale Schilddrüse nimmt aus dem Blut jeweils jene Jodmengen auf, die sie für die aktuelle Hormonproduktion benötigt. Die Affinität der Schilddrüse für Jod kann durch die Erfassung jener Fraktion bestimmt werden, die von einer oral gegebenen radioaktiven Joddosis in die Schilddrüse aufgenommen wird. Bei Jodmangel ist diese Fraktion höher als bei adäquater Jodversorgung. Typische Werte bei ausreichender Jodversorgung liegen bei 5 bis 20% in 24 Stunden (Dietary Reference Intakes 2001).

Auskunft über den Jodstatus kann auch durch die Untersuchung des Jodumsatzes erlangt werden. Dabei wird eine bestimmte Menge von ^{131}J intravenös appliziert und die Jodakkumulation in der Schilddrüse durch Messung der thyreoidalen und renalen Jod-Clearance, der Ausscheidung von Jod im Harn und der fraktionellen thyreoidalen Freisetzungsrate errechnet (Dietary Reference Intakes 2001).

Das klassische Hormonprofil bei Jodmangel ist eine deutliche Verringerung der T_4-Konzentration, eine normale oder leicht erhöhte T_3-Konzentration und eine deutlich erhöhte TSH-Konzentration im Plasma (Kavishe 1999).

Die Tabelle 6 gibt einen Überblick über die WHO-Kriterien für die Diagnostik eines Jodmangels als Problem des Gesundheitswesens in Subpopulationen.

Tabelle 6. WHO-Kriterien für Jodmangel als Problem des Gesundheitswesens in Subpopulationen. Zit. nach Houston (1999)

Indikator	Erfasste Population	Leichter Mangel (%)	Schwerer Mangel (%)
Kropf, diagnostiziert durch Palpation	Schulkinder	5–19,9	≥ 30
Schilddrüsenvolumen, untersucht durch Ultraschall (> 97. Perzentile)	Schulkinder	5–19,9	≥ 30
Mittlere Jodkonzentration im Harn (µg/l)	Schulkinder	50–99	< 20
TSH (> 5 mU/l, Vollblut)	Neugeborene	3–19,9	≥ 40

Als Ergänzung zu diesem Abschnitt über die Diagnostik des Jodversorgungszustandes kann noch angeführt werden, dass die Konzentration von anorganischem Jod im Plasma zwischen 0,08 und 0,6 µg/dl liegt. Dieser Wert spielt allerdings bei der Diagnostik des Jodstatus keine Rolle.

Bilanzstudien mit Jod haben sich aus verschiedenen Gründen für die Jodstatusbestimmung nicht bewährt.

Jodmangel

Der Jodmangel gilt als die häufigste Ursache einer vermeidbaren mentalen Retardierung auf der Welt (Houston 1999). Im Gegensatz zu anderen Mangelzuständen hat der Jodmangel keinen sozioökonomischen, sondern in erster Linie einen geographischen Hintergrund, wie dies in den vorhergehenden Abschnitten bereits dargelegt wurde. Nach Angaben der WHO leben 29% der Weltbevölkerung in Jodmangelgebieten, und in manchen Entwicklungsländern liegt die Kropfhäufigkeit sogar bei 50% (Dunn 2000). Die beiden wichtigsten ätiologischen Faktoren für die Jodmangelerkrankungen sind der alimentäre Jodmangel und die Zufuhr so genannter strumigener Substanzen. Als Strumigene werden bestimmte Lebensmittel und deren Bestandteile bzw. bestimmte chemische Verbindungen bezeichnet, die bei länger dauernder, hoch dosierter Zufuhr strumigen wirken (Kavishe 1999). Von den strumigenen Substanzen sind die Thiocyanate die bekannteste Gruppe. Strumigene Verbindungen finden sich u.a. in Kassava, Limabohnen, Süßkartoffeln, Kohl, Brokkoli und Hirse (Hurrell 1997; Houston 1999). Diese Lebensmittel enthalten Cyanidverbindungen, die zu Thiocyanaten biotransformiert werden.

Thiocyanate und Perchlorat hemmen den aktiven Jodtransport in die Schilddrüse kompetitiv (Houston 1999). Das häufigere Auftreten von Strumen bei rauchenden Frauen wird auf das Vorhandensein von Thio- und Isothiocyanaten im Zigarettenrauch zurückgeführt (Kavishe 1999). Propylthiouracil beeinflusst Koppelungsreaktionen und die Jodisation unabhängig von der Höhe der Jodzufuhr und ohne Blockierung des Jodtransports (Houston 1999). Thiona-

midverbindungen, die in Kohl und Rüben vorkommen, blockieren ebenfalls die Jodisation. Bestimmte industrielle Abfallprodukte, wie z.B. Resorcinol und PCBs, bewirken eine irreversible Hemmung der Thyreoperoxidase und blockieren auf diese Art die Jodisation (Houston 1999).

Medikamente, die zur Behandlung einer Hyperthyreose eingesetzt werden, wie z.B. Propylthiouracil oder Methimazol, bergen auch das Risiko der Verursachung einer Hypothyreose in sich (Higdon u. Dunn 2003).

Auch Lithium kann in Kombination mit pharmakologischen Dosen von Kaliumjodid eine Hypothyreose hervorrufen (Higdon u. Dunn 2003).

Zu den Faktoren, die den Stoffwechsel der Schilddrüsenhormone beeinflussen, zählt auch der Selenmangel. Selenmangel vermindert die Aktivität der Glutathionperoxidase. Der Selenmangel kann daher in Kombination mit einem Jodmangel und einer reduzierten Hormonsynthese zu einer Akkumulation von H_2O_2 führen, was zu einer Zellschädigung und zu einer Dysfunktion der Schilddrüse beitragen kann (Houston 1999). Darüber hinaus werden die selenabhängigen Dejodinasen für die Umwandlung von T_4 zu T_3 benötigt. Bei Selenmangel besteht daher ein zu geringes Angebot an T_3 in den Zellen und eine erhöhte T_4-Konzentration im Plasma (Houston 1999). Bestimmte Medikamente und Chemikalien wie z.B. Phenytoin, Carbamazepin, Rifampicin, Barbiturate, Dioxin oder PCBs verdrängen die Schilddrüsenhormone aus ihrer Bindung an die Plasmaproteine, wodurch es zu einem beschleunigten Abbau und zur rascheren Ausscheidung kommt. Andere Substanzen, wie Cholestyramin, Aluminiumhydroxid oder Eisensulfat, vermindern die intestinale Jodresorption (Kavishe 1999).

Der Natrium/Jod-Transporter transportiert außer Jod auch noch Thio- und Isothiocyanate, Chlorat, Nitrat und Pertechnat sowie mit einer deutlich geringeren Affinität auch Bromid und Sulfat. Dabei kommt möglicherweise dem Bromid eine praktische Bedeutung zu, weil im Kraftfahrzeugtreibstoff zunehmend Blei- durch Bromidverbindungen ersetzt werden (Kavishe 1999).

Fluoride und Lithium beeinträchtigen bei Zufuhr in großen Mengen die Schilddrüsenfunktion und wirken strumigen. Im Falle von Fluor wird als Mechanismus eine Hemmung von G-Proteinen in der Signaltransduktion des TSH-Rezeptors der Thyreocyten diskutiert (Kavishe 1999).

Lithium hemmt die Synthese und die Freisetzung von T_3 und T_4.

Die Komplexierung von Kupfer in den Thyreocyten verringert die Expression der Thyreoperoxidase. Andererseits wirken sich Störungen der Schilddrüsenfunktion auf den Stoffwechsel von Kupfer, Zink und Mangan aus (Kavishe 1999).

Schließlich finden sich noch Angaben, wonach ein Eisenmangel die Effizienz der Schilddrüsenhormonsynthese beeinträchtigt (Kavishe 1999).

Die durch den Jodmangel herbeigeführten klinischen Erscheinungsbilder werden zeitgemäß durch den Begriff Jodmangelerkrankungen zusammengefasst. Dieser Begriff ersetzt die früher gebräuchlichen Diagnosen endemischer Kropf und Kretinismus und soll darauf hinweisen, dass sich der Jodmangel durch ein breites Spektrum von Symptomen und Erkrankungen äußert, die mit den früher verwendeten diagnostischen Begriffen nicht vollständig beschrieben wurden.

Die wichtigste klinische Auswirkung des Jodmangels hängt damit zusammen, dass die Schilddrüsenhormone für die normale Hirnentwicklung benötigt werden. Es herrscht heute Übereinstimmung darüber, dass der Jodmangel ein Kontinuum von mentalen Defiziten, von einer milden Beeinträchtigung des IQ bis zur schweren mentalen Retardierung verursacht (Houston 1999).

Insgesamt sind die so genannten Jodmangelkrankheiten charakterisiert durch eine mentale Retardierung, Hypothyreose, Struma, Kretinismus und verschiedene Wachstums- und Entwicklungsdefizite. Die gravierendsten Auswirkungen hat der Jodmangel auf das sich entwickelnde Gehirn. Der Grund dafür ist die Bedeutung der Schilddrüsenhormone für die Myelinisierung der Nervenscheiden, die vor allem in der Perinatalperiode stattfindet.

Das einfachste pathophysiologische Modell der Entwicklung der Folgen eines Jodmangels besagt, dass der Jodmangel primär eine Verminderung der Hormonproduktion

zur Folge hat. Die niedrige T_4-Konzentration im Blut führt zu einer persistierend erhöhten TSH-Sekretion. Da die Schilddrüse jedoch infolge des Jodmangels keine Möglichkeit zur Steigerung der Hormonproduktion hat, wird die Schilddrüse hyperplastisch (Houston 1999; Higdon u. Dunn 2003). Bei milden Formen des Jodmangels reicht diese Hyperplasie aus, um die bestehende Hypothyreose klinisch nicht manifest werden zu lassen.

Dieses vereinfachende Bild wird allerdings durch verschiedene adaptive Mechanismen komplizierter, wobei das Alter der vom Jodmangel betroffenen Person eine Rolle spielt. Bei Erwachsenen mit einem leichten Jodmangel verursacht die Reduktion der Jodzufuhr eine Verminderung des extrathyreoidalen Jods und eine verminderte Jod-Clearance, was sich in einer Verminderung der renalen Ausscheidung von Jod manifestiert. Dabei bleibt jedoch der Jodgehalt der Schilddrüse im normalen Bereich. Bei weiterer Reduktion der Jodzufuhr wird jedoch dieser adaptive Mechanismus überfordert, und der Jodgehalt der Schilddrüse sinkt ab. Dabei wird die Jodisation des Thyreoglobulins und das Verhältnis zwischen Monojod- und Dijodthyrosin verändert, mit der Konsequenz einer Beeinträchtigung der Schilddrüsenhormonproduktion.

Die Adaptationsfähigkeit wird mit zunehmendem Alter geringer.

Bei Kindern ist der Jodpool kleiner und die Dynamik des Jodmetabolismus sowie der peripheren Jodausnutzung rascher. So führt der Jodmangel bei Neugeborenen zu einer schnelleren und direkten Erhöhung der TSH-Produktion. Neugeborene sind infolge des geringen Jodgehalts der Schilddrüse und infolge des rascheren Turnovers der Schilddrüsenhormone die gegenüber dem Jodmangel empfindlichste Altersgruppe. Sie reagieren bereits auf einen milderen Jodmangel mit einer Verringerung der Schilddrüsenhormonproduktion (Houston 1999). Ergänzend dazu soll darauf hingewiesen werden, dass der Jodgehalt der Muttermilch zwischen 29 und 490 ng/ml liegt und somit starken Variationen unterliegt (Scholl u. Reilly 2000).

Aus diesen Ausführungen kann auch abgeleitet werden, dass die klinischen Folgen und die Reversibilität eines Jodmangels nicht nur von dessem Ausmaß, sondern sehr wesentlich vom Alter abhängen, in dem er auftritt. Grundsätzlich gilt dabei, dass die Schädigungen umso schwerer und bleibender sind, je früher der Jodmangel auftritt. Bei den Angehörigen des weiblichen Geschlechts muss mit ausgeprägteren Symptomen gerechnet werden als bei männlichen Individuen (Köhrle 2000).

Der negative Einfluss eines mütterlichen Jodmangels manifestiert sich bereits in der frühen Fetalperiode, weil die fetale Schilddrüse ab der 10. bis 12. Woche die Fähigkeit erlangt, Jod zu akkumulieren und Thyroxin zu bilden. Ein erster Anstieg der T_4-Konzentration findet in der Mitte der Schwangerschaft statt und verläuft von da ab kontinuierlich bis zur Geburt. Die Auswirkungen des mütterlichen Jodmangels spielen sich vor allem im zweiten Trimenon ab. Durch eine Jodsupplementierung zu Anfang des zweiten Trimenons können die meisten Schäden vermieden werden. Hält der Jodmangel hingegen bis zum dritten Trimenon an, treten erhöhte Raten einer perinatalen Mortalität, Aborte und von Wachstumsstörungen sowie neuromuskuläre und kognitive Schäden auf (Scholl u. Reilly 2000).

Die kongenitale Hypothyreose tritt in zwei Formen auf, zwischen denen allerdings beträchtliche Überlappungen bestehen (Higdon u. Dunn 2003):

– Eine neurologische Form; charakterisiert durch mentale und physische Retardierung sowie Taubheit. Diese Form tritt auf, wenn der mütterliche Jodmangel vor der eigenen fetalen Schilddrüsenhormonproduktion vorhanden war.

– Eine myxödematöse oder hypothyreoide Form; charakterisiert durch Kleinwuchs und mentale Retardierung. Diese Form kann auch mit einem Selenmangel sowie der Zufuhr strumigener Substanzen aus der Nahrung assoziiert sein.

Bei Neugeborenen und Säuglingen tritt auch dann eine Beeinträchtigung der intellektuellen Entwicklung auf, wenn keine ausgesprochene kongenitale Hypothyreose vorliegt.

Jodmangel in der Kindheit und Adoleszenz ist oft mit einer Struma assoziiert und tritt häufiger bei Mädchen als bei Knaben auf. Schulkinder mit einer schlechteren Jodversorgung haben eine schlechtere Schulleistung, niedrigere IQs, und höhere Prozentsätze an Lernschwierigkeiten im Vergleich zu Kindern mit ausreichender Jodversorgung (Tiwari et al. 1996; Higdon u. Dunn 2003).

Bei Erwachsenen hat der Jodmangel Strumabildung und Hypothyreose zur Folge, mit subtileren Folgen für das Gehirn und dem Resultat einer verlängerten Reaktionszeit sowie einer beeinträchtigten mentalen Funktion (Higdon u. Dunn 2003).

Einen Überblick über das Spektrum der Jodmangelerkrankungen in Abhängigkeit vom Lebensstadium, in dem der Jodmangel auftritt, zeigt die Tabelle 7.

Weil der Jodmangel die Jodaufnahme in die Schilddrüse erhöht, besteht bei Menschen in jeder Altersstufe im Falle des Jodmangels ein erhöhtes Risiko eines strahleninduzierten Schilddrüsenkarzinoms und einer Jod-induzierten Hyperthyreose (Higdon u. Dunn 2003).

Tabelle 7. Spektrum der Jodmangel-Erkrankungen in Abhängigkeit vom Lebensstadium, in dem der Jodmangel auftritt. Nach Kavishe (1999)

Lebensstadium	Wesentliche Erkrankungen bzw. klinische Folgen
Fetalstadium	Aborte, Totgeburten, kongenitale Anomalien, fetaler Hypothyreoidismus, erhöhte perinatale Mortalität, psychomotorische Defekte, niedriges Geburtsgewicht, neurologischer myxödematöser Kretinismus
Neugeborenenstadium und Frühkindheit	Neonataler Hypothyreoidismus, neonataler Kropf, erhöhte neonatale und frühkindliche Mortalität, verzögerte mentale und physische Entwicklung
Kindheit und Adoleszenz	Kropfbildung, juveniler Hypothyreoidismus, beeinträchtigte mentale Funktion, verzögerte physische Entwicklung
Erwachsenenalter	Kropfbildung mit dessen Komplikationen – Hypothyreoidismus, mentale und physische Dysfunktion, Jod-induzierter Hyperthyreoidismus

Eine Risikogruppe für eine mögliche Entwicklung eines Jodmangels stellen Menschen dar, die sich streng vegetarisch oder vegan ernähren. Allerdings ist bei Veganern eine große Spannbreite der Jodzufuhr festzustellen, die von insuffizient bis zur oberen Toleranzgrenze der Zufuhr reicht. Diese Grenze wird vor allem dann erreicht, wenn Algenprodukte und Jodsupplemente zugeführt werden (Lightowler u. Davies 1998). In einer vergleichenden Studie von Krajcovicova-Kudlackova et al. (2003) wurde die Jodversorgung von Omnivoren mit jener von Lakto-Ovo-Vegetariern und Veganern verglichen. Die Jodkonzentration im Harn war bei den Omnivoren am höchsten (216 µg/l), bei den Lakto-Ovo-Vegetariern geringer (172 µg/l) und bei den Veganern deutlich am niedrigsten (78 µg/l). 25% der Lakto-Ovo-Vegetarier, jedoch 80% der Veganer hatten einen Jodmangel (diagnostiziert auf der Basis einer Jodkonzentration im Harn von weniger als 100 µg/l). Bei der Kontrollgruppe trat eine Harnausscheidung von Jod unter 100 µg/l nur bei 9% der Untersuchten auf. Die bessere Jodversorgung der Lakto-Ovo-Vegetarier im Vergleich zu den Veganern wird auf die höhere Zufuhr von Milch und Milchprodukten bei der erstgenannten Gruppe zurückgeführt.

Hypothyreosen bei Sporttreibenden können entweder durch eine chronisch zu geringe Jodzufuhr bedingt sein, sie können aber auch als Folge eines chronischen Energiedefizits bei gleichzeitiger hoher körperlicher Belastung auftreten. Dies wird als „Low-T_3-Syndrom" bezeichnet und mit dem Auftreten von Zyklusstörungen bei Sportlerinnen in Verbindung gebracht (Platen 2002).

Jod und klinische Erkrankungen

Berichte über Jod und klinische Erkrankungen sind, von den Schilddrüsenerkrankungen abgesehen, nur spärlich vorhanden.

Kurz soll noch auf den therapeutischen Einsatz von radioaktivem Jod beim Schilddrüsenkarzinom eingegangen werden. An sich ist es das Ziel jeder Jodtherapie, eine möglichst bevorzugte Aufnahme des therapeutisch wirksamen Jods in die Schilddrüse zu erreichen. Dies gilt auch für das radioaktive Jod, das in der Therapie eines Schilddrüsenkarzinoms eingesetzt wird. Um dieses Ziel zu erreichen, ist es sinnvoll, möglichst wenig Jod gleichzeitig alimentär zuzuführen, um eine Kompetition beider Jodarten beim Transport in die Schilddrüse zu vermeiden. In dieser Hinsicht erscheint auch die morgendliche Gabe von ^{131}J sinnvoll, weil in dieser Zeit die geringste Harnausscheidung von Jod nachgewiesen werden kann und das auf eine geringe Jodresorption aus dem Darm hinweist. In diesem Zusammenhang soll daran erinnert werden, dass die Höhe der Harnausscheidung von Jod mit der Zufuhr bzw. der Resorption in einem direkten Verhältnis steht (Als u. Fruhling 2000). Dieses Verhältnis dürfte auch bei Patienten mit renalen Erkrankungen nicht wesentlich beeinträchtigt sein, jedenfalls sind bei Patienten mit Niereninsuffizienz oder bei Dialysepatienten keine auf Jod zurückzuführenden pathophysiologischen Erscheinungen festzustellen (Dunn 2000).

In allerdings bisher nur vereinzelten Studien wurde gefunden, dass molekulares Jod bei Mammadysplasie und fibrocystischen Brusterkrankungen eine günstige Wirkung auf die Symptomatik hat (Dietary Reference Intakes 2001; Higdon u. Dunn 2003). Die verwendete Joddosis war 0,08 mg J_2/kg Körpergewicht. Es handelt sich dabei um eine vergleichsweise hohe Jodzufuhr, sie beträgt z.B. bei einer Frau mit 70 kg Körpergewicht mehr als 5 mg J_2. In den vorhandenen Studien konnten bei dieser Dosierung zwar keine wesentlichen Nebenwirkungen gefunden werden, eine solche Joddosis sollte aber nur unter dementsprechender ärztlicher Aufsicht eingenommen werden.

Bei In-vitro-Studien wurde gefunden, dass Jod mit der Myeloperoxidase der Leukocyten bei der Inaktivierung von Bakterien interagiert. Eine niedrige Jodzufuhr könnte daher auch die Immunfunktion beeinträchtigen. Es existieren auch Berichte, wonach eine niedrige Jodzufuhr mit einer erhöhten Inzidenz von Magenkarzinomen einhergeht (Dietary Reference Intakes 2001).

Im Tierversuch an Ratten konnte ein protektiver Effekt von intraperitonealen Jodidinjektionen gegen eine experimentell durch Selenit induzierte Katarakt erzielt werden (Muranov et al. 2004). Dieser protektive Effekt ist abhängig vom Zeitpunkt der Jodinjektion in Relation zur Selenitinjektion und bedarf einer wiederholten Jodinjektion. Der protektive Effekt wird auf antioxidative Mechanismen zurückgeführt und wird als Bestätigung der klinischen Wirkung von topischen Anwendungen von jodhältigen Heilwässern bei seniler Katarakt gewertet.

Jod-Supplementierung

Jod ist zweifelsohne jenes Spurenelement, das weltweit am meisten supplementiert wird und dessen Supplementierung aus medizinischer Sicht am notwendigsten und sinnvollsten erscheint. Da ohne Jodsupplementierung ein alimentärer Jodmangel praktisch in allen Alters- und Bevölkerungsgruppen möglich ist, werden Nahrungsmittel mit Jod supplementiert, die täglich in bestimmten Mengen aufgenommen werden, um auf diese Weise eine regelmäßige Jodversorgung aller Bevölkerungsschichten zu erreichen. Beispiele für solche Nahrungsmittel sind das Kochsalz, Öle, Brot oder Wasser. Für die Jodsupplementierung wird Kaliumjodid oder Kaliumjodat verwendet. Eine in den Alpenländern Mitteleuropas häufig verwendete Dosierung ist 20 mg Kaliumjodat pro kg Salz.

Eine aktuelle Problematik stellt die in den Staaten der EU zu beobachtende Tendenz einer Direktanreicherung von verschiedenen Lebensmitteln mit Jod dar. Um eine chronisch zu hohe Jodzufuhr zu vermeiden, sollten durch jodhältige Nahrungsergänzungsmittel nicht mehr als 100 µg Jod pro Tag zusätzlich aufgenommen werden (Großklaus u. Jahreis 2004). Wenn für die Supplementierung nur ein bestimmtes Lebensmittel, wie z.B. Kochsalz, verwendet wird, ist eine Kontrolle der durchschnittlichen Gesamtzufuhr möglich, und eine Gefahr einer zu hohen Zufuhr besteht kaum. Werden aber pro Tag unterschiedliche Mengen verschiedener jodangereicherter Lebensmittel konsumiert, so ist eine Kontrolle der tatsächlich zugeführten Jodmenge für den Konsumenten nur noch schwer möglich, und das Risiko einer chronisch zu hohen Zufuhr kann nicht ausgeschlossen werden. Das Beispiel des Jodgehaltes von diätetischen Nahrungsergänzungsmitteln für schwangere und stillende Frauen, durch die bei Auf-nahme der empfohlenen Tagesmenge bis zu 200 µg Jod zusätzlich aufgenommen werden, zeigt, dass es sich dabei nicht nur um ein theoretisches Problem handelt (Großklaus u. Jahreis 2004). Bezüglich dieser Thematik kann auch auf den Abschnitt über die Toxizität von Jod verwiesen werden.

Ergänzend zu den Erörterungen betreffend die Supplementierung kann noch hinzugefügt werden, dass jodiertes Öl auch intramuskulär injiziert werden kann. Die typische Dosierung dafür ist bei Kindern unter einem Jahr 240 mg J und für Kinder über einem Jahr 480 mg J. Durch eine Einzelinjektion kann ein Depot für den Zeitraum von 3 bis 5 Jahren angelegt werden (Kavishe 1999).

Ergänzend soll noch darauf hingewiesen werden, dass pharmakologische Dosierungen von Kaliumjodid die antikoagulatorische Wirkung von Cumarinderivaten vermindern können (Higdon u. Dunn 2003).

Toxizität von Jod

Akute Toxizität

Eine akute Vergiftung mit Jod tritt dann ein, wenn binnen kurzer Zeit mehrere Gramm Jod aufgenommen werden. Eine solche Situation kann z.B. auftreten, wenn Jodtinkturen getrunken werden. Die akute Jodvergiftung verursacht in erster Linie Symptome im Bereich des Magen-Darm-Trakts, wie Brennen im Mund und in der Kehle, Magenschmerzen, Übelkeit, Erbrechen und Diarrhöen. Dazu kommen dann allerdings auch Allgemeinsymptome wie Fieber, abgeschwächter Puls, eine abnorme Erregbarkeit des Herzens, Cyanose und Koma (Dietary Reference Intakes 2001). Die Therapie bei akuter Jodvergiftung besteht in der Gabe von jodbindenden Substanzen, wie Stärkegel, Mehlbrei oder Eiweiß bzw. einer verdünnten Thiosulfatlösung (Kavishe 1999).

Eine Problematik, die im Zusammenhang mit der akuten Toxizität steht, ist die schädigende Wirkung von radioaktivem Jod. Dabei spielen die Jodisotope ^{131}J, ^{132}J und ^{133}J eine Rolle. Die wichtigste Rolle kommt dem ^{131}J zu, wenn es über die Nahrung oder durch Inhalation in den Organismus gelangt. Eine besonders gefährdete Altersgruppe sind Neugeborene, weil nach der Geburt einige Tage lang ein deutlicher Anstieg der Schilddrüsenaktivität auftritt. Bei Kindern ist diese Situation deshalb kritisch, weil sie eine kleine Schilddrüse haben und daher eine relativ höhere Strahlendosis in die Schilddrüse aufgenommen wird. Es wird daher im Falle eines konkreten Risikos einer Strahlenbelastung durch radioaktives Jod eine Jodprophylaxe empfohlen, um die Aufnahme des radioaktiven Jods in die Schilddrüse zu vermindern. Der Zeitpunkt, zu dem die Jodprophylaxe durchgeführt werden sollte, ist kurz vor oder so bald wie möglich nach einer Belastung mit radioaktivem Jod. Es bestehen folgende altersabhängige Dosierungsrichtlinien:

- 12,5 mg Kaliumjodid für Neugeborene bis zu einem Monat
- 25 mg Kaliumjodid für Säuglinge bzw. Kleinkinder von einem Monat bis zu drei Jahren
- 50 mg Kaliumjodid für 3- bis 12-Jährige
- 100 mg Kaliumjodid für Kinder bzw. Jugendliche über 12 Jahren.

Auch für stillende Mütter wird eine Jodprophylaxe empfohlen, weil radioaktives Jod in die Muttermilch aufgenommen wird. Ab einem Alter von über 40 Jahren besteht kein Risiko mehr für die Induktion eines durch radioaktives Jod hervorgerufenen Schilddrüsenkarzinoms (Baker 2004).

Im Tierversuch bei Küken kann die Gabe von Natriumbromid sehr effektiv die Jodtoxizität vermindern. Über einen Einsatz dieser Verbindung beim Menschen liegen aber bisher noch keine Daten vor (Baker 2004).

Als ein ebenfalls akut in Erscheinung tretendes Ereignis in Verbindung mit Jod wäre abschließend noch die Jodallergie zu erwähnen. Jodallergien sind allerdings selten und treten in erster Linie bei exogenen Jodanwendungen und nicht bei Jodzufuhr durch die Nahrung auf.

Chronische Toxizität

Im Vergleich zur akuten Toxizität zeigt die chronische Toxizität von Jod ein komplexeres Bild. Die klinischen Konsequenzen einer zu hohen Jodzufuhr hängen ab von der zugeführten Menge, dem Vorhandensein einer Schilddrüsenerkrankung und einer eventuell vorher bestandenen Jodunterversorgung. Es herrscht weitgehende Übereinstimmung darüber, dass Jod für Menschen, die nicht an einer Überempfindlichkeit gegen Jod leiden, untoxisch ist. Dies gilt für Zufuhrmengen bis 10.000 µg (Hathcock 2000). Dieser Wert kann aber nicht als Obergrenze für eine unschädliche Zufuhr für die Gesamtbevölkerung genommen werden, da naturgemäß bei einem Teil der Bevölkerung eine Jodüberempfindlichkeit besteht. Aus diesem Grund werden bereits Zufuhrmengen ab 2000 µg pro Tag als exzessiv und potenziell gefährlich betrachtet, und eine Zufuhrmenge von 1100 µg pro Tag wird konservativ als jene Dosierung betrachtet, bis zu der keine Nebenwirkungen (No-Observed-Adverse-Effect-Level, NOAEL) bei erwachsenen Menschen auftreten, die nicht an Jodmangel leiden. Die Zufuhrmenge, ab der erstmals Nebenwirkungen bei Erwachsenen beobachtet werden können (Lowest-Observed-Adverse-Effect-Level, LOAEL), wird mit 1700 µg pro Tag angegeben (Dietary Reference Intakes 2001). Bei Personen, die vor einer hohen Jodzufuhr an Jodmangel gelitten haben, kann es bereits ab einer Zufuhr von 200 bis 300 µg pro Tag zu einer Hyperthyreose und einer jodinduzierten Thyreoiditis kommen (Hathcock 2000).

Für Kinder, schwangere und stillende Frauen gelten folgende oberen Grenzwerte für die Jodzufuhr (Dietary Reference Intakes 2001):

1 bis 3 Jahre	200 µg pro Tag
4 bis 8 Jahre	300 µg pro Tag
9 bis 13 Jahre	600 µg pro Tag
14 bis 18 Jahre	900 µg pro Tag

Schwangere und stillende Frauen:

| 14 bis 18 Jahre | 900 µg pro Tag |
| 19 bis 50 Jahre | 1100 µg pro Tag. |

Nach Angaben von Großklaus u. Jahreis (2004) gelten in der EU 600 µg pro Tag als sichere Obergrenze. Nach der WHO liegt die Obergrenze der Jodzufuhr für Kinder bei 30 µg J pro kg Körpergewicht und Tag, für Erwachsene beträgt dieser Wert 50 µg J pro kg Körpergewicht und Tag (zitiert nach Großklaus u. Jahreis (2004)). Es finden sich auch Angaben, dass längerfristig eine alimentäre Jodzufuhr von 500 µg pro Tag nicht überschritten werden sollte. Diese Zufuhrmenge korrespondiert mit einer Harnausscheidung von 300 µg pro Tag. Ab einer Jodkonzentration im Harn von 200 bis 299 µg pro Liter steigt das Risiko einer jodinduzierten Hyperthyreose bei empfindlichen Personen an. Ab einer Konzentration von 300 µg J pro Liter Harn steigt auch das Risiko einer immunologisch bedingten Erkrankung der Schilddrüse (Großklaus u. Jahreis 2004).

Bei folgenden Personen bzw. Situationen muss mit einer erhöhten Jodempfindlichkeit gerechnet werden (Kavishe 1999; Backer u. Hollowell 2000; Dietary Reference Intakes 2001):

– bei Patienten mit autoimmunen Schilddrüsenerkrankungen, die sich im Auftreten von zirkulierenden Autoantikörpern gegen Schilddrüsenproteine manifestieren und die besonders bei älteren Frauen auftreten;
– bei Patienten mit autonomen Knoten infolge eines länger dauernden Jodmangels;
– bei einer nicht adäquaten Selenversorgung; der Grund dafür ist wahrscheinlich, weil bei Selenmangel die selenabhängigen antioxidativen Systeme in der Schilddrüse nicht ausreichend gegen die verstärkte Produktion reaktiver Sauerstoffspezies durch die hohe Jodzufuhr wirksam sind;
– bei Personen mit einer bestehenden Schilddrüsenerkrankung, wie z.B. eine Thyreoiditis, eine vorhergehende Behandlung wegen M. Basedow, subtotale Thyreoidektomie wegen benigner Knoten und Behandlung mit Interferon-α;
– bei Feten, Frühgeborenen und Neugeborenen;
– bei Personen mit endemischem Kropf infolge sehr hoher Jodzufuhr. Dies wird z.B. für die Küstengebiete Japans beschrieben, in denen die tägliche Jodzufuhr 50 bis 80 mg beträgt;
– bei älteren Menschen mit einer subklinischen Hyperthyreose, d.h. mit einer erhöhten TSH-Konzentration mit einem normalen freien T_4. Dies betrifft ca. 5 bis 10% der Menschen über 50 Jahren;

– bei Patienten mit chronischer Hämodialyse, mit cystischer Fibrose besonders dann, wenn Sulfasoxazol eingenommen wird;
– bei Einnahme bestimmter Medikamente, besonders von Amiodaron;
– bei Patienten mit Lithiumtherapie;
– bei Patienten mit einer Familienanamnese von Struma oder Thyreoiditis;
– bei schwangeren Frauen (wegen der besonderen Empfindlichkeit des Fetus);
– bei Menschen, bei denen eine Jodüberempfindlichkeit bekannt ist;
– bei Menschen aus Regionen mit chronischem Jodmangel.

Quellen bzw. Ursachen für eine chronisch hohe Jodzufuhr können außer einem lang dauernden, hohen Konsum jodreicher Lebensmittel auch bestimmte Medikamente, jodiertes Wasser, Jodlösungen oder J_2-komplexierende Verbindungen sein, die als Desinfektionsmittel eingesetzt werden (Köhrle 2000). Beispiele für Medikamente, die Jod in mitunter hohen Konzentrationen und in organisch gebundener Form enthalten, sind Antiarrhythmika, besonders Amiodaron, manche Augentropfen und Hustenmittel.

In Regionen, in denen kein einwandfreies Wasser vorhanden ist, wird Jod nicht selten zur Wasserdesinfektion eingesetzt. Es wird empfohlen (Backer u. Hollowell 2000), den Zeitraum des Einsatzes von jodiertem Wasser auf bis zu drei Monate zu begrenzen, wenn die Jodkonzentration im Wasser zwischen 5–32 mg/l beträgt. Sollte die Zufuhr von jodiertem Wasser für mehr als drei Monate geplant oder notwendig sein, so sollte vor dem Einsatz der Schilddrüsenfunktionsstatus untersucht werden, um sicherzugehen, dass ein euthyreoidaler Status vorhanden ist. Diskutiert wird, ob das Vorhandensein von antithyreoidalen Antikörpern eine Kontraindikation gegen den Einsatz von jodiertem Wasser ist (Backer u. Hollowell 2000). Festzuhalten ist auch noch, dass bei der Kernspaltung große Mengen von radioaktivem Jod entstehen.

Eine lang dauernde Zufuhr größerer Jodmengen kann mit Hypo- oder Hyperthyreose einhergehen (Backer u. Hollowell 2000). Hypothyreose als Folge einer exzessiven Jodzufuhr tritt häufiger auf als Hyperthyreose. Dies wird auf eine länger dauernde Suppression der Hormonproduktion durch hohe Jodkonzentrationen zurückgeführt (Backer u. Hollowell 2000). Eine jodinduzierte Hyperthyreose tritt vor allem auf, wenn die höhere Jodzufuhr Patienten mit einer Schilddrüsenfunktionsstörung betrifft, und bei Jodsupplementierung in Gegenden mit einer schlechten alimentären Jodversorgung (Dietary Reference Intakes 2001). Bei Populationen mit einer ausreichenden Jodzufuhr ist eine hohe Jodzufuhr am häufigsten assoziiert mit einer erhöhten TSH-Sekretion, Hypothyreose und Kropf (Higdon u. Dunn 2003). Die Beanspruchung der Schilddrüsenfunktion durch eine hohe Jodzufuhr manifestiert sich zuerst in einer Erhöhung der TSH-Konzentration im Plasma. Diese Erhöhung hat an sich noch keine klinische Bedeutung, wird aber als Indikator für ein erhöhtes Risiko der Entwicklung einer späteren Hyperthyreose gewertet (Dietary Reference Intakes 2001). Die auftretende TSH-Erhöhung wird auch als Maß für die Festlegung der Obergrenze einer unschädlichen alimentären Jodzufuhr genommen. Bei ausreichend mit Jod versorgten Erwachsenen tritt die Erhöhung der TSH-Konzentration bei Zufuhrmengen von 1700 bis 1800 µg/d auf. Unter Berücksichtigung bestimmter Sicherheitsfaktoren wurde daher, wie bereits weiter oben beschrieben, 1100 µg/d als Obergrenze für eine tolerierbare Zufuhr festgelegt. Eine erhöhte Zahl von Schilddrüsenfunktionsstörungen, die durch höhere TSH-Plasmakonzentrationen gekennzeichnet sind, tritt allerdings bereits dann auf, wenn in einer Population die durchschnittliche Jodzufuhr über 500 µg/d liegt (Dietary Reference Intakes 2001).

Sehr hohe pharmakologische Joddosen im Bereich von 18.000 µg/d können auch direkt zur Vergrößerung der Schilddrüse führen (Dietary Reference Intakes 2001; Higdon u. Dunn 2003).

Ein Phänomen, das im Zusammenhang mit einer länger dauernden, hohen Jodzufuhr beschrieben wird, ist der so genannte Wolff-Chaikoff-Effekt. Es handelt sich dabei um eine Art von Adaptation an die hohe Jodzufuhr, die in einer Abnahme der Jodaufnahme in die Schilddrüse und einer erhöhten enteralen und renalen Ausscheidung von Jod besteht (Kavishe 1999; Backer u. Hollowell 2000).

In epidemiologischen Studien wurde gefunden, dass zwischen einer länger dauernden, hohen Jodzufuhr und dem häufigeren Auftreten eines papillären Schilddrüsenkarzinoms ein Zusammenhang besteht (Scholl u. Reilly 2000; Dietary Reference Intakes 2001; Higdon u. Dunn 2003). Aus klinischer Sicht wird jedoch dieser Tatsache nur wenig Bedeutung beigemessen, weil dieses Karzinom häufig erst als Zusatzbefund bei Autopsien diagnostiziert wird und daher die Betroffenen während ihrer Lebenszeit dadurch nicht beeinträchtigt sind. Überdies wird beschrieben, dass die höhere Inzidenz von papillären Schilddrüsenkarzinomen mit einer relativen Abnahme des Vorkommens von follikulären Schilddrüsenkarzinomen einhergeht, die aggressiver sind und eine schlechtere Prognose aufweisen (Higdon u. Dunn 2003).

Höhere Jodkonzentrationen im Plasma bzw. eine höhere alimentäre Jodzufuhr sind auch mit dem Vorkommen von zirkulierenden antithyreoidalen Antikörpern im Plasma und einem häufigeren Auftreten von autoimmunen Schilddrüsenerkrankungen assoziiert (Dunn 2000; Dietary Reference Intakes 2001). Beispiele für diese Erkrankungen sind der M. Hashimoto oder der M. Basedow.

In einigen Ländern wurde nach der Einführung der Salzjodierung eine erhöhte Inzidenz von toxischen Knoten und von Jod-induzierten Thyreotoxikosen festgestellt. Dies betraf vor allem alte Menschen. Das Risiko zur Entwicklung von einem dieser beiden genannten Zustände liegt bei 0,01 bis 0,06% (Houston 1999).

Sehr selten kann es nach einer hohen alimentären Jodzufuhr auch zum Auftreten von bestimmten Hauterscheinungen kommen, diese betreffen akneartige Eruptionen, juckende rote Ausschläge oder urticarielle Exantheme (Dietary Reference Intakes 2001).

Wenn die üblichen Schilddrüsenfunktionstests keine klare Aussage darüber erlauben, ob eine Schilddrüsenhyperplasie durch eine zu hohe Jodzufuhr oder durch andere Ursachen bedingt ist, wird folgende Untersuchung vorgeschlagen (Baker 2004): Durch eine Jod-Karenz wird überprüft, ob die Schilddrüsenhyperplasie zurückgeht und ein euthyreoter Zustand eintritt. Tritt dann bei

Wiederzufuhr von Kaliumjodid binnen drei Wochen neuerlich eine Schilddrüsenhyperplasie auf, so ist die hohe Jodzufuhr als deren Ursache bewiesen.

Literatur

Als C, Fruhling J (2000) Thyroid carcinoma: Administration of iodine-131 therapy early in the morning, please! Eur J Nucl Med 27:613–614

Als C, Helbling A, Peter K, Haldimann M, Zimmerli B, Gerber H (2000) Urinary iodine concentration follows a circadian rhythm: A study with 3023 spot urine samples in adults and children. J Clin Endocrinol Metab 85:1367–1369

Backer H, Hollowell J (2000) Use of iodine for water disinfection: Iodine toxicity and maximum recommended dose. Environ Health Perspect 108:679–684

Baker DH (2004) Iodine toxicity and its amelioration. Exp Biol Med (Maywood) 229:473–478

Cavalieri RR (1997) Iodine metabolism and thyroid physiology: Current concepts. Thyroid 7:177–181

Dietary Reference Intakes (2001) Iodine. In: A Report of the Panel of Micronutritients, Subcommittees on Upper Reference Levels of Nutritients and of the Interpretation and Uses of Dietary Reference Intakes, and the Standing Committee on the Scientific Evaluation of Dietary Reference Intakes. Ed. Food and Nutrition Board, Institute of Medicine, pp. 259–289. National Academy Press, Washington DC

Dunn JT (2000) Trace element and mineral nutrition in endocrine disease. In: Clinical Nutrition of the Essential Trace Elements and Minerals. Ed. Bogden JD, Klevay LM, pp. 227–238. Humana Press, Totowa, New Jersey

Großklaus R, Jahreis G (2004) Universelle Salzjodierung für Mensch und Tier. Ernährungsumschau 51:139–143

Hathcock JN (2000) Trace element and supplement safety. In: Clinical Nutrition of the Essential Trace Elements and Minerals. Ed. Bogden JD, Klevay LM, pp. 99–111. Humana Press, Totowa, New Jersey

Higdon JA, Dunn JT (2003) Iodine. In: Linus Pauling Institute Micronutrient Information Center

Houston R (1999) Iodine. Physiology, dietary sources and requirements. In: Encyclopedia of Human Nutrition. Ed. Sadler MJ, Strain JJ, Caballero B, pp. 1138–1146. Academic Press, San Diego-London

Hurrell RF (1997) Bioavailability of iodine. Eur J Clin Nutr 51 Suppl 1:S9–S12

Kavishe FP (1999) Iodine deficiency disorders. In: Encyclopedia of Human Nutrition. Ed. Sadler MJ, Strain JJ, Caballero B, pp. 1146–1153. Academic Press, San Diego-London

Köhrle J (2000) Iod. In: Vitamine, Spurenelemente und Mineralstoffe. Prävention und Therapie mit Mikronährstoffen. Ed. Biesalski HK, Köhrle J, Schürmann K, pp. 172–182. Thieme, Stuttgart

Krajcovicova-Kudlackova M, Buckova K, Klimes I, Sebokova E (2003) Iodine deficiency in vegetarians and vegans. Ann Nutr Metab 47:183–185

Lightowler HJ, Davies GJ (1998) Iodine intake and iodine deficiency in vegans as assessed by the duplicate-portion technique and urinary iodine excretion. Br J Nutr 80:529–535

Muranov K, Poliansky N, Winkler R, Rieger G, Schmut O, Horwath-Winter J (2004) Protection by iodide of lens from selenite-induced cataract. Graefes Arch Clin Exp Ophthalmol 242:146–151

Pennington JAT (2000) Current dietary intakes of trace elements and minerals. In: Clinical Nutrition of the Essential Trace Elements and Minerals. Ed. Bogden JD, Klevay LM, pp. 49–67. Humana Press, Totowa, New Jersey

Platen P (2002) Mikronährstoffe in der Sportmedizin. In: Vitamine, Spurenelemente und Mineralstoffe. Prävention und Therapie mit Mikronährstoffen. Ed. Biesalski HK, Köhrle J, Schürmann K, pp. 326–342. Thieme, Stuttgart

Referenzwerte für die Nährstoffzufuhr (2000) Umschau Braus Verlag, Frankfurt am Main

Scholl TOA, Reilly TM (2000) Trace elements and mineral nutrition in human pregnancy. In: Clinical Nutrition of the Essential Trace Elements and Minerals. Ed. Bogden JD, Klevay LM, pp. 115–138. Humana Press, Totowa, New Jersey

Tiwari BD, Godbole MM, Chattopadhyay N, Mandal A, Mithal A (1996) Learning disabilities and poor motivation to achieve due to prolonged iodine deficiency. Am J Clin Nutr 63:782–786

Winkler R (1976) [Iodine effects in body tissues – a survey and biophysical approach to interpretation (author's transl.)]. Wien Klin Wochenschr 88:405–412

Kapitel 7

Fluor (F)

W. Marktl

Chemische Grundlagen

Fluor (F) ist eines der drei Halogene, für die eine biologische Funktion bekannt ist. Es hat die Ordnungszahl 9, und seine relative Atommasse beträgt 18,998. Es ist das elektronegativste Element im Periodensystem. F ist in der Natur weit verbreitet und tritt in der Erdkruste, im Wasser und in der Nahrung als Fluorid auf. In der elementaren Form kommt es praktisch nicht vor, weil es ein hochreaktives elektronegatives nicht-metallisches Element ist, das ein größeres Oxidationspotenzial aufweist als Ozon (Cerklewski 1997).

Fluoride verbinden sich reversibel mit Wasserstoff und bilden die Säure Hydrogenfluorid. Diese Form spielt für die Physiologie von Fluorid eine große Rolle, z.B. bei der enteralen Resorption, der Verteilung zwischen dem extra- und intrazellulären Compartment und bei der renalen Clearance, die alle mit der Diffusion von Hydrogenfluorid in Verbindung stehen (Dietary Reference Intakes 1997).

Verteilung von F im menschlichen Organismus

Der Gesamtgehalt von F im menschlichen Organismus liegt in der Größenordnung von 2 bis 6 mg (Nielsen 1999; Higdon u. Cerklewski 2003). Infolge seiner hohen Affinität zu Calcium ist F hauptsächlich mit den kalzifizierten Geweben assoziiert. Dementsprechend liegen in diesen Geweben, hauptsächlich im Knochen, 99% des im Körper vorhandenen F in der Form von Fluorapatit vor. Im Knochen ist F stark, aber nicht irreversibel gebunden. Bezogen auf die Knochenasche liegt der F-Gehalt im Knochen bei 0,08 +/− 0,05%. Dies entspricht etwa einem Absolutgehalt von 1 bis 5 mg/g Knochenmasse. Der F-Gehalt des Knochens nimmt linear mit der F-Zufuhr zu, ohne dass ein Plateau erreicht wird (Kleerekoper u. Balena 1991). Bei Patienten, die mit Natriumfluorid behandelt werden, steigt der F-Gehalt des Knochens auf 0,24 bis 0,67%, bei Skelettfluorose finden sich Werte zwischen 5,6 und 1,33% (Kleerekoper u. Balena 1991). Der Gehalt von F in den Zähnen beträgt 500 µg/g (Nielsen 1999).

In den Körperflüssigkeiten liegt F als Fluoridion oder als Hydrogenfluorid vor (Nielsen 1999). Die Serumkonzentration von F von gesunden, nicht mit Fluoriden behandelten Menschen beträgt 0,06 mg/l (Kleerekoper u. Balena 1991). Bei Behandlung mit Fluoriden steigt die Serumkonzentration auf 0,10 bis 0,25 mg/l an. Diese Konzentration wird von mehreren Untersuchern als optimal angesehen, diese Meinung ist allerdings nicht unumstritten (Kleerekoper u. Balena 1991).

In die Muttermilch tritt nur wenig Fluorid über, der F-Gehalt der Muttermilch ist daher niedrig und unabhängig von der Plasmakonzentration. F ist allerdings placentagängig, gelangt in den Fetalkreislauf und wird im Fetus in die sich entwickelnden ersten Zähne eingebaut. Die bisher vorliegenden Studien konnten jedoch keinen eindeutigen Vorteil für eine pränatale F-Supplementierung erbringen.

In den weichen Geweben liegt F im submikromolaren Bereich vor. Dieser Konzentrationsbereich liegt weit unter dem millimolaren Bereich, der für die Beeinflussung von Enzymaktivitäten notwendig ist (Cerklewski 1997).

Physiologische Funktionen von F

F wirkt im Organismus in Abhängigkeit von der zugeführten Menge gesundheitlich positiv, kosmetisch störend, therapeutisch oder toxisch. Im Bereich von 0,2 bis 2,0 mg/d äußert F einen Karies-vermindernden Effekt. Bei Einnahmen von 2 bis 8 mg/d kommt es zu Fleckenbildungen an den Zähnen. In Dosierungen von 20 bis 80 mg/d ist F ein Osteoblastenmitogen und stimuliert die Knochenbildung. Ab Zufuhrmengen von 80 mg/d überwiegt die Toxizität von F (Heaney 2000). Nähere Details zu den angeführten Dosierungen und deren medizinischer Bedeutung sind in den nachfolgenden Abschnitten enthalten.

Über die Essentialität von F für den Menschen herrscht keine einheitliche Meinung. So hält Nielsen (2000) fest, dass die Essentialität von F eigentlich bisher nur aus den Ergebnissen von Tierversuchen abgeleitet wurde. Die unterschiedliche Auffassung über die Essentialität von F beruht in erster Linie darauf, dass beim Menschen eigentlich bisher nur Wirkungen an den mineralisierten Strukturen, d.h. an den Zähnen und Knochen, bekannt sind. Es existieren allerdings In-vitro-Untersuchungen, in denen F bestimmte Enzyme aktiviert. Das bekannteste dieser Enzyme ist die Adenylatcyclase (Nielsen 2000). Ob diese Enzymaktivierung eine Bedeutung für den Menschen hat, ist nicht bekannt. Unabhängig von der Diskussion über die Essentialität von F herrscht jedoch weitgehend Übereinstimmung darüber, dass F ein ernährungsmedizinisch wichtiges und gesundheitlich nützliches Spurenelement ist (Nielsen 2000). Diese Einschätzung beruht in erster Linie auf der Wirkung von F auf den durchbrechenden Zahn. Der Prozess der De- und Remineralisierung der Zähne wird von F folgendermaßen beeinflusst (Dietary Reference Intakes 1997):

■ Durch eine Verminderung der Säurelöslichkeit des Zahnschmelzes
■ Durch eine Förderung der Remineralisierung von beginnenden Läsionen des Zahnschmelzes. Solche Läsionen beginnen auf einer ultrastrukturellen Ebene und werden mehrmals am Tag in Abhängigkeit von der Frequenz der Zufuhr von Nahrungsmitteln und Getränken ausgelöst, wobei die in den Nahrungsmitteln und Getränken enthaltenen Kohlenhydrate von den Plaquebakterien metabolisiert werden können.

■ Durch eine Steigerung der Deposition von Mineralien in den Plaques, die bei saurem Milieu im Rahmen des Plaquesmetabolismus gebildet werden und als Quelle von Mineralien (Kalium, Phosphat und Fluor) zur Verfügung stehen, wodurch die Demineralisierung verzögert und die Remineralsierung gefördert wird.

■ Durch eine Verminderung der Netto-Rate des Mineraltransportes in Richtung weg von der Zahnschmelzoberfläche und Induktion der Repräzipitierung von fluoridiertem Hydoxylapatit im Zahnschmelz.

Zusammengefasst ist der kariostatische Effekt von F auf folgende Vorgänge zurückzuführen: Aufnahme von F in die Zahnschmelzkristalle und nachfolgende Bildung von Fluorhydroxyapatit, der weniger säurelöslich ist als Hydroxyapatit. Auch F im Speichel und den dentalen Plaques trägt zur kariostatischen Wirkung bei durch eine Verminderung der Säureproduktion, durch die Plaquebakterien und infolge einer stärkeren Remineralisierung des Zahnschmelzes nach einer azidogenen Belastung.

Der prädominierende Effekt von F auf den Knochen ist eine Osteoblastenstimulierung. F wirkt dabei als Mitogen durch Hemmung der Aktivität der sauren Osteoblastenphosphatase (Phosphotyrosil-Protein-Phosphatase) mit nachfolgender Stimulation der Zellproliferation (Kleerekoper u. Balena 1991). Auf zellulärer Ebene verläuft die F-Wirkung über einen Proliferationsmechanismus, der an den Wachstumshormonrezeptor gekoppelt ist. Außer den beschriebenen Effekten von F auf die Enzymaktivitäten senkt es auch noch die extrazelluläre Konzentration von anorganischem Phosphat, wodurch ein Proliferationshindernis vermindert und die Zahl aktiver Osteoblasten erhöht wird. Der Effekt von F ist an der Cor-

Tabelle 1. Wesentliche Wirkungen von Fluoriden auf den Knochen. Nach Schulz (2000)

Hemmung der osteoblastenspezifischen sauren Protein-Phosphatase

Erhöhte mitogene Aktivität der Osteoblasten bedingt durch den Anstieg des osteoblastischen P-Typ-Protein-Spiegels

Beeinflussung der Zusammensetzung und der Kristallinität der mineralischen Knochenbestandteile

Ersatz der Hydroxyl-Ionen am Hydroxylapatit durch Fluorapatit

➡ dadurch Erhöhung der Widerstandskraft gegen osteoklastische Prozesse

Erzeugung piezoelektrischer Ströme, die zur Osteoklastenstimulation führen

ticalis des Knochens weniger deutlich ausgeprägt als an der Spongiosa, weil an der Corticalis die endostale Oberfläche deutlich geringer ist (Schulz 2000).

In der Tabelle 1 sind einige wesentliche Wirkungen von F auf den Knochen zusammengefasst.

Die Tatsache, dass in früheren Tierversuchen an Drosophila eine antimutagene Wirksamkeit von F gezeigt werden konnte, sowie eine in der Literatur beschriebene inverse Korrelation zwischen der F-Konzentration im Trinkwasser und der Krebsinzidenzrate veranlassten Steiner (2004) zur Formulierung einer Hypothese bezüglich eines möglichen Wirkungsmechanismus des antikarzinogenen Effekts von F. Danach wird Krebs als Verlust der Kontrolle des Zellzyklus definiert. Essenziell für die ordnungsgemäße Regulation des Zellzyklus sind G-Proteine, die verantwortlich sind für die Signaltransduktion von der Zellmembran zu den Zellorganellen. Bei diesen G-Proteinen handelt es sich um GTPasen, die ständig zwischen einer aktiven GTP-gebundenen Form und der inaktiven GDP-gebundenen Form wechseln. G-Proteine haben daher die Eigenschaft, GTP in GDP umzuwandeln und dabei automatisch von der aktiven in die passive Form zu wechseln. Da GTP reichlicher vorhanden ist als GDP, binden sich die G-Proteine eher an GTP und verbleiben so in der aktiven Form. Inaktive G-Proteine befinden sich jedoch an der Innenseite der Zellmembran und sind dort an GDP gebun-

den. Wenn externe Signale wie Wachstumsfaktoren, Neurotransmitter oder Hormone mit einem Zellmembranrezeptor reagieren, dann tragen die G-Proteine diese externen Signale in das Zellinnere und aktivieren intrazelluläre Ziel- oder Effektormoleküle, wie z.B. die Adenylatcyclase. Die Stimulation der Rezeptoren in der Zellmembran bewirkt die Freisetzung des GDP vom G-Protein mit einer nachfolgenden Bindung an GTP und damit einer Aktivierung. Wenn das externe Signal ein Wachstumshormon ist, das das G-Protein dazu veranlasst, eine Zellteilung herbeizuführen, dann verursacht die GTPase-Aktivität ein bestimmtes Ausmaß an Selbstregulation. Die Hydrolyse von GTP zu GDP erfolgt jedoch nur sehr langsam und reicht nicht aus, um die Zellteilung zu limitieren. Verschiedene Proteine binden an GTP und stimulieren oder hemmen die Hydrolyse von GTP zu GDP. Die Proteine, welche die Aktivität der G-Proteine regulieren, haben verschiedene Bezeichnungen, aber die Proteine jener Gruppe, die im Zusammenhang mit dem Krebs Interesse beanspruchen, werden als GTPase-aktivierende Proteine (GAPs) bezeichnet. Sie werden von Tumorsuppressorgenen produziert, die durch Förderung der Hydrolyse von GTP zu GDP die G-Proteine regulieren. GAPs verbinden sich mit dem aktiven, d.h. GTP-gebundenen G-Protein und beschleunigen die Hydrolyse von GTP zu GDP. Die GAPs sind daher starke Inhibitoren der durch G-Proteine vermittelten Signaltransduktion. Wenn ein externer Stimulus die Zellteilungsrate durch die Umwandlung von inaktivem GDP-gebundenem G-Protein zu einem aktiven GTP-gebundenen G-Protein erhöht, so wird dieses Signal für eine erhöhte Zellteilung durch die Anwesenheit von GAPs limitiert. Vor ungefähr 10 Jahren wurden die Strukturen des so genannten Ras-G-Proteins und seiner GAPs aufgeklärt. Werden Ras und GAP gemischt, so kommt es zu keiner Bindung und daher auch zu keiner Hydrolyse von Ras-GTP zu Ras-GDP. Werden jedoch fluoridhaltige Verbindungen wie Aluminiumfluorid, Magnesiumfluorid oder Berylliumfluorid zu diesem Gemisch dazugegeben, dann formiert sich rasch ein Ras/RasGAP-Komplex. Es wurde gefunden, dass für diese Reaktion auch die Anwesenheit von freiem Fluorid in der Lösung notwendig ist. Die Fähigkeit des GAP-Moleküls, mit dem Ras zu reagieren, ist wesentlich für die Kontrolle des Zellzyklus. Die Aufgabe der Gene, die G-Proteine und deren GAPs produzieren, ist die exakte Regulation des Zellzyklus. Wenn jedoch eine Mutation erfolgt, können diese Proteine ihre Fähigkeit zur Regulation des Zellzyklus verlieren, und dies kann zur Krebsentwicklung beitragen. Zwei G-Proteine -Ras und Rho- sind stark onkogen. Die karzinoprotektive Wirkung von F hängt mit seiner Einwirkung auf G-Proteine zusammen. Darüber hinaus ist bekannt, dass F die biologische Reaktivität von organischen Verbindungen steigern kann. Dies beruht auf dem Ersatz von Hydroxylradikalen durch das Fluoridanion.

Zusammenfassend kann daher festgestellt werden, dass F eine wichtige Rolle bei der physiologischen Kontrolle des Zellzyklus spielt und es der Zelle ermöglicht, sich an Mutationen zu adaptieren, die sonst zu einem Verlust der Kontrolle des Zellzyklus und der Entwicklung von Krebs führen würden.

Stoffwechsel von F

Resorption und Transport

F wird in einem hohen Ausmaß und rasch resorbiert. Im Magen begünstigt der niedrige pH-Wert die Bildung eines leicht diffusiblen Hydrogenfluorids und dessen nachfolgende Resorption. Faktoren, welche die Azidifizierung des Magensaftes fördern, begünstigen daher die gastrale F-Resorption, Faktoren, die zu einer Erhöhung des pH-Wertes des Magensaftes führen, bewirken das Gegenteil. Im Dünndarm erfolgt die F-Resorption durch eine pH-Wert-unabhängige Diffusion (Cerklewski 1997). Bei üblicher Ernährungsweise erfolgt die F-Resorption hauptsächlich im Dünndarm. Die Resorptionsrate für F aus gemischter Kost liegt zwischen 50 bis 90%. Im Hungerzustand nimmt der Anteil der F-Resorption im Magen zu, und die fraktionelle Resorption nähert sich 100%. Eine Regulation der fraktionellen F-Resorption im Darm ist nicht vorhanden. Eine Reihe von Faktoren hat Einfluss auf die Bioverfügbarkeit von F. Einen Überblick über diese Faktoren gibt die Tabelle 2. Die

Tabelle 2. Einflussfaktoren auf die Bioverfügbarkeit von Fluor. Nach Angaben von Higdon u. Cerklewski (2003); Dietary Reference Intakes (1997)

Verminderung	Erhöhung
Calcium	Niedrige Chloridzufuhr
Magnesium	Hohe Proteinzufuhr
Aluminium	Hohe Fettzufuhr
Eisen	

Verminderung der Bioverfügbarkeit durch Calcium, Magnesium und andere Kationen beruht auf der Bildung unlöslicher Komplexe. Bei Anwesenheit von di- oder trivalenten Kationen im Darm kann die Resorptionsrate auf 10 bis 25% sinken. Dabei spielt auch die Art der chemischen Verbindung, in der F vorliegt, eine Rolle, weil dies z.B. für Natriumfluorid, nicht aber für Monofluorphosphat zutrifft (Higdon u. Cerklewski 2003). Die resorptionsvermindernde Wirkung von Aluminium kann bei der Einnahme von Aluminiumhydroxid, wie es in Antacida enthalten ist, eine praktische Rolle spielen.

Eine niedrige Chloridzufuhr wirkt sich in zweierlei Hinsicht positiv auf die F-Bilanz aus. Einerseits wird dadurch die F-Resorption gefördert, und andererseits kommt es dadurch zu einer Verminderung der Harnausscheidung von F (Cerklewski 1997; Higdon u. Cerklewski 2003).

Eine hohe Chloridzufuhr hat jedoch keinen negativen Einfluss auf die F-Bilanz, weswegen die Fluoridierung von Kochsalz eine effektive Maßnahme zur Erhöhung der F-Zufuhr darstellt.

Eine Erhöhung der F-Resorption erfolgt auch durch eine Erhöhung der Protein- und Fettzufuhr. Als Mechanismen werden bei der Fettzufuhr eine verzögerte Magenentleerung, bei hoher Proteinzufuhr eine stärkere Azidifizierung des Magensaftes diskutiert (Cerklewski 1997). Bei einer sehr hohen Proteinzufuhr steigt jedoch die F-Ausscheidung im Harn an, so dass die Bioverfügbarkeit von F insgesamt verschlechtert wird.

Die F-Resorption erfolgt nicht nur zu einem hohen Prozentsatz, sondern auch rasch. So werden 50% des zugeführten F binnen 30 Minuten resorbiert (Dietary Reference Intakes 1997).

Im Plasma liegt F als Hydrogenfluorid vor. Hydrogenfluorid ist jene Form, die im

Diffusionsgleichgewicht über die Zellmembran steht (Nielsen 1999).

Die Fluoridgehalte in den Körperflüssigkeiten und Geweben sind proportional zur längerfristigen F-Zufuhr und werden nicht homöostatisch geregelt (Dietary Reference Intakes 1997).

Regulation des Stoffwechsels

Da, wie bereits im vorhergehenden Abschnitt beschrieben, weder bei der enteralen Resorption noch bei der Gewebsaufnahme von F eine homöostatische Regulation erfolgt, wird das Stoffwechselgleichgewicht für F durch die Anpassung der renalen Ausscheidung an die alimentäre Zufuhr aufrechterhalten. Unter normalen Umständen werden 50% des resorbierten F im Harn ausgeschieden und der Rest im Knochen aufgenommen. Die renale Elimination von Fluoriden erfolgt im Vergleich zu anderen Spurenelementen wesentlich rascher. Die mit dem Harn eliminierten F-Mengen werden von der aktuellen Zufuhr, der früheren Zufuhr, dem Lebensalter, dem Harnfluss und vom Harn-pH beeinflusst (Steiner 2004).

F wird in der Niere frei filtriert und dann in einem variablen Ausmaß rückresorbiert. Im Durchschnitt wird mit einer Rückresorptionsrate von ca. 60% der filtrierten Menge gerechnet (Cerklewski 1997). Das Ausmaß der Rückresorption ist mit dem Harn-pH invers korreliert. Dies bedeutet, dass ein saurer Harn-pH-Wert die F-Retention fördert, ein alkalischer Harn hingegen die F-Ausscheidung begünstigt (Cerklewski 1997). Die praktische Bedeutung dieser Abhängigkeit der F-Ausscheidung vom Harn-pH ist allerdings unklar. Die renale Clearance von F bei Erwachsenen beträgt ungefähr 30 bis 40 ml/min. Bei Kindern während des Wachstums kann die F-Retentionsrate bis zu 80% betragen. Mit Beendigung des Knochenwachstums steigt die renale F-Ausscheidung an und erreicht die für Erwachsene typischen Werte (Cerklewski 1997). Für alte Menschen liegen bezüglich des renalen Verhaltens von F noch keine Daten vor. Auf der Basis von Untersuchungen der Knochenmineraldynamik wird es jedoch als wahrscheinlich angesehen, dass die ausgeschiedene Fraktion von F größer ist als die retinierte

und der F-Gehalt im Knochen daher im Alter abnimmt (Dietary Reference Intakes 1997). Weil anorganisches F bevorzugt renal eliminiert wird, kann es bei Patienten mit Niereninsuffizienz zu einer F-Akkumulation kommen. F selber ist jedoch nicht nierentoxisch (Klahr 2000).

Der Knochen nimmt einerseits ständig F auf, gibt aber andererseits auch ständig F ab. Dies ist daran zu erkennen, dass F auch bei absoluter F-Karenz im Harn nachweisbar ist. Im Knochen existiert ein rasch und ein langsam austauschbarer F-Pool. Der rasch austauschbare Pool ist in der Hydrationsschale der Knochenkristalle lokalisiert, aus der F iso- oder heteroionisch mit Ionen der umgebenden Extrazellulärflüssigkeit ausgetauscht werden kann (Dietary Reference Intakes 1997). Beispiele für solche Ionen sind Hydroxylionen, Zitrat oder Karbonat (Cerklewski 1997). Die Aufnahme von F erfolgt in erster Linie in die Oberfläche der Knochen und ist bei trabekulären Knochen ausgeprägter als bei kompakten Knochen.

Die F-Mobilisierung aus dem langsam austauschbaren Pool ist das Resultat der Knochenresorption im Zusammenhang mit dem Prozess der Knochenumbildung. Die Fluoridclearance aus dem Knochen erfolgt sehr langsam und dauert Jahre. Ein Gleichgewichtszustand zwischen der Aufnahme von F in und der Abgabe aus dem Knochen wird erst nach einigen Monaten einer täglichen F-Einnahme erreicht (Schulz 2000).

Einen Überblick über den Umsatz von F gibt die Abb. 1.

Zufuhr- und Bedarfsempfehlungen

Eine Minderversorgung mit F führt nicht zu jenen Gesundheitsstörungen, die typisch für essenzielle Spurenelemente sind. Es können daher auf dieser Basis keine Bedarfswerte festgelegt werden. Auch die Verwendung von Angaben aus Bilanzstudien für die Festlegung einer ausreichenden F-Zufuhr ist nicht gerechtfertigt. Der Grund dafür ist, dass es zwar möglich ist, durch starke Reduktion der F-Zufuhr eine negative F-Bilanz zu erzeugen und dadurch die Mobilisation von F aus den kalzifizierten Geweben zu provozieren, dass jedoch bisher keine Daten

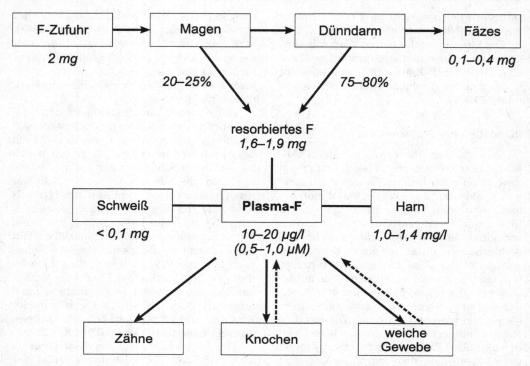

Abb. 1. Umsatz von F im menschlichen Organismus. Nach Dietary Reference Intakes (1997); Referenzwerte für die Nährstoffzufuhr (2000); Higdon u. Cerklewski (2003)

darüber vorliegen, wie sich eine langfristige negative F-Bilanz auf den Zahnschmelz, die F-Konzentrationen in den Plaques und im Speichel oder auf die Kariesentstehung auswirkt. F wird jedoch infolge seiner Kariesverhütenden Wirkung als ein ernährungsmedizinisch nützliches Spurenelement betrachtet. Die adäquate Zufuhr gründet sich auf die Schätzung jener Zufuhrhöhe, bei der die Karieshäufigkeit in der Bevölkerung maximal reduziert wird, ohne dass unerwünschte Effekte inklusive einer leichten Dentalfluorose auftreten. Der Karies-vermindernde Effekt liegt im Bereich zwischen 0,5 bis 2,0 mg/d. Da bezüglich der Karies-verhütenden Wirkung eine Altersabhängigkeit besteht, die sich in einer höheren Effizienz von F vor dem Zahndurchbruch manifestiert, erscheint eine altersabhängige Festlegung der adäquaten Zufuhrhöhe sinnvoll. Einen Überblick über die Zufuhrempfehlungen nach den Dietary Reference Intakes und den DACH-Referenzwerten gibt die Tabelle 3.

Typische Zufuhrhöhen in Regionen ohne Trinkwasserfluoridierung liegen im Bereich von 0,3 bis 0,6 mg/d (Nielsen 1999). Für Regionen mit Trinkwasserfluoridierung werden tägliche Zufuhrhöhen im Bereich zwischen 1 bis 3 mg angeführt (Nielsen 1999). Die für eine Kariesprävention empfohlene Höhe der Trinkwasserfluoridierung liegt zwischen 0,7 bis 1,2 mg/l. Die niedrigeren Werte werden für Länder mit einem wärmeren Klima empfohlen, weil in diesen Ländern die tägliche Wasserzufuhr höher ist. Die Thematik der Trinkwasserfluoridierung wird auch im Abschnitt über Supplementierung erörtert.

Nahrungsquellen für F

Der F-Gehalt der meisten Lebensmittel ist niedrig und liegt unter 0,05 mg/100 g. Beispiele für F-Gehalte in Lebensmitteln aus verschiedenen Lebensmittelgruppen zeigen die Tabellen 4 und 5. Die besten Lieferanten für F sind Fische, Tee und fluoridiertes

Tabelle 3. Adäquate Zufuhr für F. Vergleich zwischen den DACH-Referenzwerten und den Dietary Reference Intakes (DRI)

Altersgruppe	Adäquate Zufuhr Angaben nach DRI	Adäquate Zufuhr DACH-Referenzwerte	
0–6 Monate	0,01 mg/d	0–4 Monate	0,25 mg/d
7–12 Monate	0,5 mg/d	4–12 Monate	0,5 mg/d
1–3 Jahre	0,7 mg/d	1–4 Jahre	0,7 mg/d
4–8 Jahre	1 mg/d	4–7 Jahre	1,1 mg/d
9–13 Jahre	2 mg/d	7–10 Jahre	1,1 mg/d
14–18 Jahre	3 mg/d	10–13 Jahre	2,0 mg/d
		13–15 Jahre	3,2 mg/d ♂
			2,9 mg/d ♀
über 19 Jahre (Männer)	4 mg/d	15–19 Jahre	3,2 mg/d ♂
			2,9 mg/d ♀
über 19 Jahre (Frauen)	3 mg/d	19–65 Jahre	3,8 mg/d ♂
		und älter	3,1 mg/d ♀
Schwangere	3 mg/d	Schwangere	3,1 mg/d
Stillende	3 mg/d	Stillende	3,1 mg/d

Trinkwasser. Bestimmte Arten der Wasserbehandlung wie Umkehrosmose, Destillation oder bestimmte Verfahren der Filterung von Wasser können den F-Gehalt im Wasser deutlich reduzieren (Higdon u. Cerklewski 2003). In natürlichen Mineralwässern werden sehr unterschiedliche, in manchen Fällen jedoch auch hohe F-Konzentrationen gefunden. Ein Beispiel dafür sind die in der Tabelle 6 angeführten F-Gehalte in natürlichen Mineralwässern aus Österreich.

Höhere F-Gehalte können auch in Getränken oder in Säuglingsnahrung gefunden werden, wenn dafür fluoridiertes Wasser verwendet wurde. Der F-Gehalt von Tee liegt zwischen 1 bis 6 mg/l, abhängig von der Menge an Tee, die verwendet wird, vom F-Gehalt des zur Teezubereitung verwendeten Wassers und von der Brühzeit (Dietary Reference Intakes 1997).

Zur F-Zufuhr kann auch die regelmäßige Verwendung von fluoridierten Zahnpasten einen Beitrag leisten. Dies trifft besonders für kleine Kinder zu, die mehr von der Zahnpaste verschlucken. Die durchschnittliche F-Zufuhr kann dabei bei zweimaligem Zähneputzen bis zu 0,6 mg pro Tag betragen (Dietary Reference Intakes 1997).

Diagnostik des F-Status

Laborchemische Parameter für die Diagnostik des F-Status existieren nicht. Als Indikator für eine ausreichende F-Zufuhr wird der kariostatische Effekt von F gewertet (Dietary Reference Intakes 1997). Die Abnahme der Karieshäufigkeit ist in jenen Regionen maximal, in denen der F-Gehalt im Wasser 1 mg/l beträgt (Dietary Reference Intakes 1997).

F-Mangel

In Übereinstimmung damit, dass es sich bei F nicht um ein essenzielles Spurenelement im klassischen ernährungsmedizinischen Sinn handelt, finden sich in der Literatur

Tabelle 4. Beispiele für F-Gehalte in verschiedenen Lebensmittelgruppen. Aus: Dietary Reference Intakes (1997)

Lebensmittel	Fluoridgehalt (mg/l oder mg/kg)
Obst	0,02–0,08
Fleisch, Fisch, Geflügel	0,04–0,51
Öle und Fette	0,02–0,44
Milchprodukte	0,02–0,82
Blattgemüse	0,08–0,7
Zucker und Süßwaren	0,02–0,78
Wurzelgemüse	0,27–0,48
Getreide und -produkte	0,08–2,01
Kartoffel	0,21–0,57
Hülsenfrüchte	0,08–0,49
Getränke	0,02–2,74

Tabelle 5. F-Gehalte verschiedener Lebensmittel. Nach Angaben von Tóth et al. (1978b); Tóth u. Sugár (1978a)

Lebensmittel	Fluoridgehalt in mg/kg
Zerealien	
Reis	0,40–0,43
Roggenbrot	0,29–0,33
Weizenmehl	0,27–0,29
Weißgebäck	0,10–0,39
Weizenbrot	0,10–0,28
Fleisch, Fisch und Eier	
Makrelen	3,82–9,4
Karpfen mit Gräten	2,98–3,52
Karpfen ohne Gräten	1,29–2,49
Schaffleisch	0,64–0,74
Innereien vom Schwein	0,22–0,64
verschiedene Wurstsorten	0,28–0,58
Gänsebrust	0,23–0,26
Schweinefleisch	0,19–0,30
Rindfleisch	0,17–0,26
Schinken	0,11–0,18
Hühnerei	0,07–0,18
Hühnerfleisch	0,06–0,10
Gekochtes Gemüse und Hülsenfrüchte	
Karotten	0,25
Bohnen	0,24
Erbsen	0,23
Linsen	0,18
Spinat	0,15
Obstsorten	
Birnen	0,09–0,43
Pflaumen	0,12–0,21
Quitten	0,11–0,20
Pfirsiche	0,12–0,21
Äpfel	0,06–0,22
Erdbeeren	0,08–0,29
Stachelbeeren	0,04–0,52
Weintrauben	0,05–0,18
Johannisbeeren	0,03–0,16
Kirschen	0,04–0,25
Wassermelonen	0,01–0,11

Tabelle 6. F-Gehalte natürlicher Mineralwässer aus Österreich

Bezeichnung des Versandwassers	Fluor(F)-Gehalt (mg/l)
Gleichenberger Johannisbrunnen	1,39
Sulzegger Styrianquelle	1,08
Güssinger	0,66
Preblauer Auenquelle	0,61
Gasteiner	0,44
Römerquelle	0,32
Vöslauer	0,31
Juvina	0,29
Martinsquelle	0,13
Markus Quelle	0,11
Frankenmarkter	0,092
Riedquell	0,09
Vitusquelle	0,086
Long Life	0,06
Margarethenquelle (Astoria)	0,06
Alpquell	0,045
Peterquelle	0,045

keine Berichte über alimentär induzierte F-Mangelerscheinungen. Unzweideutige oder spezifische Symptome eines F-Mangels existieren offensichtlich nicht (Nielsen 1999).

Supplementierung mit F

Eine F-Supplementierung wird aus medizinischer Sicht grundsätzlich bei der Kariesprävention und zur Beeinflussung des Knochens diskutiert. Während die Effizienz ei-

ner F-Supplementierung zur Kariesprävention in der wissenschaftlichen Literatur überwiegend positiv betrachtet wird, besteht bezüglich der Sinnhaftigkeit dieser Maßnahme zur Beeinflussung der Knochenfestigkeit bzw. bei Osteoporose keine einheitliche Meinung. McDonagh et al. (2000) fassen die Ergebnisse von 214 Studien über die Effizienz einer Trinkwasserfluoridierung zusammen und stellen fest, dass aus diesen Studien die Evidenz eines positiven Einflusses der Wasserfluoridierung auf die Karieshäufigkeit mit einer Zunahme der Häufigkeit der Dentalfluorose, jedoch nicht von anderen Nebenwirkungen abgeleitet werden kann. Sie stellen allerdings auch fest, dass die meisten der von ihnen erfassten Studien kein adäquates Design und keine adäquate Analyse aufweisen. Bekanntlich gibt es auch kritische Meinungen zur Trinkwasserfluoridierung. Die Hauptargumente dieser Kritiker sind:

– Zahnkaries ist keine Fluormangelerkrankung, sondern das Resultat einer schlechten Zahnhygiene.
– Es besteht eine relativ geringe Spanne zwischen der erwünschten und einer bereits leicht toxischen Dosierung.
– Bei einer allgemeinen Trinkwasserfluoridierung müssen auch jene Menschen hö-

here F-Mengen aufnehmen, die dies nicht benötigen.

- Bei einer allgemeinen Trinkwasserfluoridierung wird nicht unbedingt die eigentliche Zielgruppe von jüngeren Kindern vor dem Zahndurchbruch erreicht, weil Trinkwasser häufig zur Zubereitung von Getränken wie Kaffee oder Tee verwendet wird und diese Getränke in erster Linie von Erwachsenen konsumiert werden.
- Bei einer allgemeinen Trinkwasserfluoridierung kommt es, über einen längeren Zeitraum betrachtet, zu einer Erhöhung des F-Gehaltes im Boden.

Auf der Basis älterer Studien wurde die Vermutung geäußert, dass eine langfristige F-Zufuhr in Mengen, die etwas über jenen liegen, wie sie für die Kariesprävention optimal sind, die Knochenqualität verbessern und dadurch das Osteoporoserisiko vermindern kann. Neuere Studien zeigen jedoch uneinheitliche Ergebnisse und konnten diese Annahme nicht generell bestätigen. Bei einem Vergleich von Populationen zweier Städte mit und ohne Trinkwasserfluoridierung wurde kein Einfluss der Fluoridierung auf die Knochendichte, möglicherweise jedoch ein positiver Einfluss auf die osteoprotische Hüftfrakturenrate bei sehr alten Frauen gefunden (Lehmann et al. 1998). In einer Studie von Goyer et al. (1994) konnte kein Zusammenhang zwischen den im Wasser vorhandenen F-Mengen und der Häufigkeit von Knochenfrakturen festgestellt werden. Zu einer ähnlichen Aussage kommen Cauley et al. (1995), die in einer Studie über den Zeitraum von 20 Jahren keinen Effekt der Trinkwasserfluoridierung auf die Knochenmasse und die Frakturraten bei Frauen finden konnten. Auch Hillier et al. (2000) konnten in einer Fall-Kontroll-Studie kein erhöhtes Risiko für Hüftfrakturen bei Frauen finden, die in einer Region mit Trinkwasserfluoridierung leben. Andererseits stellen Phipps et al. (2000) in einer prospektiven Studie an über 9000 Frauen fest, dass eine langfristige Wasserfluoridierung das Risiko einer Fraktur der Hüftknochen und der Wirbel bei älteren Frauen verringern kann. Im Gegensatz dazu stehen die Ergebnisse einer Studie von Kurttio et al. (1999), in der eine

Erhöhung der F-Zufuhr durch eine höhere F-Konzentration im Trinkwasser mit einem erhöhten Frakturrisiko assoziiert war. Dies traf allerdings nur bei Frauen und nicht bei Männern zu. Bei den Frauen war davon in erster Linie die Altersgruppe zwischen 50 bis 64 Jahren betroffen. Bei älteren Frauen war kein erhöhtes Frakturrisiko durch die höhere F-Zufuhr mehr zu finden.

Auch die Angaben über einen therapeutischen Einsatz von F in pharmakologischen Dosen zur Behandlung der Osteoporose sind nicht ganz einheitlich. Grundsätzlich beeinflusst F den Knochen auf zwei Arten, und zwar einerseits durch den Ersatz von Hydoxylionen durch F und andererseits durch eine direkte Osteoblastenstimulation. Dazu ist festzuhalten, dass der F-Gehalt im Knochen im Lauf des Lebens zunimmt und zum Zeitraum des Erreichens der maximalen Knochendichte ungefähr 4 bis 6% der Hydroxylgruppen durch F ersetzt sind. Bei Skelettfluorose (siehe den Abschnitt über die chronische Toxizität) werden ca. 10 bis 30% des theoretisch maximal möglichen F-Gehaltes im Knochen erreicht (Nielsen 2000). Für die Stimulation der Osteoblasten werden wesentlich höhere F-Dosierungen benötigt, als sie bei Wasserfluoridierung erzielt werden können. Bei Zufuhrraten von 20 bis 80 mg/d ist F ein Osteoblastenmitogen und stimuliert die Knochenbildung (Heaney 2000). Auf dieser Tatsache beruht der Einsatz von F bei der Osteoporosetherapie. Die Plasmakonzentration von F, ab der eine osteoblastische Wirkung auftritt, wird in der Literatur mit 95 bis 190 ng/ml angegeben (Heaney 2000). Bei über 190 ng/ml treten toxische Effekte auf. Zum Vergleich liegen die Plasmakonzentrationen bei Menschen, die in Regionen mit fluoridiertem Trinkwasser leben, im Bereich von 60 ng/ml (Heaney 2000).

Bezüglich der Effizienz, der Zeitdauer und anderer Details einer F-Therapie bei Osteoporose finden sich in der Literatur ebenfalls keine absolut einheitlichen Angaben. Die Therapiedauer wird meistens mit 2 bis 6 Jahren angeführt (Heaney 2000; Schulz 2000). Nach Ansicht von Kleerekoper u. Balena (1991) ist es jedoch umstritten, ob eine Therapiedauer von mehr als 2 Jahren noch Vorteile erbringt. Andererseits führt Richmond (1985) aus, dass eine F-Therapie nur dann effektiv ist, wenn sie länger als 3 Jahre durchgeführt wird. Als Dosis für eine F-Therapie wird meistens 40 bis 80 mg F pro Tag empfohlen. Die Begründung für diesen Dosierungsbereich ist, dass bei Mengen unter 40 mg kein eindeutiger therapeutischer Effekt auftritt und dass bei Mengen über 80 mg das Risiko toxischer Nebenwirkungen ansteigt (Kleerekoper u. Balena 1991; Goyer et al. 1994). Die für eine F-Therapie verwendeten Verbindungen sind Natriumfluorid oder Monofluorphosphat. Die Ansprechrate der F-Therapie liegt nach Angaben von Kleerekoper u. Balena (1991) bei 55 bis 75%. Als Parameter für die Überprüfung der Effizienz der F-Therapie wird ein Anstieg der alkalischen Phosphatase und ein Rückgang einer Hyperkalziurie gewertet (Schulz 2000).

Nach Ansicht von Goyer et al. (1994) ist die Evidenz für eine positive Rolle von F bei der Behandlung der Osteoporose schwach. Diese Meinung wird jedoch von anderen Untersuchern nicht geteilt. So führt Schulz (2000) aus, dass zwar mehrere Medikamente existieren, die die Osteoklastenaktivität und damit die Knochenresorption vermindern, dass Fluoride jedoch neben den anabolen Steroiden die wirksamsten Stimulatoren der Osteoblastenfunktion sind. In einer Metaanalyse von 11 Studien (Haguenauer et al. 2000) wurde eine Zunahme der Mineraldichte durch F im Bereich der Lendenwirbelsäule festgestellt. Diese Zunahme der Mineraldichte des Knochens geht jedoch nicht mit einer Reduktion von vertebralen Frakturen einher. Eine höhere F-Dosierung führt zu einer Zunahme nicht-vertebraler Frakturen sowie von gastro-intestinalen Nebenwirkungen, hat aber keine Auswirkung auf die Frakturhäufigkeit im Bereich der Wirbel.

Im Zusammenhang mit dem therapeutischen Einsatz von F werden im Bereich der Knochen vor allem zwei Komplikationen beschrieben. Die eine dieser beiden Komplikationen betrifft die Abnahme der Knochendichte in peripheren Knochen, die zu der bereits beschriebenen Erhöhung des Frakturrisikos in diesen Knochen führt (Hillier et al. 2000). Die zweite Komplikation ist eine Osteosklerose, die mit einer Abnahme der Elastizität des Knochens sowie Verkalkungen von Sehnen und Bändern einhergeht (Heaney 2000). Nebenwirkungen einer F-Therapie werden mit einer Häufigkeit zwischen 10 bis 50% angegeben (Schulz 2000). Am häufigsten tritt das so genannte Schmerzsyndrom der unteren Extremitäten auf. Dieses Syndrom geht mit Schmerzen, erhöhter Druckempfindlichkeit, Schwellung und Rötung umschriebener Regionen der unteren Extremität einher. Weil die Läsionen radiologisch und szintigrafisch Anzeichen von Stressfrakturen zeigen, werden sie von manchen Untersuchern als Präkursoren echter Frakturen gewertet. Solche echten Frakturen werden aber nur in einem geringen Ausmaß beobachtet. Nach Absetzen der Therapie verschwinden die Beschwerden binnen 6 bis 8 Wochen. Die Ätiologie dieses Syndroms ist unbekannt (Kleerekoper u. Balena 1991).

Eine mangelnde Therapieeffizienz und das Auftreten von Nebenwirkungen sind nach Ansicht von Schulz (2000) vor allem auf zu hohe F-Dosierungen und eine zu starre Therapie zurückzuführen. So sollen keine magenlöslichen F-Präparate, sondern solche mit einer langsameren F-Freisetzung eingesetzt werden (Goyer et al. 1994; Dietary Reference Intakes 1997; Schulz 2000). Von ganz wesentlicher Bedeutung scheint es jedoch zu sein, dass die F-Therapie nicht als Monotherapie, sondern in Kombination mit anderen Substanzen durchgeführt wird. Die größte Bedeutung scheint dabei vor allem einer ausreichenden gleichzeitigen Calciumgabe zuzukommen (Richmond 1985; Kleerekoper u. Balena 1991; Schulz 2000; Ringe 2001). Empfohlen wird auch eine Kombination von Calcium und Vitamin D (Schulz 2000; Ringe 2001). Günstige Ergebnisse liegen auch für eine Kombination von F mit Östrogen/Gestagen und mit Biphosphonaten vor (Ringe 2001). Haguenauer et al. (2000) äußern allerdings die Meinung, dass Fluoride nicht als erste Wahl bei der Prävention und Therapie osteoporotischer Frakturen gelten sollten, weil Therapien mit Östrogenen oder Biphosphonaten auch die Frakturrate vermindern.

F und klinische Erkrankungen

Das medizinische Interesse im Zusammenhang mit F konzentriert sich, wie bereits in den vorhergehenden Abschnitten ausgeführt, im Wesentlichen auf die Wirkungen dieses Spurenelementes auf Zähne und Knochen. Bezüglich anderer Erkrankungen existieren nur wenige Untersuchungen. Bei verschiedenen Tierspezies wirken höhere F-Gaben auf das Wachstum, die Fertilität, die Hämatopoese und präventiv gegen Nephrocalcinose (Nielsen 1999). Untersuchungen bei Menschen existieren bezüglich dieser Zustände, mit Ausnahme der Fertilität, bisher nicht. Zwischen der Fertilitätsrate bei Frauen und der F-Konzentration im Trinkwasser wurde eine negative Korrelation gefunden, was sich in einer niedrigeren Geburtsrate äußert (Fren 1994). Es handelt sich dabei allerdings um eine epidemiologische Studie, die keine Aussage über eine eventuelle Kausalität zulässt. Da auch weitere unbekannte Faktoren bei dieser negativen Korrelation eine Rolle spielen könnten, empfiehlt auch der Autor Vorsicht bei der Interpretation seiner Daten. In einer Studie neueren Datums (Ortiz-Perez et al. 2003) wurden verschiedene endokrinologische und funktionelle Parameter der Sexualfunktion bei zwei Subpopulationen von Männern in Regionen mit niedriger (2 bis 13 mg/d) und hoher (3 bis 27 mg/d) F-Aufnahme verglichen. Die Ergebnisse führten zur Schlussfolgerung, dass eine höhere F-Exposition einen subklinischen Effekt auf Reproduktionsparameter induziert, der durch eine Einwirkung von F auf die Sertolizellen und die Gonadotropine erklärt wird. Die Auswirkungen der F-Zufuhr auf die Parameter der Sexualfunktion scheinen mit der Zufuhrhöhe immer gravierender zu werden. Diese Aussage wird durch die Ergebnisse indischer und russischer Studien (Tokar u. Savchenko 1977; Neelam et al. 1987; Michael et al. 1996) bestätigt.

In hohen Konzentrationen beeinträchtigt F die Schilddrüsenfunktion und führt zu Strumabildung (Jooste et al. 1999). Der Wirkungsmechanismus dieser Beeinträchtigung ist noch nicht genau bekannt, möglicherweise handelt es sich dabei um eine Hemmung von G-Proteinen in der Signaltransduktion des TSH-Rezeptors der Thyreozyten.

Manchmal wird ein Zusammenhang zwischen einer höheren F-Zufuhr und einer höheren Karzinomrate postuliert. Ein Nachweis eines solchen Zusammenhanges konnte allerdings bisher bei Tieren und Menschen mit einer Ausnahme nicht nachgewiesen werden. Die Ausnahme betrifft einen einzelnen Rattenstamm (Fisher, 344/N). In einer chinesischen Studie (Yang et al. 2000) wurden die Krebsmortalitätsraten der 10 Regionen Taiwans mit der höchsten F-Konzentration im Trinkwasser mit 10 Regionen verglichen, in denen die F-Konzentration am niedrigsten ist. Es konnte kein Unterschied in der Krebsmortalität gefunden werden.

In älteren Studien [zit. nach (Dietary Reference Intakes 1997)] wurde die Vermutung geäußert, dass F die Kalzifizierung von weichen Geweben und der Aorta verhindert. Es wurde auch gefunden, dass die Mortalität infolge ischämischer Herzerkrankungen in einer Region mit höherer F-Konzentration im Trinkwasser niedriger ist als in einer Region mit einem niedrigen F-Gehalt des Trinkwassers. Neuere Daten zu dieser Frage existieren allerdings nicht, und die Datenlage zu dieser Thematik ist für präzise Aussagen zu spärlich.

Toxizität von F

Akute Toxizität

Wie dies auch für andere Spurenelemente zutrifft, ist bei F die akute Toxizität kein vordergründig ernährungsmedizinisches Problem. Ein Grund dafür ist die für akut toxische Wirkungen notwendige Dosierung. Die Angaben darüber sind allerdings nicht ganz einheitlich. So beträgt die akut toxische Dosis nach Angaben von Richmond (1985) 2,5 bis 5 g als Einzeldosis, das entspricht etwa einer Menge von 42 bis 84 mg/kg. Für Natriumfluorid werden als akut toxische Dosis 5 bis 10 g angegeben. Andererseits finden sich bei Higdon u. Cerklewski (2003) Angaben darüber, dass bereits ab 5 mg/kg mit schweren akuten Symptomen gerechnet werden muss. Dies stimmt mit einem Bericht aus Alaska (Gessner et al. 1994) überein, in dem die Konsequenzen der Zufuhr von Wasser mit einem F-Gehalt von 150 mg/l mitgeteilt wurden. Bei den Betroffenen traten Symptome wie Nausea, Erbrechen, Magenschmerzen, Diarrhöen, Appetitverlust, Kopfschmerzen und Schwäche auf. Diese Symptome wurden bei allen jenen Personen gefunden, die F in Mengen ab ca. 1 mg/kg Körpergewicht aufnahmen.

Ansonsten werden als Symptome einer akuten F-Vergiftung gastrointestinale Beschwerden, Herzinsuffizienz, Kämpfe und Koma gefunden.

Chronische Toxizität

Im Gegensatz zur akuten Toxizität ist die chronische Toxizität von F ein Problem von aktueller medizinischer Bedeutung. Dies steht in Zusammenhang mit der Tatsache, dass F an sich ein Spurenelement mit einer nicht unerheblichen toxischen Potenz ist. Bereits ab einer Zufuhrmenge von 2 bis 8 mg/d bzw. von 0,5 mg/kg KG kann es zum Auftreten einer Dentalfluorose kommen (Heaney 2000). Sie manifestiert sich im Auftreten von punktförmigen bis fleckigen braunen Verfärbungen der Zähne und kann mit einer erhöhten Fragilität einhergehen (Hatcock 2000). Die Veränderungen sind bei niedrigeren Dosierungen kaum zu sehen, führen aber bei höheren Zufuhrraten zur Fleckenbildung und zu Vertiefungen im Zahnschmelz. Die Ursache dafür ist der hohe Proteingehalt eines von Fluorose befallenen Zahns mit der Folge, dass seine Oberfläche poröser ist als jene von Zähnen ohne Fluorose. Die Dentalfluorose entsteht nur in der Phase der Zahnentwicklung vor dem Zahndurchbruch. Nach dem Ende der Zahnentwicklung besteht kein Risiko für eine Dentalfluorose mehr. Das bedeutet auch, dass mit der Entstehung einer Dentalfluorose bis etwa zum 8. Lebensjahr gerechnet werden muss und daher in dieser Lebensphase der F-Zufuhr besondere Beachtung geschenkt werden sollte. Eine besondere Empfindlichkeit besteht in der frühen Zahnentwicklungsphase während des 2. und 3. Lebensjahres (Dietary Reference Intakes 1997).

Bei einem Trinkwassergehalt von 1 mg/l beträgt die F-Zufuhr der Kinder im Durchschnitt 0,05 mg/kg/d mit einem Streubereich von 0,02 bis 0,1 mg/kg/d. In solchen Regionen können mildere Formen der Dentalfluorose mit einer Häufigkeit von 10 bis 12% der Bevölkerung beobachtet werden. Im Vergleich dazu liegt die Häufigkeit der Dentalfluorose in Gebieten mit einem niedrigeren F-Gehalt im Trinkwasser unter 1%.

Bei einem F-Wassergehalt von 2 mg/l wird bereits bei bis zu 50% der Bevölkerung eine leichte Dentalfluorose gesehen. Weniger als 5% der Betroffenen entwickeln eine mäßige Dentalfluorose. Die F-Zufuhr der Kinder in diesen Regionen liegt zwischen 0,08 und 0,12 mg/kg/d. Eine länger dauernde tägliche F-Zufuhr in der Höhe von 0,1 mg/kg/d wird als Schwellenwert für die Entwicklung einer mäßigen Dentalfluorose bei Kindern angesehen. Bei einem F-Gehalt von 4 mg/l haben nahezu 90% der Bewohner dieser Region eine Dentalfluorose, und die Hälfte der Fälle muss als mäßig bis schwer klassifiziert werden (Dietary Reference Intakes 1997).

Die milderen Formen der Dentalfluorose haben keine Auswirkung auf die Zahnfunktion. Weil jedoch in erster Linie die vorderen Schneidezähne davon betroffen sind, stellt diese Auswirkung einer höheren F-Zufuhr ein kosmetisches Problem dar.

Ab einer Zufuhrhöhe von 8 bis 10 mg/d steigen das Risiko für die Entstehung einer Skelettfluorose und das Frakturrisiko an. Die Skelettfluorose kann als primäre funktionelle Nebenwirkung einer exzessiven F-Zufuhr aufgefasst werden. Die meisten epidemiologischen Studien weisen darauf hin, dass eine Zufuhr von mindestens 10 mg/d über 10 oder mehr Jahre notwendig ist, um klinische Symptome einer milden Form der Skelettfluorose hervorzurufen. Eine erhöhte Frakturrate wird vor allem dann registriert, wenn der F-Gehalt des Trinkwassers 4 mg/l beträgt und der Calciumgehalt des Trinkwassers unter 15 mg/l ist.

Im asymptomatischen, präklinischen Stadium der Skelettfluorose dominiert bei den Betroffenen eine leichte Vermehrung der Knochenmasse, die radiologisch nachgewiesen werden kann und mit einem erhöhten F-Gehalt des Knochens einhergeht. Das Stadium 1 der klinisch manifesten Skelettfluorose ist charakterisiert durch gelegentliches Auftreten von Steifheit und Schmerzen in den Gelenken sowie durch eine Osteosklerose im Bereich der Beckenknochen und der Wirbel. In den Stadien 2 und 3 steigt der F-Gehalt im Knochen weiter an, und es kann zu Bewegungseinschränkungen kommen. Diese Stadien gehen einher mit einer dosisabhängigen Kalzifizierung der Ligamente, einer Osteosklerose, einer möglichen Osteo-

Tabelle 7. Altersabhängige Obergrenzen für die F-Zufuhr. Nach: Dietary Reference Intakes (1997)

Altersgruppe	Obergrenze der Zufuhr
0–6 Monate	0,7 mg/d
7–17 Monate	0,9 mg/d
1–3 Jahre	1,3 mg/d
4–8 Jahre	2,2 mg/d
Kinder über 8 Jahre und Erwachsene, Schwangere und Stillende	10 mg/d

porose der langen Röhrenknochen, Muskelschwund und neurologischen Ausfällen, bedingt durch die Hyperkalzifizierung der Wirbelkörper. Die Stadienentwicklung und der Schweregrad der Skelettfluorose stehen in direkter Beziehung zur Dosis und Dauer der Exposition (Dietary Reference Intakes 1997).

In der Tabelle 7 sind die altersabhängigen Obergrenzen für die F-Zufuhr zusammengefasst. Die angeführten Werte orientieren sich am Auftreten einer Dentalfluorose bei Kindern bzw. einer Skelettfluorose bei Erwachsenen.

Bei Zufuhrmengen, die über jenen liegen, die für die Entstehung einer Skelettfluorose notwendig sind, können auch Schädigungen der Nieren, der Immunabwehr, des Genito-Urethral-Trakts, des Respirationssystems und gastro-intestinaler Funktionen auftreten (Hatcock 2000). Bei Dosierungen über 80 mg/d kommt es zu Osteomalazie, Brennen in der Mundschleimhaut, Störungen der Nervenleitung und schließlich zum Tod (Heaney 2000).

Literatur

Cauley JA, Murphy PA, Riley TJ, Buhari AM (1995) Effects of fluoridated drinking water on bone mass and fractures: The study of osteoporotic fractures. J Bone Miner Res 10:1076–1086

Cerklewski FL (1997) Fluoride bioavailability – Nutritional and clinical aspects. Nutr Res 17:907–929

Dietary Reference Intakes (1997) Dietary Reference Intakes for Calcium, Phosphorus, Magnesium, Vitamin D, and Fluoride. In: A Report of the Panel of Micronutritients, Subcommittees on Upper Reference Levels of Nutritients and of the Interpretation and Uses of Dietary Reference Intakes, and the Standing Committee on the Scientific Evaluation of Dietary Reference Intakes. Ed. Food and Nutrition Board, Institute of Medicine, pp. 259–289. National Academy Press, Washington DC

Fren SC (1994) Exposure to high fluoride concentrations in drinking water is associated with decreased birth rates. Environ Health 42:109–121

Gessner BD, Beller M, Middaugh JP, Whitford GM (1994) Acute fluoride poisoning from a public water system. N Engl J Med 330:95–99

Goyer RA, Epstein S, Bhattacharyya M, Korach KS, Pounds J (1994) Environmental risk factors for osteoporosis. Environ Health Perspect 102:390–394

Haguenauer D, Welch V, Shea B, Tugwell P, Adachi JD, Wells G (2000) Fluoride for the treatment of postmenopausal osteoporotic fractures: A meta-analysis. Osteoporos Int 11:727–738

Hatcock JN (2000) Trace element and supplement safety. In: Clinical Nutrition of the Essential Trace Elements and Minerals. Ed. Bogden JD, Klevay LM, pp. 99–111. Humana Press, Totowa, New Jersey

Heaney RP (2000) Trace element and mineral nutrition in skeletal health and disease. In: Clinical Nutrition of the Essential Trace Elements and Minerals. Ed. Bogden JD, Klevay LM, pp. 239–249. Humana Press, Totowa, New Jersey

Higdon JA, Cerklewski FL (2003) Fluoride. Linus Pauling Institute Micronutrient Information Center

Hillier S, Cooper C, Kellingray S, Russell G, Hughes H, Coggon D (2000) Fluoride in drinking water and risk of hip fracture in the UK: A case-control study. Lancet 355:265–269

Jooste PL, Weight MJ, Kriek JA, Louw AJ (1999) Endemic goitre in the absence of iodine deficiency in schoolchildren of the Northern Cape Province of South Africa. Eur J Clin Nutr 53:8–12

Klahr S (2000) Trace element and mineral nutrition in renal disease. In: Clinical Nutrition of the Essential Trace Elements and Minerals. Ed. Bogden JD, Klevay LM, pp. 279–287. Humana Press, Totowa, New Jersey

Kleerekoper M, Balena R (1991) Fluorides and osteoporosis. Ann Rev Nutr 11:309–324

Kurttio P, Gustavsson N, Vartiainen T, Pekkanen J (1999) Exposure to natural fluoride in well water and hip fracture: A cohort analysis in Finland. Am J Epidemiol 150:817–824

Lehmann R, Wapniarz M, Hofmann B, Pieper B, Haubitz I, Allolio B (1998) Drinking water fluoridation: Bone mineral density and hip fracture incidence. Bone 22:273–278

McDonagh MS, Whiting PF, Wilson PM, Sutton AJ, Chestnutt I, Cooper J, Misso K, Bradley M, Treasure E, Kleijnen J (2000) Systematic review of water fluoridation. Bmj 321:855–859

Michael M, Barot VV, Chinoy NJ (1996) Investigations of soft tissue function in fluorotic individuals of North Gujarat. Fluoride 29:63–71

Neelam K, Suhasini RV, Sudhakar RY (1987) Incidence of prevalence of infertility among married male members of endemic fluorosis district of Andrah Pradesh. Proceedings of a Conference of the International Society for Fluoride Research, Switzerland, Nyan

Nielsen F (1999) Ultratrace elements. Physiology. In: Encyclopedia of Human Nutrition. Ed. Sadler MJ, Strain JJ, Caballero B, pp. 1884–1897. Academic Press, San Diego-London

Nielsen F (2000) Possibly essential trace elements. In: Clinical Nutrition of the Essential Trace Elements and Minerals. Ed. Bogden JD, Klevay LM, pp. 11–37. Humana Press, Totowa, New Jersey

Ortiz-Perez D, Rodriguez-Martinez M, Martinez F, Borja-Aburto VH, Castelo J, Grimaldo JI, de la Cruz E, Carrizales L, Diaz-Barriga F (2003) Fluoride-induced disruption of reproductive hormones in men. Environ Res 93:20–30

Phipps KR, Orwoll ES, Mason JD, Cauley JA (2000) Community water fluoridation, bone mineral density, and fractures: Prospective study of effects in older women. Bmj 321:860–864

Referenzwerte für die Nährstoffzufuhr (2000) Umschau Braus Verlag, Frankfurt am Main

Richmond VL (1985) Thirty years of fluoridation: A review. Am J Clin Nutr 41:129–138

Ringe JD (2001) Fluorides and bisphosphonates in the treatment of osteoporosis. Orthopäde 30:456–461

Schulz W (2000) Therapie der Osteoporose mit Fluoriden. Wien Med Wschr 150:15024–15052

Steiner DM (2004) Fluoride as an essential element in the prevention of disease. Med Hypotheses 62:710–717

Tokar VI, Savchenko ON (1977) The influence of inorganic fluoride compounds on functional condition of the hypophysis-testis system. Probl Endokrinol 23:104–107

Tóth K, Sugár E (1978a) Fluorine content of foods and the estimated intake from foods. Acta Physiol Acad Sci Hung 51:361–369

Tóth K, Sugár E, Bordács J, Király L, Páller J (1978b) Fluorine content of vegetables and fruits. Acta Physiol Acad Sci Hung 51:353–359

Yang CY, Cheng MF, Tsai SS, Hung CF (2000) Fluoride in drinking water and cancer mortality in Taiwan. Environ Res 82:189–193

Kapitel 8

Mangan (Mn)

C. Ekmekcioglu

Chemische Grundlagen

Bereits in Höhlenmalereien wurde Mangan in Form des Braunsteins verwendet. Der schwedische Chemiker Johann Gottlieb Gahn (1745–1818) gewann im Jahre 1774 in Stockholm erstmals unreines Mangan, indem er ein Gemisch aus Braunstein und Kohle reduzierte.

Mangan ist ein weit verbreitetes Element auf der Erde. Es ist mit ca. 0,1% am Aufbau der Erdkruste beteiligt und somit das 12. häufigste Element auf der Erde. Mangan ist ein Übergangselement der Gruppe VII des Periodensystems mit der relativen Atommasse von 54,94 und einer Dichte von 7,21 g/cm^3. Es kann in 10 verschiedenen Oxidationsstadien vorkommen, von –3 bis +7, wobei die häufigsten +2, +4 und +7 sind. Die Mn^{2+}-Form ist die wichtigste Stufe in biologischen Systemen und hat wahrscheinlich die höchste Resorptionsrate.

In der Natur tritt Mangan nicht elementar auf. Es kommt in zahlreichen Erzen in chemisch gebundener Form vor. Das wichtigste Manganerz ist der Pyrolusit (Braunstein, Mangandioxid MnO$_2$). Zu anderen Mn-haltigen Erzen gehören Rhodochrosit, Rhodonit sowie Braunit.

In der chemischen und Metallindustrie wird Mangan für verschiedene Prozesse verwendet (s. Kapitel Toxizität). Die Mangankonzentration im Grundwasser liegt normalerweise unter 10 µg/l.

Verteilung im Organismus

Mangan ist im Körper im Großen und Ganzen homogen verteilt. Der Körper eines Erwachsenen enthält zirka 10–20 mg an Mangan. Mitochondrien weisen im Gegensatz zum Zytoplasma oder anderen Zellorganellen sehr hohe Mangan-Werte auf (DRI 2001). Knochen, Leber, Pankreas und die Nieren haben mit einem mittleren Mangan-Gehalt von 20–50 nmol Mangan/g Gewebe höhere Mangan-Konzentrationen als andere Gewebe (Keen u. Zidenberg-Cherr 1994). Der Mangan-Gehalt des Knochens kann bis zu 25% des gesamten Körpermangans betragen. Die Mangan-Spiegel in Gehirn, Herz, Muskel und Lungen betragen weniger als 20 nmol/g. Außerdem finden sich hohe Mangan-Konzentrationen in pigmentierten Strukturen, wie in der Retina sowie in der dunklen Haut.

Physiologische Funktionen

Mangan ist Bestandteil und/oder Aktivator von verschiedenen Enzymen, wie z.B. Arginase, Glutamin-Synthetase, Phosphenolpyruvat-Carboxykinase und Mangan-abhängige Superoxid-Dismutase (Mn-SOD) (Keen et al. 1999b). Auch wichtige Enzyme (s. unten), die bei der Knochenbildung beteiligt sind, werden von Mangan beeinflusst.

Mn-SOD

Die Mn-SOD ist das primäre antioxidativ wirksame Agens in den Mitochondrien (Macmillan-Crow u. Cruthirds 2001). Da die Mitochondrien den Hauptteil des Sauerstoffs in der Zelle verwerten, sind sie besonders anfällig für oxidativen Stress. Bis zu 5% des molekularen Sauerstoffs z.B. werden in der Atmungskette zum Superoxid-Radikal ($O_2^{\cdot-}$) umgeformt. Die Mn-SOD katalysiert die Umwandlung von Superoxid-Radikalen zu Wasserstoffperoxid (Reaktion 1).

Reaktion 1:　$O_2^{\cdot-} + O_2^{\cdot-} + 2H^+ \rightarrow H_2O_2 + O_2$

Die Essentialität der Mn-SOD wurde bei Mäusen beschrieben, bei denen das SOD-Gen inaktiviert wurde. Diese Tiere entwickelten eine dilatative Kardiomyopathie, deutliche Anreicherungen von Fett in Leber und Skelettmuskel sowie eine metabolische Azidose und starben in den ersten Wochen postnatal (Li et al. 1995).

Die Aktivität der Mn-SOD im Gewebe kann durch verschiedene Faktoren, die wahrscheinlich oxidativen Stress induzieren, erhöht sein. Dazu gehören Alkohol, Ozon, Strahlenbelastung sowie Zytokine wie IL-1 und TNF-α, die bei Entzündungsreaktionen beteiligt sind.

Knochen und Bindegewebe

Mangan ist ein Cofaktor der Glycosyltransferasen, welche für die Bildung von Proteoglykanen benötigt werden. Proteoglykane sind wichtig für die Bildung von Knorpel und Knochen. Verschiedene Studien bei Tieren konnten einen Zusammenhang zwischen einem Manganmangel und Skelettanomalien zeigen (Keen et al. 1999a).

Mangan wird auch für die Aktivierung der Prolidase benötigt, welches Prolin für die Kollagenbildung zur Verfügung stellt. Ein genetisch bedingter Mangel an Prolidase führt zu Störungen der Wundheilung und geht mit einer Beeinträchtigung des Mangan-Stoffwechsels einher (Milligan et al. 1989).

Stoffwechsel

Verschiedene Enzyme, die am Stoffwechsel von Kohlenhydraten, Cholesterin und Aminosäuren beteiligt sind, benötigen Mangan (DRI 2001). Z.B. ist Mangan als Bestandteil der Pyruvat-Carboxylase wichtig für die Glukoneogenese.

Die Mangan-haltige Arginase I katalysiert die Synthese von Harnstoff aus dem neurotoxischen Ammoniak in der Leber, welches bei Abbau der Aminosäuren entsteht (Christianson 2005). Eine Verminderung der Arginase-Aktivität bei Mangan-Mangel kann zu einer Erhöhung der Ammoniak-Spiegel im Blut führen. Die Arginase II ist ein mitochondriales Enzym, das in verschiedenen Organen vorkommt und möglicherweise im Metabolismus des L-Arginins eine Rolle spielt. Es wird postuliert, dass eine Aktivierung der Arginase II durch „Aufbrauchen" des L-Arginins zu einer Hemmung von NO-vermittelten Prozessen führt (Christianson 2005). Dies hat möglicherweise eine Relevanz für die sexuelle Erregbarkeit (s. unten).

Des Weiteren ist Mangan wichtig für die Aktivierung der Phosphoenolpyruvat-Carboxykinase, einem Enzym, welches die Umwandlung von Oxalacetat zu Phosphoenolpyruvat, GDP und CO_2 katalysiert.

Resorption und Stoffwechsel

Resorption

Die Resorptionsrate von Mangan ist relativ niedrig. Unter Verwendung von markiertem ^{54}Mn wurde gezeigt, dass 1,4–3,6% von 1 mg Mangan aus einer Testmahlzeit beim Menschen resorbiert werden (Finley et al. 1994). Bei geringeren Mengen (0,3–0,34 mg) betrug die im Körper verbliebene Menge ca. 5% (Davidsson et al. 1988), so dass davon auszugehen ist, dass ca. 1–5% Mangan unter normalen Umständen im Darm resorbiert werden. Bei einer länger dauernden Mangan-Supplementation nimmt die fraktionelle Resorptionsrate um bis zu 50% ab (Sandstrom et al. 1990). Die Resorptionsmechanismen sind immer noch nicht eindeutig geklärt. Diskutiert werden sowohl ein aktiver Transport als auch eine nicht-sättigbare passive Resorption (Garcia-Aranda et al. 1983; Bell et al. 1989). Die Resorptionsraten sind bei Säuglingen höher als bei Erwachsenen. Außerdem ist die Retention von Mangan in den ersten Lebensmonaten deutlich höher, was möglicherweise auf eine noch nicht ausgereifte Ausscheidung über die Galle schließen lässt.

Mangan kann auch über die Lungen aufgenommen werden. Dies hat für die toxikologischen Auswirkungen einer beruflichen Manganexposition eine Relevanz (s. Kapitel Mangan-Toxizität). Die Resorption von Mangan über die Lungen scheint vor allem von der Löslichkeit der Manganpartikel im Inhalationsstaub abzuhängen. Dabei geht gut lösliches $MnCl_2$ viel schneller ins Blut und Gehirn über als MnO_2 (Roels et al. 1997). Im Gegensatz zu den weniger löslichen Phosphat- oder Mangan-Tetraoxid-Verbindungen wird auch inhaliertes $MnSO_4$ relativ schnell von der Lunge ins Blut und dann ins Gehirn und andere Gewebe transportiert (Dorman et al. 2001).

Stoffwechsel

Mangan wird nach der Resorption von der Leber aufgenommen (Keen et al. 1999b). Dort gelangt ein Teil des Mangans in die Galle. Ein weiterer Teil gelangt in die Mitochondrien, die große Mengen an Mangan akkumulieren können. Das restliche Mangan ist entweder mit dem Nukleus assoziiert, wird in Proteine eingebaut oder liegt in freier Form als Mn^{2+} vor.

Ein Teil des Mn^{2+} wird möglicherweise durch Ceruloplasmin zu Mn^{3+} oxidiert. Anschließend wird Mangan zu den extrahepatischen Geweben vor allem an Transferrin gebunden transportiert (Aisen et al. 1969; Davidsson et al. 1989). Ein kleinerer Teil des Mangans im Blut ist wahrscheinlich an Albumin und α_2-Makroglobulin gebunden.

Mangan wird primär nach Sekretion über die Galle im Stuhl ausgeschieden. Aus diesem Grund kann es bei Galleabflussstörungen, aber auch bei chronischen Lebererkrankungen zu einer Erhöhung der Mangan-spiegel im Blut kommen (Kelly 1998). Leberpatienten haben daher möglicherweise ein höheres Risiko für eine Mangan-Akkumulation, insbesondere bei einer unkritischen, ständigen Mangan-Supplementation.

Die Ausscheidung von Mangan über den Harn ist gering.

Zufuhr und Bedarfsempfehlungen

Der Bedarf an Mangan für verschiedene Altersgruppen ist in Tabelle 1 angegeben.

Tabelle 1. Die Schätzwerte für eine angemessene Zufuhr für Mangan

	D-A-CH*-Empfehlungen mg/Tag
4–11 Monate	0,6–1,0
1–3 Jahre	1–1,5
4–6 Jahre	1,5–2
7–9 Jahre	2–3
≥ 10 Jahre	2–5

* Adaptiert aus: Referenzwerte für die Nährstoffzufuhr, Umschau-Braus-Verlag 2000

Normalerweise kann man davon ausgehen, dass bei einer ausgewogenen Ernährung der Manganbedarf gedeckt wird. Untersuchungen von größeren Bevölkerungsschichten zeigten, dass sich die tägliche Zufuhr von Mangan in der westlichen Welt in einem Bereich zwischen 0,7–10,9 mg/d bewegt (Greger 1999). Daher ist ein Manganmangel bei Menschen in der industrialisierten Welt wahrscheinlich selten. Verschiedene Faktoren können jedoch zu einem Manganmangel führen. Ein vermehrter Bedarf an Mangan kann bei stark einseitiger Ernährung entstehen, beispielsweise wenn große Mengen an einfachen Kohlenhydraten (Zucker) zugeführt werden. Ferner kann bei einer länger andauernden künstlichen (parenteralen) Ernährung der Manganbedarf erhöht sein. Alkoholiker haben ebenfalls häufig einen erhöhten Bedarf. Weiterhin kann die vermehrte Zufuhr anderer Mineralien, wie z.B. Calcium, Eisen, Phosphat und Zink, den Manganstatus negativ beeinflussen. Der Grund hierfür liegt in einer gegenseitigen Beeinflussung dieser Mineralien bei der Resorption (s. unten). Auch erhöhter oxidativer Stress (vermehrtes Anfallen hochreaktiver freier Radikale) führt möglicherweise zu einem erhöhten Manganbedarf.

Nahrungsquellen

Normalerweise enthalten pflanzliche Lebensmittel mehr Mangan als tierische Produkte (mit Ausnahme der Innereien). Die Mangan-Konzentration von Lebensmitteln variiert in einem Bereich zwischen 0,4 µg/g (vor allem Fleisch und Fisch) bis zu 20 µg/g (vor allem Nüsse und Zerealien). Besonders reich an Mangan sind einige Getreidepro-

Tabelle 2. Mangan-reiche Lebensmittel

Lebensmittel	Mangangehalt in mg pro 100 g verzehrbarem Anteil
Schwarzer Tee	73
Weizenkeime	16
Haselnuß	5,7
Haferflocken	4,5
Sojabohnen	2,7
Leinsamen	2,6
Heidelbeeren	1,9
Roggenvollkornbrot	1,5

dukte, z.B. Haferflocken, Weizenkeime und Sojamehl. Tees sind sehr gute Manganquellen mit Werten, die bis zu 900 µg/g betragen können. Jedoch können Tannine im Tee bzw. Phytinsäure in Zerealien die Manganaufnahme im Darm durch Komplexierung stark einschränken.

Bioverfügbarkeit

Tierexperimentelle Studien haben gezeigt, dass hohe Mengen an Faserstoffen und Phytaten den Manganbedarf steigern. Zurückzuführen ist dies wahrscheinlich auf eine verminderte Manganresorption durch Komplexierung des Mangans im Darm. Dadurch wird das Mangan unlöslich und kann nicht resorbiert werden. Studien bei Hühnern konnten zeigen, dass hohe diätetische Mengen an Phosphor den Mangan-Einbau in den Knochen beeinträchtigen (Wedekind et al. 1991). Aufgrund der hohen täglichen Zufuhr an Phosphor könnte diese Hemmung auch für den Menschen relevant sein. Dies wurde z.B. für die Beeinträchtigung der Manganresorption aus Sojaprodukten, die reich an Phosphor-haltigen Phytaten sind, gezeigt (Davidsson et al. 1995).

Neben dem negativen Einfluss von Phytaten auf die Bioverfügbarkeit von Mangan sind auch Interaktionen dieses Elements mit anderen Mineralien auf Darmebene bekannt (O'Dell 1989; Sandstrom 2001). Z.B. kann Mangan die Eisenresorption hemmen (Rossander-Hulten et al. 1991). Dies geschieht möglicherweise aufgrund eines ähnlichen Transportweges über den divalenten Metall-Transporter (DMT-1). Dabei wurde auch eine signifikant negative Korrelation zwischen der Manganresorption und der

Plasma-Ferritin-Spiegel beschrieben (Finley 1999).

Calcium beeinflusst ebenfalls die Mangan-Resorption. Die Zugabe von Calcium zur Muttermilch reduzierte die ^{54}Mn-Absorption von 4,9 auf 3,0% (Davidsson et al. 1991). Eine Gabe eines Multimineral-Supplements mit 2,5 mg Mangan, aber auch Eisen und Zink, führte nicht zu einer Verbesserung des Mangan-Status (Sandstrom 1990). Männer scheinen weniger Mangan zu resorbieren als Frauen, wobei dies auf die unterschiedlichen Eisenspeicher zurückgeführt wird (Finley 1994, Finley 1999).

Diagnostik des Mangan-Status

Plasma/Serum Mangan

Studien zeigten, dass die Mangankonzentration im Serum bei einer ungenügenden Manganzufuhr über die Nahrung vermindert wird (Davis u. Greger 1992). Umgekehrt zeigte sich eine deutliche Steigerung des Plasma-Mangan-Spiegels bei Kindern mit Cholestase, die parenteral mit Mangan-haltigen Lösungen ernährt wurden (Hambidge et al. 1989). Auch andere Untersucher beschrieben positive Effekte einer Mangan-Supplementation in parenteralen Lösungen (Greger 1998) auf den Plasmaspiegel des Elements. Daher kann das Plasma- bzw. Serum-Mangan durchaus zur Statusbestimmung herangezogen werden. Plasma oder Serum haben jedoch den Nachteil, dass eine geringe Hämolyse den Wert verfälschen kann.

Mn-SOD

Die Aktivität der Mn-SOD ist sicher einer der besten Indikatoren des Manganstatus. Da das Enzym in den Mitochondrien vorkommt, ist die Bestimmung nur in Leukozyten bzw. Gewebezellen möglich. Es wurde z.B. gezeigt, dass die Mn-SOD-Aktivität der Lymphozyten bei einer täglichen Zufuhr von hohen Mangan-Mengen (15 mg/d) über ca. 3 Monate signifikant anstieg (Davis u. Greger 1992). Die Isolation der Lymphozyten ist jedoch sehr arbeitsaufwändig. Außerdem können Alkohol, andere diätetische Faktoren wie mehrfach ungesättigte Fettsäuren sowie anstrengende körperliche Tätigkeit die Aktivität des Enzyms beeinflussen (Dreosti et al. 1982; Davis et al. 1990; Ohno et al. 1993).

Mangan im Harn

Mangan wird in geringen Mengen auch im Harn ausgeschieden. In Studien, bei denen eine Mangan-arme Diät verordnet wurde, sank die Mangankonzentration im Harn parallel zur aufgenommenen Manganmenge ab und erholte sich wieder bei Zufuhr von Mangan (Freeland-Graves et al. 1988; Greger et al. 1990). Andere Studien konnten dieses Ergebnis jedoch nicht bestätigen (Davis u. Greger 1992). Aus diesem Grund scheint dieser Parameter für eine routinemäßige Statusbestimmung nicht geeignet zu sein.

Aktivität der Arginase

Die Aktivität der Leber-Arginase ist bei Mangan-defizienten Ratten erniedrigt (Paynter 1980). Außerdem wurden im Plasma von Ratten, die einen Manganmangel aufwiesen, erhöhte Ammoniakspiegel und erniedrigte Harnstoffwerte gefunden (Brock et al. 1994). Bei türkischen Kinder mit Asthma bronchiale wurden signifikant niedrigere Plasma-Selen-Spiegel sowie eine geringere Aktivität der Arginase im Vergleich zu gesunden Kontrollen gemessen (Kocyigit et al. 2004). Dabei korrelierte der Plasma-Mn-Spiegel positiv mit der Arginaseaktivität.

Referenzwerte für Mangan im Blut und Harn sind:

Serum:	5–20 nmol/l (≈ 0,3 µg–1,1 µg/l)
Vollblut:	0,11–0,20 µmol/l (≈ 6,1 µg– 11,0 µg/l)
Harn:	< 27 nmol/l (< 1,5 µg/l)

Manganmangel

Im Gegensatz zu anderen Spurenelementen wie Eisen und Zink ist aufgrund des ubiquitären Vorkommens ein manifester Manganmangel beim Menschen selten.

In Tierversuchen wurde gezeigt, dass Manganmangel zu Wachstumsstörungen, Störungen der Reproduktion, Ataxie sowie

Störungen im Kohlenhydrat- und Fettstoffwechsel führt (Keen et al. 1999b). In einer neueren Studie bei Ratten wurden ein induzierter Mangan-Mangel bei geringen Mangan-Spiegeln im Gewebe, Abnahme der Arginase-Aktivität, sowie höhere L-Arginin-Konzentration im Plasma beschrieben (Ensunsa et al. 2004). Außerdem zeigte sich bei den Mangan-defizitären Ratten eine erhöhte Endothel-abhängige Vasorelaxation in der Aorta, die wahrscheinlich durch eine gesteigerte NO-Produktion erklärbar ist (s. auch „Sexuelle Dysfunktionen").

Beim Menschen ist der Zusammenhang zwischen ungenügender Manganzufuhr, wie Diätkost, und klinischen Symptomen noch unzureichend untersucht. Z.B. führte eine über ca. 1 Monat andauernde Mangan-arme Diät bei 7 Männern zu dermalen Symptomen und Verminderung des Cholesterinspiegels (Friedman et al. 1987). In einer anderen Studie wurde ein Zusammenhang zwischen der psychischen Stimmungslage bzw. vermehrten Schmerzen in der prämenstruellen Phase bei Frauen, die geringe Mengen an Mangan aufnahmen, beschrieben (Penland u. Johnson 1993).

Mangan und klinische Erkrankungen

Osteoporose

Ein Mangel an Mangan führt bei verschiedenen Tierspezies zu markanten Störungen des Knochenwachstums mit Auftreten von kürzeren, verdickten Extremitäten und geschwollenen, vergrößerten Gelenken. Der pathophysiologische Mechanismus dahinter ist eine Verminderung der Aktivität der Mangan-abhängigen Glykosyltransferasen (s. oben) sowie eine Beeinträchtigung der Funktion von Osteoblasten und Osteoklasten (Freeland-Graves u. Llanes 1994).

Bei Frauen mit Osteoporose wurden niedrige Plasma-Mangan-Konzentrationen beschrieben. Durch eine Supplementation mit Calcium und den Spurenelementen Kupfer, Zink und Mangan konnte ein deutlicher Verlust der Knochenmasse über 2 Jahre verhindert werden (Strause et al. 1994).

Geringe Manganspiegel wurden auch bei Kindern mit M. Perthes gefunden (Hall et al. 1989). Bei der Perthes-Krankheit handelt es sich um eine Osteochondrose, die speziell den Hüftkopf betrifft und hauptsächlich bei Kindern zwischen dem 3. und 12. Lebensjahr in Erscheinung tritt.

Epilepsien

Ratten, die einen Manganmangel aufweisen, sind anfälliger für epileptische Anfälle. Bei Epileptikern wurden niedrigere Manganspiegel im Blut nachgewiesen (Carl u. Gallagher 1994). Diese Befunde lassen auf eine Rolle von Mangan bei der Epilepsie schließen. Die Glutamin-Synthetase ist ein Mangan-abhängiges Enzym, welches die Bildung von Glutamin aus Glutamat katalysiert. Es sind bis 80% des Mangans im Gehirn beinhaltet. Dieses Enzym ist wichtig für die Elimination des Glutamats, einem exzitarischen Transmitter. Hohe extrazelluläre Glutamatspiegel werden in Verbindung gebracht mit epileptischen Anfällen mesial temporalen Ursprungs. In einer Studie bei Menschen mit dieser Form der Epilepsie wurde nach Resektion des Hippokampus eine 40% geringere Aktivität der Glutamin-Synthetase gefunden (Eid et al. 2004). Eine ähnlich hohe Reduktion wurde auch in einer anderen Studie für den Blut-Mangan-Spiegel bei Epileptikern beschrieben (Grant 2004). Anlehnend an diese Untersuchungen ist daher bei einem Manganmangel ein höheres exzitatorisches Potenzial und damit das Entstehen von epileptischen Anfällen durchaus denkbar. Bemerkt werden sollte jedoch, dass Mangan bei Überdosierung ein neurotoxisches Potenzial besitzt (s. unten) und somit auch möglicherweise epileptische Anfälle hervorrufen kann (Herrero Hernandez et al. 2003).

Lebererkrankungen

Mangan wird hauptsächlich über die Galle eliminiert. Aus diesem Grund ist bei einer Lebererkrankung möglicherweise die Ausscheidung von Mangan vermindert und damit der Gehalt an Mangan im Blut erhöht. Dies wurde in Studien bei Patienten mit Leberinsuffizienz beschrieben (Hauser u. Zesiewicz 1996; Spahr et al. 1996), wo die erhöhten Manganspiegel auch mit der Schwere von Signalveränderungen in der MRT korrelierten. Intensive Signale waren dabei vor allem im Globus pallidus nachweisbar (s. auch unten). Eine direkte Bestimmung der Mangan-Konzentration in Gewebeproben des Globus pallidus zeigte des Weiteren bis zu 7-fach erhöhte Manganspiegel (Layrargues et al. 1995). Eine pallidale Hypersensitivität wird in Verbindung gebracht mit extrapyramidalen Symptomen, und interessanterweise zeigen viele Menschen mit chronischem Leberversagen auch Parkinson-ähnliche Symptome (Layrargues et al. 1998; Spahr et al. 2002). Aus diesem Grund ist eine Untersuchung des Manganstatus bei Patienten mit chronischem Leberversagen durchaus sinnvoll.

Diabetes mellitus

In Tierversuchen konnte gezeigt werden, dass ein Manganmangel zu einer Glukose-Intoleranz führt (Manganese and glucose tolerance 1968). Gründe hierfür sind eine Störung der Insulin-Synthese und -Sekretion sowie möglicherweise eine Reduktion der Glukose-Transporter im Fettgewebe. Dabei scheint als Mechanismus eine Zerstörung des Pankreasgewebes durch freie Radikale im Vordergrund zu stehen. Der Zusammenhang zwischen einem Manganmangel und Diabetes mellitus beim Menschen ist noch unzureichend erforscht.

Sexuelle Dysfunktionen

Stickstoffmonoxid (NO) ist der wichtigste Mediator der erektilen Funktion. NO bewirkt eine schnelle Relaxierung der glatten Muskulatur und erleichtert dadurch die Füllung des Corpus cavernosum. Anlehnend an verschiedene Studien ist eine Beteiligung der Mangan-abhängigen Arginase in der Physiologie der sexuellen Erregung ebenfalls wahrscheinlich (Christianson 2005). Die Arginase wird wie die NO-Synthase in der glatten Muskulatur exprimiert. Da beide Enzyme L-Arginin als Substrat verwenden (Abbildung 1), wird angenommen, dass eine Aktivierung der Arginase zu einer Verminderung der Bildung von NO führt. Bei diabetischen Männern mit erektilen Dysfunktionen z.B. wurde eine deutlich höhere Expres-

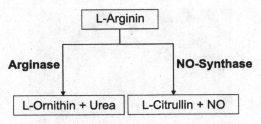

Abb. 1. L-Arginin-Stoffwechsel durch Arginase und NO-Synthase

sion der Arginase II im Corpus cavernosum gefunden (Bivalacqua et al. 2001). Umgekehrt führte eine experimentelle pharmakologische Hemmung der Arginase zur Aufrechterhaltung der L-Arginin-Spiegel. Dies resultierte in einer erhöhten NO-Synthase-Aktivität sowie NO-abhängiger Relaxation der glatten Muskulatur im Corpus cavernosum (Cox et al. 1999). Auch in vaginalen Gewebeproben wurde eine Arginaseaktivität identifiziert (Cama et al. 2003), was möglicherweise auf eine ähnliche Rolle dieses Enzyms bei der sexuellen Erregbarkeit der Frau vermuten lässt.

Mangan-Supplementation

Mangan liegt in Supplementen in verschiedenen Formen vor. Dazu gehören Mangan-Sulfat, Mangan-Glukonat, Mangan-Ascorbat sowie Verbindungen zwischen Mangan und Aminosäuren. Relativ hohe Mengen an Mangan finden sich in Supplementen, die Knochenaufbauprodukte, wie Chondroitinsulfat und Glucosamin-Hydrochlorid, enthalten.

Toxizität

Unterschieden werden sollte bei der Mangantoxizität nicht nur die akute und chronische Symptomatik, sondern vor allem die berufliche Exposition durch Inhalation von Mangan-haltigem Staub im Vergleich zur oralen Toxizität durch Aufnahme von hohen Mengen an Mangan über den Magen-Darm-Trakt (Gerber et al. 2002; Crossgrove u. Zheng 2004; Aschner et al. 2005). Unabhängig von der Art der Exposition manifestiert sich die Mangan-Toxizität vornehmlich im ZNS.

Berufliche bzw. inhalative Toxizität

Mangan ist wegen seiner hohen Affinität zu Schwefel und Sauerstoff sowie seiner werkstoffverbessernden Eigenschaften von hoher Bedeutung für die Metallindustrie. Ca. 90% bis 95% des erzeugten Mangans beziehungsweise Ferromangans werden für die Eisen-, Stahl- und Sonderwerkstoffherstellung verwendet (verschiedene Metalllegierungen, Nickelersatz in korrosionsbeständigen Edelstählen, Desoxidation und Entschwefelung von Eisen und Stahl). Zu weiteren Verwendungen des Mangans gehören: 1) in Trockenbatterien als MnO_2, 2) als Bestandteil von Farben, 3) in Form von Permanganat für Oxidationsprozesse in der chemischen Industrie. Des Weiteren ist Mangan in der Landwirtschaft Bestandteil von gewissen Fungiziden (MANEB) und verbessert in Form von Methylcyclopentadienyl-Mn-Tricarbonyl (MMT) die Verbrennung in Kesseln und Motoren und ersetzt dabei Blei als Antiklopfmittel im Benzin (Davis 1998). Manganverbindungen werden auch teilweise als spezifische Kontrastmittel für die MRT empfohlen.

Die Abgabe von Mangan in die Umwelt erfolgt über 1) die Metall- bzw. chemische Industrie, 2) verbrannte Kohle oder Benzin mit dem Zusatzstoff MMT, sowie 3) vulkanischen Staub. Die Inhalation von Manganhaltiger Luft bzw. Staub erfolgt vor allem bei Arbeitern in Manganminen, Metallhütten und Fabriken der Metallindustrie sowie bei Mangan-verarbeitenden Betrieben.

Die maximale Luftkonzentration für Mangan im inhalierbaren Staub sollte für exponierte Arbeiter 0,1 mg/m^3 nicht überschreiten (Levy 2004).

Eine chronische Exposition mit hohen Mangan-Konzentrationen in der Atemluft (>1–5 mg/m^3) ist der häufigste Grund für eine Mangan-induzierte Neurotoxizität beim Menschen (Dobson et al. 2004). Im Gegensatz zu oral aufgenommenem Mangan wird inhaliertes Mangan, ohne die Leber zu passieren, direkt ins Gehirn transportiert. Die Permeabilität des Gehirns für Mangan ist höher als für Eisen und Zink (Sotogaku et al. 2000). Mangan kann sich daher leichter im ZNS anreichern, vor allem in den Basalganglien. Mangan tritt über 3 Routen ins

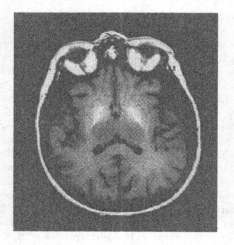
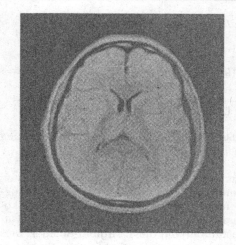

Mn-induced Parkinsonism   Normal Individual

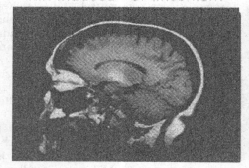
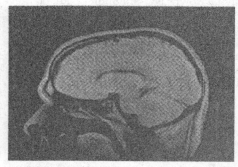

Abb. 2. T1-gewichtete MRI-Untersuchung eines normalen Patienten (Bilder rechts) und eines Patienten mit Mangan-induziertem Parkinsonismus (Bilder links). Auffallend sind bilateral hohe Signalintensitäten im Globus pallidus beim Mangan-exponierten Patienten. Mit Genehmigung vom Autor, Prof. Warren Olanow, Department of Neurology, Mount Sinai School of Medicine, New York. Copyright 2004 NY Academy of Sciences, U.S.A.

ZNS über: die cerebralen Kapillaren, die cerebrospinale Flüssigkeit via den Plexus choroideus, sowie über den Riechnerven (Dobson et al. 2004).

Psychiatrische Störungen gehören zu den frühesten Symptomen einer abnormalen Manganakkumulation im Gehirn. Dies wurde erstmalig 1837 bei Minenarbeitern in Chile beschrieben (Aschner u. Aschner 1991). Charakteristisch für diesen auch als „Manganese-Madness" beschriebenen Symptomenkomplex sind aggressives Verhalten, emotionale Instabilität (Lachen, Grimassieren), intensives sexuelles Verlangen und Halluzination. Daneben können Müdigkeit, Kopfschmerzen und Appetitlosigkeit auftreten (Barceloux 1999). Nach Beendigung der Exposition bleibt die Symptomatik einer Mangan-Psychose (Manganismus) im Allgemeinen zunächst einmal bestehen. Gegen Ende der psychotischen Phase bzw. nach Ablauf der eher unspezifischen zerebralen Allgemeinsymptome kommt es zu den für die Manganvergiftung typischen Störungen, die vorwiegend die psychomotorische Koordination und das extrapyramidale Nervensystem betreffen. Dabei stehen prolongierte Muskelkontraktionen (Dystonie), Rigidität und Tremor im Vordergrund. Diese Symptome ähneln teilweise denen, die bei der Parkinson-Krankheit zu sehen sind. Bei einer T1-gewichteten MRI von Patienten, die Par-

Tabelle 3. Unterschiede zwischen der Parkinson-Krankheit und dem Mangan-induzierten Parkinsonismus*

Parameter	Parkinson-Krankheit	Mangan-induzierter Parkinsonismus
Klinik	Ruhetremor, Asymmetrie	Frühzeitige Sprach- und Gleichgewichtsstörungen; Relatives Fehlen des Ruhetremors; Spezifische Dystonie
Effekt von Levodopa	Ja	Schlechtes Ansprechen
Magnet-Resonanz-Tomographie	Normal	Hochgradige Signalveränderungen im Globus pallidus, Striatum und Substantia nigra-pars reticulata
Fluorodopa-Positronen-Emissions-Tomographie	Verminderte striatale Aufnahme	Normal
Pathologie	Degeneration von Neuronen in der Substantia nigra, Cortex, Rückenmark, Lewy-Körper	Degeneration von Neuronen im Globus pallidus, keine Lewy-Körper

* Modifiziert nach Olanow 2004

kinson-ähnliche Symptome zeigten, fanden sich hohe Mengen an Mangan in den Basalganglien (Pal et al. 1999), insbesondere im Globus pallidus (Olanow 2004), (Abbildung 1). Außerdem ist die Anreicherung von Mangan mit einer Schädigung des dopaminergen Systems assoziiert. Eine Injektion von Mangan z.B. verminderte die Dopamin-Spiegel im Serum von Ratten, im Rattengehirn, sowie im Globus pallidus und Putamen von Affen (Crossgrove u. Zheng 2004).

Jedoch unterscheidet sich die Symptomatik und Pathologie des Manganismus in bestimmten Punkten von denen des Parkinsonismus (Tabelle 3). Beim Manganismus fehlt z.B. häufiger der Ruhetremor und die Asymmetrie. Außerdem sprechen die Patienten nicht oder schlechter auf Levodopa an (Huang et al. 1989; Olanow 2004). Des Weiteren finden sich bei der Parkinson-Erkrankung pathologische Veränderungen in mehreren Hirnarealen, wohingegen beim Mangan-induzierten Parkinsonismus vorwiegend der Globus pallidus betroffen ist (Olanow 2004).

Der genaue Mechanismus der neurotoxischen Wirkung von Mangan ist noch unzureichend erforscht. Anlehnend an neuere Studien wird jedoch vermutet, dass eine Interaktion von Mangan mit anderen Spurenelementen, wie Eisen, Kupfer, Zink und Aluminium, die Grundlage für die toxischen Wirkungen darstellt. Vor allem wurde beschrieben, dass

die Mangan-induzierte Neurotoxizität mit gestörten Eisenkonzentrationen in Blut und Gehirn zusammenhängt. Der Grund hierfür ist möglicherweise eine Interaktion zwischen Mangan und Eisen in Eisen-Schwefel-haltigen Proteinen, welche den Eisenstoffwechsel regulieren (Crossgrove u. Zheng 2004). Außerdem konnten verschiedene Studien zeigen, dass eine hohe diätetische Zufuhr von Mangan die Eisenaufnahme in verschiedene Rattenorgane stimuliert (Chua u. Morgan 1996). Eine ähnliche vermehrte Aufnahme von Eisen nach Mangan-Exposition wurde in der Zellkultur nachgewiesen. Die hohen Eisenspiegel wiederum könnten die Entstehung von oxidativem Stress begünstigen (s. Kapitel Eisen), (Aschner 1999). Auch für Mangan werden prooxidative Effekte postuliert (HaMai u. Bondy 2004). Mangan induziert z.B. eine Abnahme der Aktivität von Peroxidase und Catalase in der Substantia nigra.

Orale Toxizität

Im Gegensatz zu den klassischen Symptomen eines durch Inhalation von Mangan hervorgerufenen Manganismus sind die Symptome einer chronischen oralen Zufuhr von exzessiven Mengen an Mangan eher unspezifisch. Erstmalig wurde eine orale Toxizität bei Personen, die stark Mn-kontaminiertes Brunnenwasser (ca. 20–30 mg/l) tranken, beschrieben (Kawamura et al. 1941). Zu den beobachteten Symptomen gehörten Lethargie, erhöhter Muskeltonus, Tremor sowie mentale Störungen.

Die Manganspiegel im Trinkwasser sind in einem Bereich von weniger als 1 bis zu 100 µg/l angesiedelt. Der durchschnittliche Gehalt beträgt 4 µg/l (Gerber et al. 2002). In einer griechischen Studie bei älteren Menschen wurde der Zusammenhang zwischen einer langjährigen Manganexposition durch das Trinkwasser (1,8–2,3 mg/l) und neurologischen Symptomen untersucht (Kondakis et al. 1989). Es konnte zwar kein Unterschied in den Blutmanganspiegeln zwischen exponierten und nicht-exponierten Personen gefunden werden, jedoch zeigte die Mn-Gruppe neurologische Defizite. Im Gegensatz dazu wurden in einer deutschen Studie keine neurologischen Symptome bei Mn-exponierten älteren Menschen gefunden (Vieregge et al. 1995).

Ein erhöhtes Risiko für eine Mangan-Intoxikation besteht bei Personen mit chronischer Lebererkrankung, da der Hauptteil von Mangan über die Galle eliminiert wird. Bei diesen Menschen wurden neurologische Probleme sowie Parkinson-ähnliche Symptome beschrieben (Keen et al. 1999a). Außerdem sind Neugeborene ebenfalls potenziell gefährdet, da ihr Gehirn ein höheres Transportpotenzial für Mangan besitzt (DRI 2001).

Reproduktive Toxizität

Eine chronische Manganexposition kann zu einer verminderten Fertilität und zu fetalen Anomalien führen. Männliche Arbeiter, die einer chronischen Mangan-Exposition ausgesetzt waren, hatten signifikant weniger Kinder als diejenigen, die keine chronische Mangan-Toxizität aufwiesen (Lauwerys et al. 1985). Außerdem haben Studien bei Ratten zeigen können, dass eine chronische Manganexposition zu fetalen Störungen in der Skelettentwicklung führt (Treinen et al. 1995).

Stoffwechsel

Im Tierversuch kann Mangan in Verbindung mit Bilirubin eine Cholestase induzieren (Goering 2003). Mangan erhöht auch die Aktivität der HMG-CoA-Reduktase, dem

Tabelle 4. Obere tolerable Zufuhrgrenzen für Mangan

Altersgruppe	Obere tolerable Zufuhrgrenzen in mg/d
1–3 Jahre	2
4–8 Jahre	3
9–13 Jahre	6
14–18 Jahre	9
> 18 Jahre	11

* Entnommen aus: Dietary Reference Intakes 2001, National Academy Press, USA

Schlüsselenzym der Cholesterin-Synthese (Akoume et al. 2003). Aus diesem Grund ist eine Erhöhung des Cholesterinspiegels bei vermehrter Mangan-Exposition denkbar.

Therapie der Mangan-Toxizität

Beschrieben wurde in der Literatur eine Therapie mit Levodopa bei symptomatischen Patienten mit chronischer Mangan-Toxizität. Jedoch waren die positiven Effekte nur passager (Huang et al. 1993). In schwersten Fällen einer Mangan-Toxizität wird auch eine Therapie mit Chelatbildnern wie EDTA empfohlen (Crossgrove u. Zheng 2004).

Literatur

Aisen P, Aasa R, Redfield AG (1969) The chromium, manganese, and cobalt complexes of transferrin. J Biol Chem 244:4628–4633

Akoume MY, Perwaiz S, Yousef IM, Plaa GL (2003) Synergistic role of 3-hydroxy-3-methylglutaryl coenzyme A reductase and cholesterol-7-alpha-hydroxylase in the pathogenesis of manganese-bilirubin-induced cholestasis in rats. Toxicol Sci 73:378–385

Aschner M, Aschner JL (1991) Manganese neurotoxicity: Cellular effects and blood-brain barrier transport. Neurosci Biobehav Rev 15:333–340

Aschner M, Erikson KM, Dorman DC (2005) Manganese dosimetry: Species differences and implications for neurotoxicity. Crit Rev Toxicol 35:1–32

Barceloux DG (1999) Manganese. J Toxicol Clin Toxicol 37:293–307

Bell JG, Keen CL, Lonnerdal B (1989) Higher retention of manganese in suckling than in adult rats is not due to maturational differences in manganese uptake by rat small intestine. J Toxicol Environ Health 26:387–398

Bivalacqua TJ, Hellstrom WJ, Kadowitz PJ, Champion HC (2001) Increased expression of arginase II in human diabetic corpus cavernosum: In diabetic-associated erectile dysfunction. Biochem Biophys Res Commun 283:923–927

Brock AA, Chapman SA, Ulman EA, Wu G (1994) Dietary manganese deficiency decreases rat hepatic arginase activity. J Nutr 124:340–344

Cama E, Colleluori DM, Emig FA, Shin H, Kim SW, Kim NN, Traish AM, Ash DE, Christianson DW (2003) Human arginase II: Crystal structure and physiological role in male and female sexual arousal. Biochemistry 42:8445–8451

Carl GF, Gallagher BB (1994) Manganese and epilepsy. In: Manganese in Health and Disease. Ed. Klimis-Tavantzis DL, pp. 133–157. CRC Press, Boca-Raton, USA

Christianson DW (2005) Arginase: Structure, mechanism, and physiological role in male and female sexual arousal. Acc Chem Res 38:191–201

Chua AC, Morgan EH (1996) Effects of iron deficiency and iron overload on manganese uptake and deposition in the brain and other organs of the rat. Biol Trace Elem Res 55:39–54

Cox JD, Kim NN, Traish AM, Christianson DW (1999) Arginase-boronic acid complex highlights a physiological role in erectile function. Nat Struct Biol 6:1043–1047

Crossgrove J, Zheng W (2004) Manganese toxicity upon overexposure. NMR Biomed 17:544–553

Davidsson L, Almgren A, Juillerat MA, Hurrell RF (1995) Manganese absorption in humans: The effect of phytic acid and ascorbic acid in soy formula. Am J Clin Nutr 62:984–987

Davidsson L, Cederblad A, Hagebo E, Lonnerdal B, Sandstrom B (1988) Intrinsic and extrinsic labeling for studies of manganese absorption in humans. J Nutr 118:1517–1521

Davidsson L, Cederblad A, Lonnerdal B, Sandstrom B (1991) The effect of individual dietary components on manganese absorption in humans. Am J Clin Nutr 54:1065–1070

Davidsson L, Lonnerdal B, Sandstrom B, Kunz C, Keen CL (1989) Identification of transferrin as the major plasma carrier protein for manganese introduced orally or intravenously or after in vitro addition in the rat. J Nutr 119:1461–1464

Davis CD, Greger JL (1992) Longitudinal changes of manganese-dependent superoxide dismutase and other indexes of manganese and iron status in women. Am J Clin Nutr 55:747–752

Davis CD, Ney DM, Greger JL (1990) Manganese, iron and lipid interactions in rats. J Nutr 120:507–513

Davis JM (1998) Methylcyclopentadienyl manganese tricarbonyl: Health risk uncertainties and research directions. Environ Health Perspect 106 Suppl 1:191–201

Dobson AW, Erikson KM, Aschner M (2004) Manganese neurotoxicity. Ann NY Acad Sci 1012:115–128

Dorman DC, Struve MF, James RA, Marshall MW, Parkinson CU, Wong BA (2001) Influence of particle solubility on the delivery of inhaled manganese to the rat brain: Manganese sulfate and manganese tetroxide pharmacokinetics following repeated (14-day) exposure. Toxicol Appl Pharmacol 170:79–87

Dreosti IE, Manuel SJ, Buckley RA (1982) Superoxide dismutase (EC 1.15.1.1), manganese and the effect of ethanol in adult and foetal rats. Br J Nutr 48:205–210

DRI (2001) Manganese. In: Dietary Reference Intakes for Vitamin A, Vitamin K, Arsenic, Boron, Chromium, Copper, Iodine, Iron, Manganese, Molybdenum, Nickel, Silicon, Vanadium, and Zinc. Ed. Food and Nutrition Board, Institute of Medicine, pp. 394–419. National Academy Press, Washington DC

Eid T, Thomas MJ, Spencer DD, Runden-Pran E, Lai JC, Malthankar GV, Kim JH, Danbolt NC, Ottersen OP, de Lanerolle NC (2004) Loss of glutamine synthetase in the human epileptogenic hippocampus: Possible mechanism for raised extracellular glutamate in mesial temporal lobe epilepsy. Lancet 363:28–37

Ensunsa JL, Symons JD, Lanoue L, Schrader HR, Keen CL (2004) Reducing arginase activity via dietary manganese deficiency enhances endothelium-dependent vasorelaxation of rat aorta. Exp Biol Med (Maywood) 229:1143–1153

Finley JW (1999) Manganese absorption and retention by young women is associated with serum ferritin concentration. Am J Clin Nutr 70:37–43

Finley JW, Johnson PE, Johnson LK (1994) Sex affects manganese absorption and retention by humans from a diet adequate in manganese. Am J Clin Nutr 60:949–955

Freeland-Graves JH, Behmardi F, Bales CW, Dougherty V, Lin PH, Crosby JB, Trickett PC (1988) Metabolic balance of manganese in young men consuming diets containing five levels of dietary manganese. J Nutr 118:764–773

Freeland-Graves JH, Llanes C (1994) Models to study manganese deficiency. In: Manganese in Health and Disease. Ed. Klimis-Tavantzis DL, pp. 59–86. CRC Press, Boca Raton, USA

Friedman BJ, Freeland-Graves JH, Bales CW, Behmardi F, Shorey-Kutschke RL, Willis RA, Crosby JB, Trickett PC, Houston SD (1987) Manganese balance and clinical observations in young men fed a manganese-deficient diet. J Nutr 117:133–143

Garcia-Aranda JA, Wapnir RA, Lifshitz F (1983) In vivo intestinal absorption of manganese in the rat. J Nutr 113:2601–2607

Gerber GB, Leonard A, Hantson P (2002) Carcinogenicity, mutagenicity and teratogenicity of manganese compounds. Crit Rev Oncol Hematol 42:25–34

Goering PL (2003) The road to elucidating the mechanism of manganese-bilirubin-induced cholestasis. Toxicol Sci 73:216–219

Grant EC (2004) Epilepsy and manganese. Lancet 363:572

Greger JL (1998) Dietary standards for manganese: Overlap between nutritional and toxicological studies. J Nutr 128:368S–371S

Greger JL (1999) Nutrition versus toxicology of manganese in humans: Evaluation of potential biomarkers. Neurotoxicology 20:205–212

Greger JL, Davis CD, Suttie JW, Lyle BJ (1990) Intake, serum concentrations, and urinary excretion of manganese by adult males. Am J Clin Nutr 51:457–461

Hall AJ, Margetts BM, Barker DJ, Walsh HP, Redfern TR, Taylor JF, Dangerfield P, Delves HT, Shuttler IL (1989) Low blood manganese levels in Liverpool children with Perthes' disease. Paediatr Perinat Epidemiol 3:131–135

HaMai D, Bondy SC (2004) Oxidative basis of manganese neurotoxicity. Ann NY Acad Sci 1012:129–141

Hambidge KM, Sokol RJ, Fidanza SJ, Goodall MA (1989) Plasma manganese concentrations in infants and children receiving parenteral nutrition. JPEN J Parenter Enteral Nutr 13:168–171

Hauser RA, Zesiewicz TA (1996) Manganese and chronic liver disease. Mov Disord 11:589

Herrero Hernandez E, Discalzi G, Dassi P, Jarre L, Pira E (2003) Manganese intoxication: The cause of an inexplicable epileptic syndrome in a 3 year old child. Neurotoxicology 24:633–639

Huang CC, Chu NS, Lu CS, Wang JD, Tsai JL, Tzeng JL, Wolters EC, Calne DB (1989) Chronic manganese intoxication. Arch Neurol 46:1104–1106

Huang CC, Lu CS, Chu NS, Hochberg F, Lilienfeld D, Olanow W, Calne DB (1993) Progression after chronic manganese exposure. Neurology 43:1479–1483

Kawamura CL, Ikuta H, Fukuzimi S, Yamada R, Tsubaki S, Kodama T, Kurata S (1941) Intoxication by manganese in well water. Kitasato Arch Exp Med 18:145–169

Keen CL, Ensunsa JL, Watson MH, Baly DL, Donovan SM, Monaco MH, Clegg MS (1999a) Nutritional aspects of manganese from experimental studies. Neurotoxicology 20:213–223

Keen CL, Ensunsa JL, Zidenberg-Cherr S (1999b) Manganese. In: Encyclopedia of Human Nutrition, vol. 2. Ed. Sadler MJ, Strain JJ, Caballero B, pp. 1259–1266. Academic Press, San Diego

Keen CL, Zidenberg-Cherr S (1994) Manganese toxicity in humans and experimental animals. In: Manganese in Health and Disease. Ed. Klimis-Tavantzis DL, pp. 193–205. CRC Press, Boca Raton, Florida, USA

Kelly DA (1998) Liver complications of pediatric parenteral nutrition–epidemiology. Nutrition 14:153–157

Kocyigit A, Zeyrek D, Keles H, Koylu A (2004) Relationship among manganese, arginase, and nitric oxide in childhood asthma. Biol Trace Elem Res 102:11–18

Kondakis XG, Makris N, Leotsinidis M, Prinou M, Papapetropoulos T (1989) Possible health effects of high manganese concentration in drinking water. Arch Environ Health 44:175–178

Lauwerys R, Roels H, Genet P, Toussaint G, Bouckaert A, De Cooman S (1985) Fertility of male workers exposed to mercury vapor or to manganese dust: A questionnaire study. Am J Ind Med 7:171–176

Layrargues GP, Rose C, Spahr L, Zayed J, Normandin L, Butterworth RF (1998) Role of manganese in the pathogenesis of portal-systemic encephalopathy. Metab Brain Dis 13:311–317

Layrargues GP, Shapcott D, Spahr L, Butterworth RF (1995) Accumulation of manganese and copper in pallidum of cirrhotic patients: Role in the pathogenesis of hepatic encephalopathy? Metab Brain Dis 10:353–356

Levy LS, et al. (2004) Occupational exposure limits: Criteria document for manganese and inorganic manganese compounds, webreport 17. Institute for Environment and Health, Leicester, UK

Li Y, Huang TT, Carlson EJ, Melov S, Ursell PC, Olson JL, Noble LJ, Yoshimura MP, Berger C, Chan PH, Wallace DC, Epstein CJ (1995) Dilated cardiomyopathy and neonatal lethality in mutant mice lacking manganese superoxide dismutase. Nat Genet 11:376–381

Macmillan-Crow LA, Cruthirds DL (2001) Invited review: Manganese superoxide dismutase in disease. Free Radic Res 34:325–336

Manganese and glucose tolerance (1968) Nutr Rev 26:207–209

Milligan A, Graham-Brown RA, Burns DA, Anderson I (1989) Prolidase deficiency: A case report and literature review. Br J Dermatol 121:405–409

O'Dell BL (1989) Mineral interactions relevant to nutrient requirements. J Nutr 119:1832–1838

Ohno H, Kayashima S, Nagata N, Yamashita H, Ookawara T, Taniguchi N (1993) Changes in immunoreactive manganese-superoxide dismutase concentration in human serum after

93 h strenuous physical exercise. Clin Chim Acta 215:213–219

Olanow CW (2004) Manganese-induced parkinsonism and Parkinson's disease. Ann NY Acad Sci 1012:209–223

Pal PK, Samii A, Calne DB (1999) Manganese neurotoxicity: A review of clinical features, imaging and pathology. Neurotoxicology 20: 227–238

Paynter DI (1980) Changes in activity of the manganese superoxide dismutase enzyme in tissues of the rat with changes in dietary manganese. J Nutr 110:437–447

Penland JG, Johnson PE (1993) Dietary calcium and manganese effects on menstrual cycle symptoms. Am J Obstet Gynecol 168:1417–1423

Roels H, Meiers G, Delos M, Ortega I, Lauwerys R, Buchet JP, Lison D (1997) Influence of the route of administration and the chemical form ($MnCl_2$, MnO_2) on the absorption and cerebral distribution of manganese in rats. Arch Toxicol 71:223–230

Rossander-Hulten L, Brune M, Sandstrom B, Lonnerdal B, Hallberg L (1991) Competitive inhibition of iron absorption by manganese and zinc in humans. Am J Clin Nutr 54:152–156

Sandstrom B (2001) Micronutrient interactions: effects on absorption and bioavailability. Br J Nutr 85 Suppl 2:S181–S185

Sandstrom B, Davidsson L, Eriksson R, Alpsten M (1990) Effect of long-term trace element supplementation on blood trace element levels and absorption of (^{75}Se), ([54]Mn) and ([65]Zn). J Trace Elem Electrolytes Health Dis 4:65–72

Sotogaku N, Oku N, Takeda A (2000) Manganese concentration in mouse brain after intravenous injection. J Neurosci Res 61:350–356

Spahr L, Burkhard PR, Grotzsch H, Hadengue A (2002) Clinical significance of basal ganglia alterations at brain MRI and 1H MRS in cirrhosis and role in the pathogenesis of hepatic encephalopathy. Metab Brain Dis 17:399–413

Spahr L, Butterworth RF, Fontaine S, Bui L, Therrien G, Milette PC, Lebrun LH, Zayed J, Leblanc A, Pomier-Layrargues G (1996) Increased blood manganese in cirrhotic patients: Relationship to pallidal magnetic resonance signal hyperintensity and neurological symptoms. Hepatology 24:1116–1120

Strause L, Saltman P, Smith KT, Bracker M, Andon MB (1994) Spinal bone loss in postmenopausal women supplemented with calcium and trace minerals. J Nutr 124:1060–1064

Treinen KA, Gray TJ, Blazak WF (1995) Developmental toxicity of mangafodipir trisodium and manganese chloride in Sprague-Dawley rats. Teratology 52:109–115

Vieregge P, Heinzow B, Korf G, Teichert HM, Schleifenbaum P, Mosinger HU (1995) Long term exposure to manganese in rural well water has no neurological effects. Can J Neurol Sci 22:286–289

Wedekind KJ, Murphy MR, Baker DH (1991) Manganese turnover in chicks as affected by excess phosphorus consumption. J Nutr 121: 1035–1041

Kapitel 9

Vanadium (V)

C. Ekmekcioglu

Chemische Grundlagen

Vanadium wurde erstmalig 1801 durch den mexikanischen Mineralogen Andres Manuel del Rio bei der Untersuchung eines braunschwarzen Erzes entdeckt. Die erste, offizielle Beschreibung dieses Elements erfolgte dann im Jahre 1831 durch Nils Sefström (1787–1845), einem schwedischen Chemiker. Da die Salze von Vanadium wunderschöne Farben bilden, wurde das Element nach der nordischen Schönheits- und Liebesgöttin Freya, die auch den Beinamen Vanadis trägt, benannt. Vanadium ist ein zähes, schmiedbares, nichtmagnetisches und silbrigglänzendes Übergangsmetall der Gruppe V im Periodensystem und ist auf der Erde ubiquitär verteilt.

Es kann in vier verschiedenen Oxidationsstufen vorkommen. Die wichtigsten sind dabei die Vanadate (V^{5+}) und Vanadyl-(V^{4+})-Formen (Morinville et al. 1998). In sauren Lösungen mit einem pH-Wert unter 3,5 kommt Vanadium als Vanadyl-Ion (VO^{2+}) vor, wohingegen die dominante Form in einer basischen Umgebung Orthovanadat (VO_4^{-3}) ist (Barceloux 1999).

Vanadium ist ein wichtiges Legierungsmetall in der Stahlindustrie. Vanadiumlegierungen zeichnen sich durch eine große Härte, Stoßfestigkeit und Zähigkeit aus. Sie dienen als Material in Brennstabhüllen für die Kernenergienutzung. Vanadium(V)-Oxid ist ein wichtiger Katalysator, z.B. bei der Schwefelsäureherstellung oder im chemischen Labor.

In Körperflüssigkeiten inkl. dem Plasma kommt Vanadium vornehmlich als Metavanadat (VO_3^-) vor.

Verteilung

Der Gehalt an Vanadium im menschlichen Körper wird geschätzt mit 100–200 µg. Über die Verteilung des Vanadiums beim Menschen ist noch nichts bekannt. Bei Tieren finden sich relativ hohe Mengen an Vanadium in Knochen, Leber und Nieren.

Physiologische Funktionen

Vanadium ist als Bestandteil von Enzymen essenziell wichtig für Algen (in Form der Iodo- und Bromoperoxidasen) und möglicherweise auch für Bakterien (in Form der Nitrogenase) (Nielsen 1993). Des Weiteren benötigen wahrscheinlich auch gewisse Säugetiere, wie z. B. Ziegen, Vanadium zum Überleben (Anke et al. 1989). Jedoch konnte beim Menschen bisher keine essenziell wichtige physiologische Funktion für Vanadium identifiziert werden. Daher gilt Vanadium als möglicherweise essenzielles Spurenelement. Vanadium hemmt verschiedene Enzyme, darunter ATPasen und Phosphatasen. Es stimuliert oder hemmt die Zellproliferation und Differenzierung und hat Insulin-ähnliche Wirkungen. Aus letzterem Grund wurde Vanadium in Form von Vanadyl-Sulphat oder als Natrium-Metavanadat in der Therapie des Diabetes mellitus getestet (s. diesbezügliches Subkapitel).

Insulin-ähnliche Funktionen

Die Insulin-ähnlichen Eigenschaften des Vanadiums (in Form des Natrium-Orthovanadats, Na_3VO_4) wurden erstmalig 1899, 22

Jahre vor Entdeckung des Insulin, publiziert (Lyonnet et al. 1899). Dabei konnten die Autoren zeigen, dass eine orale Gabe von Na_3VO_4 eine Glukosurie bei 2 von 3 diabetischen Patienten reduzierte. Für die nächsten 80 Jahre blieb diese Beobachtung eher unbemerkt, bis Ende der 70er-Jahre des letzten Jahrhunderts die Gruppe um Tolman zeigen konnte, dass verschiedene Vanadiumverbindungen, ähnlich wie Insulin, in der Lage waren, den Glukosetransport in Adipozyten zu stimulieren und die Glukoneogenese in Leberzellen zu hemmen (Tolman et al. 1979). In den darauffolgenden Jahren wurden die Insulin-ähnlichen Eigenschaften von Vanadiumverbindungen in verschiedenen In-vitro-Systemen, vornehmlich Adipozyten, aber auch Muskelzellen, bestätigt (Srivastava u. Mehdi 2005). Dabei sind folgende Wirkungen von Vanadium-Verbindungen beschrieben worden:

- Stimulation der Expression des GLUT-4-Transporters
- Stimulation des Glukose-Transports
- Stimulation der Glukose-Oxidation
- Stimulation der Glykogen-Synthese
- Stimulation der Lipogenese
- Inhibition der Lipolyse
- Inhibition der Glukoneogenese

Verschiedene molekulare Mechanismen für die Insulin-ähnlichen Wirkungen des Vanadiums werden diskutiert (zusammengefasst in Srivastava u. Mehdi 2005):

1. Vanadiumsalze hemmen die Protein-Tyrosin-Phosphatase. Für die Aktivierung des Insulin-Rezeptors werden Tyrosinreste im intrazellulär gelegenen β-Anteil des Rezeptors phosphoryliert. Vanadium verhindert dadurch möglicherweise die Dephosphorylierung der Insulin-Rezeptor-β-Subeinheit und erhöht damit die Aktivität des Insulins (durch die Insulin-Rezeptor-Kinase).
2. Ein anderer Mechanismus ist möglicherweise die Hemmung der Lipid-Phosphatase durch Vanadiumsalze. Die Lipid-Phosphatase dephosphoryliert PIP_3, einen intrazellulären Botenstoff, und deaktiviert ihn damit. PIP_3 wird benötigt für die Aktivierung von weiteren Molekülen, wie PDKs, PKB etc., in der Signaltransdukti-

onskette des Insulins. Dieser Ast der Informationsübermittlung induziert die Wirkungen des Insulins auf Glukosetransport sowie Glykogen- und Proteinsynthese.

Andere Funktionen

Verschiedene Gene können durch Vanadium-Verbindungen aktiviert werden. Dies wurde unter anderem beschrieben für Chemokine (MIP-2) und Zytokine (TNF-α und IL-8), die bei entzündlichen Prozessen beteiligt sind (Ye et al. 1999; Chong et al. 2000). Des Weiteren induzieren Vanadium-Verbindungen die Bildung von verschiedenen sekundären Botenstoffen in Zellen, die eine erhöhte Expression von Insulinrezeptoren aufweisen (Pandey et al. 1999). Schließlich induziert Vanadat die Aktivierung von p53, einem Tumor-Suppressorgen, welches den Ablauf der Zellteilung steuert und gegebenenfalls die Apoptose einleitet.

Resorption und Stoffwechsel

Die Mechanismen von Resorption und Stoffwechsel des Vanadiums in lebenden Systemen wurden bisher nur unzulänglich untersucht (Nriagu 1998). Oral zugeführtes Vanadium hat eine relativ niedrige Resorptionsrate mit weniger als 10%. Resorbiertes Vanadat wird zum großen Teil in Vanadyl umgeformt, obwohl wahrscheinlich auch Vanadat im Blut vorkommt. Beide Verbindungen werden an Transferrin und möglicherweise Albumin gebunden zu den Geweben transportiert (Harris u. Carrano 1984; Sabbioni et al. 1978; Mukherjee et al. 2004). Nur eine geringe Menge von Vanadium verbleibt im Körper, wobei Leber, Nieren und der Knochen das meiste Vanadium zurückbehalten (Setyawati et al. 1998). Metavanadat wird in die Zellen eingeschleust und dort durch Glutathion und möglicherweise auch Cystein, NADH, NADPH sowie Vitamin C zur VO^{2+}-Form reduziert (Baran 2000). Intrazellulär ist Vanadium vorwiegend im Zellkern und in den löslichen Fraktionen verteilt (Bracken et al. 1985). Dabei findet sich zytosolisches Vanadium vornehmlich an Aminosäuren, Proteine und Phosphate gebunden (Nechay et al. 1986).

In einer Studie wurde die Pharmakokinetik von intravenös appliziertem Vanadium bei gesunden Versuchspersonen gemessen. Dabei zeigte sich initial eine rapide Abnahme der Serum-Konzentration mit Halbwertszeiten von 1,2 und 26 h (Heinemann et al. 2003). Gefolgt wurde diese kurze Phase durch ein längeres Stadium mit einer HWZ von 10d.

Im Metabolismus nicht benötigtes Vanadium wird über die Galle oder den Harn eliminiert (Alimonti et al. 2000). Die Kinetik der Vanadium-Ausscheidung im Harn zeigt einen biphasischen Verlauf mit einer initial schnellen Eliminationsrate (10–20h) und einer langsameren, terminalen Phase, die über 40–50 d geht (Kiviluoto et al. 1979).

Zufuhr- und Bedarfsempfehlungen

Die tägliche Aufnahme von Vanadium bewegt sich wahrscheinlich in einem Bereich von 5–30 µg. Seitens der D-A-CH bzw. der US-amerikanischen Gesellschaften (RDA-Werte) existieren derzeit keine Zufuhr- bzw. Bedarfsempfehlungen für Vanadium.

Nahrungsquellen

Reich an Vanadium sind Schalentiere, Pilze, Petersilie, schwarzer Pfeffer, Kakao und einige Fertigprodukte. Möglicherweise enthalten Bier und Wein ebenfalls relativ viel Vanadium. Wenig Vanadium findet sich in Fetten und Ölen, frischen Früchten und Gemüse. Die meisten Lebensmittel haben einen Vanadiumgehalt von weniger als 2 µg/100 g (Pennington u. Jones 1987).

Diagnostik

Aufgrund der unzureichenden Daten über physiologische Funktionen, Verteilung sowie Zufuhrmengen existiert derzeit kein Laborparameter zur Überprüfung des Vanadiumstatus beim Menschen. Die Vanadiumkonzentration im Blutserum kann unter Verwendung der Neutronen-Aktivierungs-Analyse oder einer elektrothermalen Atom-Absorptions-Spektrometrie bestimmt wer-

den. Die Konzentration von Vanadium im Blutserum von gesunden Erwachsenen bewegt sich um die 50 ng/l (≈ 1 nmol/l) (Heinemann u. Vogt 1996).

Vanadiummangel

Ziegen mit einem experimentell induzierten Vanadiummangel zeigen höhere Raten an Fehlgeburten, verminderte Milchproduktion, Skelettanomalien und Störungen der Schilddrüsenfunktion (Anke et al. 1989; Badmaev et al. 1999). Außerdem sind bei diesen Tieren biochemische Veränderungen, wie z.B. erhöhte Spiegel an Kreatinin, Triglyzeriden und γ-Glutamyl-Transferase im Blutserum nachweisbar. Bei Hühnern und Ratten fanden sich des Weiteren bei einem Vanadiummangel vermindertes Wachstum sowie Störungen in der Reproduktion und im Lipidstoffwechsel (Nriagu 1998).

Vanadium und verschiedene Erkrankungen

Diabetes mellitus

Die Insulin-ähnlichen Eigenschaften von Vanadiumverbindungen wurden in zahlreichen Untersuchungen der letzten 25 Jahre bestätigt (s. Subkapitel Physiologische Funktionen). Anlehnend an diese Grundlagenuntersuchungen sind verschiedene Interventionsstudien bei Nagetieren mit Diabetes mellitus durchgeführt worden (zusammengefasst in Sakurai et al. 2003; Thompson u. Orvig 2004; Srivastava u. Mehdi 2005). In diesen Experimenten wurden verschiedene Vanadiumverbindungen in Konzentrationen zwischen 0,2–5 mg/ml Trinkwasser getestet. Der einheitliche Haupteffekt der Therapie war eine Senkung des Blutzuckerspiegels bis hin zu normalen Werten bei Tieren mit Typ-I- und Typ-II-Diabetes. Ein weiteres positives Ergebnis der Supplementation mit Vanadium war eine Verbesserung der oralen Glukosetoleranz. Aufgrund dieser vielversprechenden Wirkungen von Vanadium in tierexperimentellen Untersuchungen sind eine Hand voll Interventionsstudien, die den Effekt einer oralen Vanadiumtherapie hauptsächlich auf Blutzuckerspiegel und HbA_{1c} bei Typ-I- und Typ-II-Diabetikern untersuchten, durchge-

Tabelle 1. Interventionsstudien mit Vanadium bei Diabetikern[*]

Kollektiv	Vanadium-Salz/ Dosierung/ Dauer der Therapie	Wichtigster Effekt	Literatur
Typ-1 + Typ-2-Diabetiker	Natrium-Metavanadat 125 mg/d 2 Wochen	Keine Veränderung von Plasma-Glukose-Spiegel und HbA_{1c}	(Goldfine et al. 1995a)
Typ-2-Diabetiker	Vanadyl-Sulphat 100 mg/d 3 Wochen	Reduktion von Plasma-Glukose-Spiegel und HbA_{1c}	(Cohen et al. 1995)
Typ-2-Diabetiker	Vanadyl-Sulphat 100 mg/d 4 Wochen	Reduktion von Plasma-Glukose-Spiegel	(Boden et al. 1996)
Typ-2-Diabetiker	Vanadyl-Sulphat 150 und 300 mg/d 6 Wochen	Reduktion von Plasma-Glukose-Spiegel und HbA_{1c}	(Goldfine et al. 2000)
Typ-2-Diabetiker	Vanadyl-Sulphat 150 mg/d 6 Wochen	Reduktion von Plasma-Glukose-Spiegel und HbA_{1c}'	(Cusi et al. 2001)

[*] Modifiziert nach (Srivastava u. Mehdi 2005)

führt worden. Eine Zusammenfassung der Studienergebnisse illustriert Tabelle 1.

Die Plasma/Serum-Konzentration von Diabetikern, die mit Vanadium behandelt wurden, bewegte sich in einem Bereich zwischen 73–284 ng/ml. 4 von 5 Studien konnten positive Effekte von Vanadium-Salzen auf Blutzuckerspiegel und HBA_{1c} zeigen. Die Nachteile dieser Studien waren die geringe Probandenanzahl (5–16) sowie die relativ kurze Therapiedauer. Außerdem fand sich, im Gegensatz zu tierexperimentellen Studien, bei keiner der Untersuchungen eine komplette Normalisierung der Blutzuckerwerte. Dies wird auf die geringeren Blutspiegel von Vanadium beim Menschen und die kürzere Therapiedauer zurückgeführt. Interessant ist auch, dass Diabetiker- im Vergleich zu Gesunden-Kontrollen höhere zelluläre Vanadiumspiegel aufweisen (Ekmekcioglu et al. 2001).

Ergänzend soll darauf hingewiesen werden, dass eine Gabe von Vanadyl-Sulphat bei gesunden Versuchspersonen keinen Effekt auf Insulin-Sensitivität, OGTT-Ergebnisse und Nüchternblutzuckerspiegel hat (Jentjens u. Jeukendrup 2002).

Karzinome

Untersuchungen in der Zellkultur zeigten, dass Vanadiumverbindungen antiprolifera-

tive und/oder zytotoxische Effekte bei verschiedenen tierischen und humanen Krebszellen haben (zusammengefasst in Evangelou 2002).

Außerdem wurden in tierexperimentellen Untersuchungen wiederholt chemopräventive sowie antikarzinogene Eigenschaften von verschiedenen Vanadiumverbindungen bei unterschiedlichen Krebsformen beschrieben (Evangelou 2002). Dabei zeigten z.B. Versuche bei Rattenmodellen sowohl eine Reduktion des Tumorwachstums als auch der Krebsinzidenz von Leberkarzinom, Ascites-Tumoren und Brustkrebs. Zu den antikarzinogenen Mechanismen von Vanadiumverbindungen gehören 1) eine Modulation der Aktivität von hepatischen Xenobiotika-metabolisierenden Enzymen, 2) Zytotoxizität, u. a. durch Produktion von freien Radikalen, 3) Induktion der Apoptose durch Beeinflussung der Aktivität der Protein-Tyrosin-Phosphatasen und Kinasen.

Über das krebspräventive Potenzial bzw. die Antitumorwirkung von verschiedenen Vanadiumverbindungen beim Menschen ist noch nichts bekannt. Interventionsstudien und insbesondere Untersuchungen über das toxische Profil von Vanadiumverbindungen beim Menschen sind grundsätzliche Voraussetzungen für einen potenziellen Einsatz dieses Elements bei Karzinomen.

Supplementation

Vanadium-Sulphat wird von Bodybuildern für den Muskelaufbau verwendet (Clarkson u. Rawson 1999). Auch Kraftsportler greifen häufiger zu Vanadium-haltigen Präparaten, um ihre Leistungsfähigkeit zu verbessern (Fawcett et al. 1996; Fawcett et al. 1997). Im Internet sind tausende Webseiten, die Vanadium-haltige Nährstoffsupplemente für Bodybuilder anbieten bzw. propagieren, abrufbar. Jedoch basieren die postulierten Wirkungen von Vanadium auf Muskelaufbau und Leistungsfähigkeit nur auf spärlichen wissenschaftlichen Daten. In der größten medizinischen Datenbank (PubMed) konnte nur eine Studie gefunden werden, die den Effekt von Vanadyl-Sulphat auf Körperzusammensetzung und Leistungsfähigkeit bei Versuchspersonen untersuchte (Fawcett et al. 1996). Dabei wurde kein Hinweis auf eine anabole Wirkung bzw. ein nur geringer leistungssteigernder Effekt in der Vanadiumgruppe gefunden (Fawcett et al. 1996; Kreider 1999). Die günstige Wirkung von Vanadium im Kraftsport wird primär mit seinen Insulin-ähnlichen Eigenschaften in Verbindung gebracht. Jedoch scheinen diese vor allem bei Diabetikern (s. Tabelle 1) und nicht bei gesunden Personen relevant zu sein (Jentjens u. Jeukendrup 2002). Zusammengefasst besteht derzeit keine Evidenz für einen positiven Effekt von Vanadium im Kraftsport.

Toxizität

Die Zyto- bzw. Genotoxizität von unterschiedlichen Vanadiumverbindungen ist mehrfach in verschiedenen Studien der letzten Jahre beschrieben worden (zusammengefasst in Mukherjee et al. 2004). Dabei ist die Toxizität mit zunehmender Oxidationsstufe und verständlicherweise Dosis ausgeprägter (Barceloux 1999). Beschrieben wurden z.B. DNA-Strang-Brüche in humanen Fibroblasten bei Gabe von Vanadium-Pentoxid (Ivancsits et al. 2002) oder auch genotoxische Effekte in humanen Lymphozyten in Gegenwart von Vanadium(IV)-Tetraoxid (Rodriguez-Mercado et al. 2003) oder Vanadyl-Sulphat (Wozniak u. Blasiak 2004).

In Tierversuchen ist die Toxizität von Vanadium abhängig von der Dosis, der Therapiedauer sowie der Art der Verbindung. Zu den am häufigsten auftretenden, akuten toxischen Effekten von Vanadiumverbindungen im Tierversuch gehören ein verminderter Appetit, Dehydratation sowie eine Diarrhö (Domingo 2002). Diese Nebenwirkungen sind möglicherweise durch verschiedene Maßnahmen, wie z.B. Zugabe von NaCl zum Trinkwasser oder graduelle Erhöhung der Vanadiumdosis, vermeidbar. Bei höheren Dosen und längerdauernder Therapie sind Vanadiumsalze im Tierversuch hepatotoxisch, nephrotoxisch sowie teratogen.

Beim Menschen sind toxische Nebenwirkungen von Vanadium über die herkömmliche Nahrung nicht bekannt (Barceloux 1999). In Studien, bei denen Vanadiumverbindungen an Personen mit Diabetes mellitus über einen Zeitraum von max. 4–6 Wochen gegeben wurde, fanden sich vor allem milde gastrointestinale Beschwerden. Eine längerdauernde Vanadiumtherapie (ca. 5 Monate) mit 125 mg/d eines Vanadiumsalzes führte zu Anorexie, Gewichtsverlust und abdominellen Beschwerden (Somerville u. Davies 1962). Bei einem Patienten mit koronarer Herzkrankheit, der eine mit Vanadium kontaminierte Albumin-Infusion erhielt, zeigten sich biochemische Hinweise für eine akute Störung der renalen, tubulären Funktion (Heinemann et al. 2000).

Neben der oralen Toxizität durch Supplemente ist vor allem die Toxizität von Vanadium durch berufliche Exposition relevant. Vanadium wird in verschiedenen Industriezweigen verwendet. Dazu gehört sein Einsatz als Legierungszusatz in der Stahlherstellung, in der chemischen Industrie als Katalysator bei der Herstellung von Maleinsäureanhydrid und Schwefelsäure und in Form von Vanadiumpentoxid bei der Keramikherstellung. Eine Exposition mit Vanadium-haltigem Staub kann zu Irritationen in der Haut und im Respirationstrakt führen (Rosenbaum 1983). Außerdem wurde eine grün-schwarze Verfärbung der Zunge nach Einwirken von Vanadium beschrieben (Thomas u. Stiebris 1956).

Die Mechanismen, über die Vanadium toxisch wirkt, sind noch nicht zur Gänze aufgeklärt. Denkbar ist eine vermehrte Bildung von freien Radikalen in Gegenwart von Vanadium und damit die oxidative Zerstörung von gesunden und entarteten Zellen bzw. Zellstrukturen (s. oben). Als ein Übergangsmetall, das in verschiedenen Oxidationsstufen vorkommt, kann Vanadium, ähnlich wie Eisen (s. dort), an chemischen Reaktionen beteiligt sein, die zur Bildung von reaktiven Hydroxylradikalen führen (Reaktion 1 + 2) (Djordjevitz 1995).

Reaktion 1. $V(V) + O_2^{\bullet-} \rightarrow V(IV) + O_2$
Reaktion 2. $V(IV) + H_2O_2 \rightarrow V(V) + OH^- + OH^{\bullet}$

Außerdem wurde beschrieben, dass Vanadium u. U. in der Lage ist, Eisen aus dem Ferritin zu mobilisieren, und über diesen Weg indirekt die Entstehung von oxidativem Stress begünstigt (Monteiro et al. 1991). Schließlich zeigten tierexperimentelle Untersuchungen, dass Vanadium die Aktivität von antioxidativ-wirksamen Enzymen, wie z.B. Katalase, SOD, oder GPx, beeinflusst.

Die obere tolerable Zufuhrgrenze für die tägliche Aufnahme von Vanadium beträgt derzeit 1,8 mg/d für Erwachsene (> 18 Jahre) (DRI 2001).

Literatur

Alimonti A, Petrucci F, Krachler M, Bocca B, Caroli S (2000) Reference values for chromium, nickel and vanadium in urine of youngsters from the urban area of Rome. J Environ Monit 2:351–354

Anke M, Groppel B, Gruhn K, Langer M, Arnhold W (1989) The essentiality of vanadium for animals. In: 6th International Trace Element Symposium, vol. 1. Ed. Anke M, Baumann W, Bräunlich H, Brückner C, Groppel B, Grün M. Friedrich-Schiller-Universität, Jena, Germany

Badmaev V, Prakash S, Majeed M (1999) Vanadium: A review of its potential role in the fight against diabetes. J Altern Complement Med 5:273–291

Baran EJ (2000) Oxovanadium(IV) and oxovanadium(V) complexes relevant to biological systems. J Inorg Biochem 80:1–10

Barceloux DG (1999) Vanadium. J Toxicol Clin Toxicol 37:265–278

Boden G, Chen X, Ruiz J, van Rossum GD, Turco S (1996) Effects of vanadyl sulfate on carbohydrate and lipid metabolism in patients with non-insulin-dependent diabetes mellitus. Metabolism 45:1130–1135

Bracken WM, Sharma RP, Elsner YY (1985) Vanadium accumulation and subcellular distribution in relation to vanadate induced cytotoxicity in vitro. Cell Biol Toxicol 1:259–268

Chong IW, Shi MM, Love JA, Christiani DC, Paulauskis JD (2000) Regulation of chemokine mRNA expression in a rat model of vanadium-induced pulmonary inflammation. Inflammation 24:505–517

Clarkson PM, Rawson ES (1999) Nutritional supplements to increase muscle mass. Crit Rev Food Sci Nutr 39:317–328

Cohen N, Halberstam M, Shlimovich P, Chang CJ, Shamoon H, Rossetti L (1995) Oral vanadyl sulfate improves hepatic and peripheral insulin sensitivity in patients with non-insulin-dependent diabetes mellitus. J Clin Invest 95:2501–2509

Cusi K, Cukier S, DeFronzo RA, Torres M, Puchulu FM, Redondo JC (2001) Vanadyl sulfate improves hepatic and muscle insulin sensitivity in type 2 diabetes. J Clin Endocrinol Metab 86:1410–1417

Djordjevitz C (1995) Antitumor activity of vanadium compounds. In: Metal Ions in Biological Systems. Ed. Siegel H, Siegel A, pp. 595–616. Marcel Dekker, New York

Domingo JL (2002) Vanadium and tungsten derivatives as antidiabetic agents: A review of their toxic effects. Biol Trace Elem Res 88:97–112

Ekmekcioglu C, Prohaska C, Pomazal K, Steffan I, Schernthaner G, Marktl W (2001) Concentrations of seven trace elements in different hematological matrices in patients with type 2 diabetes as compared to healthy controls. Biol Trace Elem Res 79:205–219

Evangelou AM (2002) Vanadium in cancer treatment. Crit Rev Oncol Hematol 42:249–265

Fawcett JP, Farquhar SJ, Thou T, Shand BI (1997) Oral vanadyl sulphate does not affect blood cells, viscosity or biochemistry in humans. Pharmacol Toxicol 80:202–206

Fawcett JP, Farquhar SJ, Walker RJ, Thou T, Lowe G, Goulding A (1996) The effect of oral vanadyl sulfate on body composition and performance in weight-training athletes. Int J Sport Nutr 6:382–390

Goldfine AB, Patti ME, Zuberi L, Goldstein BJ, LeBlanc R, Landaker EJ, Jiang ZY, Willsky GR, Kahn CR (2000) Metabolic effects of vanadyl sulfate in humans with non-insulin-dependent diabetes mellitus: In vivo and in vitro studies. Metabolism 49:400–410

Goldfine AB, Simonson DC, Folli F, Patti ME, Kahn CR (1995) In vivo and in vitro studies of vanadate in human and rodent diabetes mellitus. Mol Cell Biochem 153:217–231

Harris WR, Carrano CJ (1984) Binding of vanadate to human serum transferrin. J Inorg Biochem 22:201–218

Heinemann G, Braun S, Overbeck M, Page M, Michel J, Vogt W (2000) The effect of vanadium-contaminated commercially available albumin solutions on renal tubular function. Clin Nephrol 53:473–478

Heinemann G, Fichtl B, Vogt W (2003) Pharmacokinetics of vanadium in humans after intravenous administration of a vanadium containing albumin solution. Br J Clin Pharmacol 55:241–245

Heinemann G, Vogt W (1996) Quantification of vanadium in serum by electrothermal atomic absorption spectrometry. Clin Chem 42:1275–1282

DRI (2001) Vanadium. In: Dietary Reference Intakes for Vitamin A, Vitamin K, Arsenic, Boron, Chromium, Copper, Iodine, Iron, Manganese, Molybdenum, Nickel, Silicon, Vanadium and Zinc, pp. 532–553. National Academy Press

Ivancsits S, Pilger A, Diem E, Schaffer A, Rudiger HW (2002) Vanadate induces DNA strand breaks in cultured human fibroblasts at doses relevant to occupational exposure. Mutat Res 519:25–35

Jentjens RL, Jeukendrup AE (2002) Effect of acute and short-term administration of vanadyl sulphate on insulin sensitivity in healthy active humans. Int J Sport Nutr Exerc Metab 12:470–479

Kiviluoto M, Pyy L, Pakarinen A (1979) Serum and urinary vanadium of vanadium-exposed workers. Scand J Work Environ Health 5:362–367

Kreider RB (1999) Dietary supplements and the promotion of muscle growth with resistance exercise. Sports Med 27:97–110

Lyonnet B, Martz M, Martin E (1899) L'emploi therapeutique des derives du vanadium. La Presse Medicale 32:191–192

Monteiro HP, Winterbourn CC, Stern A (1991) Tetravalent vanadium releases ferritin iron which stimulates vanadium-dependent lipid peroxidation. Free Radic Res Commun 12–13 Pt 1:125–129

Morinville A, Maysinger D, Shaver A (1998) From Vanadis to Atropos: Vanadium compounds as pharmacological tools in cell death signalling. Trends Pharmacol Sci 19:452–460

Mukherjee B, Patra B, Mahapatra S, Banerjee P, Tiwari A, Chatterjee M (2004) Vanadium–An element of atypical biological significance. Toxicol Lett 150:135–143

Nechay BR, Nanninga LB, Nechay PS (1986) Vanadyl(IV) and vanadate(V) binding to selected endogenous phosphate, carboxyl, and amino ligands; calculations of cellular vanadium species distribution. Arch Biochem Biophys 251:128–138

Nielsen FH (1993) Ultratrace elements of possible importance for human health: An update. Prog Clin Biol Res 380:355–376

Nriagu JP (1998) Vanadium in the Environment, Part 2: Health Effects. John Wiley and Sons, New York

Pandey SK, Theberge JF, Bernier M, Srivastava AK (1999) Phosphatidylinositol-3-kinase requirement in activation of the ras/C-raf-1/MEK/ERK and p70(s6k) signaling cascade by the insulinomimetic agent vanadyl sulfate. Biochemistry 38:14667–14675

Pennington JA, Jones JW (1987) Molybdenum, nickel, cobalt, vanadium, and strontium in total diets. J Am Diet Assoc 87:1644–1650

Rodriguez-Mercado JJ, Roldan-Reyes E, Altamirano-Lozano M (2003) Genotoxic effects of vanadium(IV) in human peripheral blood cells. Toxicol Lett 144:359–369

Rosenbaum JB (1983) Vanadium compounds. In: Encyclopedia of Technology, vol. 23, pp. 688–704. John Wiley and Sons, New York

Sabbioni E, Marafante E, Amantini L, Ubertalli L, Birattari C (1978) Similarity in metabolic patterns of different chemical species of vanadium in the rat. Bioinorg Chem 8:503–515

Sakurai H, Yasui H, Adachi Y (2003) The therapeutic potential of insulin-mimetic vanadium complexes. Expert Opin Investig Drugs 12:1189–1203

Setyawati IA, Thompson KH, Yuen VG, Sun Y, Battell M, Lyster DM, Vo C, Ruth TJ, Zeisler S, McNeill JH, Orvig C (1998) Kinetic analysis and comparison of uptake, distribution, and excretion of 48V-labeled compounds in rats. J Appl Physiol 84:569–575

Somerville J, Davies B (1962) Effect of vanadium on serum cholesterol. Am Heart J 64:54–56

Srivastava AK, Mehdi MZ (2005) Insulino-mimetic and anti-diabetic effects of vanadium compounds. Diabet Med 22:2–13

Thomas DL, Stiebris K (1956) Vanadium poisoning in industry. Med J Aust 43:607–609

Thompson KH, Orvig C (2004) Vanadium compounds in the treatment of diabetes. Met Ions Biol Syst 41:221–252

Tolman EL, Barris E, Burns M, Pansini A, Partridge R (1979) Effects of vanadium on glucose metabolism in vitro. Life Sci 25:1159–1164

Wozniak K, Blasiak J (2004) Vanadyl sulfate can differentially damage DNA in human lymphocytes and HeLa cells. Arch Toxicol 78:7–15

Ye J, Ding M, Zhang X, Rojanasakul Y, Nedospasov S, Vallyathan V, Castranova V, Shi X (1999) Induction of TNFα in macrophages by vanadate is dependent on activation of transcription factor NF-κB and free radical reactions. Mol Cell Biochem 198:193–200

Kapitel 10

Molybdän (Mo)

W. Marktl

Chemische Grundlagen

Mo gehört zu den Übergangselementen. Seine relative Atommasse beträgt 95,94, seine Ordnungszahl ist 42. Es ist eines der Schlüsselelemente irdischen Lebens. Ohne dieses Element hätte die Evolution von pflanzlichen und tierischen Organismen nicht stattfinden können. Seine Funktion ist die Mitwirkung bei der Fixierung von atmosphärischem Stickstoff. Ohne diese Reaktion kann auf der Erde kein pflanzliches Protein synthetisiert werden.

Verteilung im Organismus

Über den Gesamtgehalt und die Verteilung von Mo im menschlichen Organismus liegen bisher nur wenige Untersuchungen vor. Laut den vorhandenen Angaben beträgt der Gesamtgehalt von Mo im menschlichen Organismus 5–7 mg bezogen auf eine Person mit 70 kg Körpergewicht (Heseker 2000).

Die Leber und die Nieren retinieren am meisten Mo. Dabei enthält die Leber etwas mehr als die Hälfte des Gesamtkörpermolybdäns. Nach Angaben von Nielsen (1999) beträgt der Mo-Gehalt in der Leber 0,6 µg/g und jener in der Niere 0,4 µg/g. Höhere Konzentrationen finden sich auch noch in den Nebennieren und Knochen, während Organe wie die Lunge, die Milz und die Skelettmuskulatur nur geringe Mengen an Mo enthalten.

Bei Patienten mit chronischen Nierenerkrankungen und bei Hämodialyse steigen die Lebergehalte an, während die Gehalte in der Niere absinken (Klahr 2000).

Physiologische Funktionen von Mo

Mo wird für den Menschen als essenziell erachtet, weil es bei der Aktivität folgender Enzyme eine Rolle spielt:

– Sulfit-Oxidase
– Xanthin-Oxidase
– Aldehyd-Oxidase.

Einen Überblick über diese Enzyme, ihre Synonyma und ihre wesentlichsten Funktionen gibt die Tabelle 1.

Die aktive biologische Form von Mo wird als Mo-Cofaktor bezeichnet. Es handelt sich dabei um ein Mo-Atom, das mit dem Dithiolenanteil einer Familie von tricyclischen Pyranopterinstrukturen koordiniert ist. Die einfachste Verbindung dieser Art ist Molybdopterin.

Stoffwechsel von Mo

Resorption und Transport

Mo wird über einen weiten Zufuhrbereich leicht und effizient resorbiert. Die Resorption erfolgt im gesamten Dünndarm. Als Resorptionsmechanismus wird eine passive Diffusion vermutet. Die genaue Natur der Resorption ist jedoch bisher nicht bekannt. Aus Untersuchungen von Turnlund et al. (1995a) geht hervor, dass die Resorptionsrate unabhängig von der Höhe der Zufuhr im Bereich zwischen 88–93% liegt. Dies bedeutet daher auch, dass bei höherer Mo-Zufuhr dementsprechend mehr Mo resorbiert wird. In dieser Hinsicht unterscheidet sich Mo von den meisten anderen Spurenelementen, bei

Tabelle 1. Molybdänhaltige Enzyme und ihre funktionelle Bedeutung

Enzym	Funktionen
Sulfit-Oxidase (Sulfit-Dehydrogenase, Sulfit: Ferricytochrom-c-Oxireductase)	Katalysiert die letzten Schritte der Oxidation von schwefelhaltigen Aminosäuren; Sulfit-Oxidase – die in den Mitochondrien lokalisiert ist – wandelt Sulfit in Sulfat um
Xanthin-Dehydrogenase (Xanthin: NAD$^+$-Oxireductase, Xanthin-Oxidase – ist eine Form der Xanthin-Dehydrogenase)	Katalysiert die Endstufen des Purin- und Pyrimidinkatabolismus, d.h. die Umwandlung von Hypoxanthin zu Xanthin und von Xanthin zu Harnsäure; zusätzlich wird NADH aus NAD$^+$ gebildet
Aldehyd-Oxidase (Aldehyd: Oxygen-Oxidoreductase)	Oxidiert Pyrimidine, Purine und Pteridine; ist beim Nikotinsäurestoffwechsel beteiligt; spielt eine Rolle bei der Biotransformation von Xenobiotika

denen mit dem Anstieg der zugeführten Menge die fraktionelle Resorption abnimmt (Turnlund u. Keyes 2004).

Hohe intraluminale Sulfatkonzentrationen hemmen die enterale Mo-Resorption (Heseker 2000). Die Plasma-Mo-Konzentration steigt nach der Nahrungszufuhr an, erreicht eine Stunde nach der Nahrungsaufnahme den Höchstwert und kehrt dann zum Ausgangsniveau zurück. Resorbiertes Mo wird an Proteine gebunden zur Leber transportiert, wo der größte Teil retiniert wird. In den Erythrocyten liegen 83–97% von Mo proteingebunden vor. Im Plasma wird Alpha-2-Makroglobulin als potenzielles Transportprotein diskutiert.

Regulation des Stoffwechsels

Bei der Aufrechterhaltung des Stoffwechselgleichgewichts von Mo spielt die Variation der Ausscheidung im Harn die wichtigste Rolle. Im Harn liegt Mo als Molybdat vor. Die Höhe der Harnausscheidung von Mo korreliert mit der Höhe der alimentären Zufuhr (Turnlund et al. 1995a; Heseker 2000). Das Mo-Gleichgewicht kann durch die Anpassung der Ausscheidung an die Zufuhr über weite Variationen der alimentären Zufuhr angepasst werden. Bei der üblichen Höhe der Nahrungszufuhr von Mo werden durchschnittliche Ausscheidungsmengen von 20–30 µg Mo im Harn gefunden (Heseker 2000). Geringere Mengen werden auch über die Galle eliminiert; über die regulatorische Bedeutung dieser Form der Ausscheidung ist bisher nichts bekannt.

Zufuhr- und Bedarfsempfehlungen für Mo

Die Zufuhr- und Bedarfsempfehlungen für Mo sind in der Tabelle 2 zusammengefasst. In dieser Tabelle scheint auch ein Vergleich zwischen den in den USA geltenden RDA und den in den deutschsprachigen europäischen Ländern verwendeten DACH-Referenzwerten auf. Nach Angaben von Turnlund et al. (1995b) wird eine ausgeglichene Bilanz bereits ab einer Zufuhrhöhe von 25 µg/d erreicht. In verschiedenen Untersuchungen werden tägliche Zufuhrmengen zwischen 76–109 µg/d angegeben (Freeland-Graves u. Turnlund 1996). Es kann daher von einer ausreichenden alimentären Mo-Zufuhr gesprochen werden. Eine Mo-Supplementierung ist nur im Falle eines Mo-Mangels nach lang dauernder parenteraler Ernährung angezeigt. Die typische Dosierung ist 75 µg/d.

Nahrungsquellen für Mo

In der Nahrung liegt Mo generell in Form von organischen Mo-Cofaktoren vor. Einen Überblick über gute und schlechte Nahrungsquellen für Mo gibt die Tabelle 3.

Zu den Zahlenangaben betreffend die Mo-Gehalte von Lebensmitteln, besonders von jenen pflanzlichen Ursprungs, ist zu bemerken, dass der Mo-Gehalt stark vom Gehalt des Bodens abhängt und demgemäß starke Variationen bei ein und demselben Lebensmittel aufweisen kann. Die Bioverfügbarkeit von Mo aus Soja und dessen Produkten ist schlecht. Allerdings enthält Soja

Tabelle 2. Zufuhr und Bedarfsempfehlungen für Mo, nach den RDA und den DACH-Referenzwerten

Subpopulation (Lebensalter)	EAR (= geschätzter durchschnittlicher Bedarf)	RDA	DACH-Referenzwert
0–12 Monate	0,3 µg/kg/d	–	7–40 µg/d
1–3 Jahre	13 µg/d	17 µg/d	25–50 µg/d
4–8 Jahre	17 µg/d	22 µg/d	30–75 µg/d
9–13 Jahre	26 µg/d	34 µg/d	40–80 µg/d
14–18 Jahre	33 µg/d	43 µg/d	50–100 µg/d
Erwachsene	34 µg/d	40 µg/d	50–100 µg/d
Schwangere	40 µg/d	50 µg/d	–
Laktierende Frauen	36 µg/d	50 µg/d	–

Tabelle 3. Nahrungsquellen für Molybdän

Gute Quellen		Schlechte Quellen	
Leber	1,7 µg/g	*Früchte (Äpfel)*	0,0015 µg/g
Lunge	0,78 µg/g	*Fleisch*	0,07–0,1 µg/g
Niere	0,70 µg/g		
Milch	0,35 µg/g		
Gemüse	0,19 µg/g		
Hülsenfrüchte	0,40 µg/g		

Tabelle 4. Mo-Gehalte in natürlichen Mineralwässern Österreichs

Bezeichnung des Versandwassers	Mo-Gehalt (µg/l)
Alpquell	5,53 ± 0,53
Frankenmarkter	0,25 ± 0,16
Gasteiner	21,95 ± 4,62
Güssinger	0,3 ± 0,05
Juvina	1,1 ± 0,2
Long Life	0,77 ± 0,14
Markus Quelle	1,23 ± 0,24
Peterquelle	0,82 ± 0,15
Preblauer Auenquelle	1,35 ± 0,38
Riedquell	0,83 ± 0,09
Römerquelle	0,81 ± 0,06
Vöslauer	3,27 ± 0,08

große Mo-Mengen, so dass trotz der schlechten Bioverfügbarkeit durch die Aufnahme von Soja ein wesentlicher Beitrag zur alimentären Mo-Zufuhr geleistet werden kann. Bei gemischter Kost bzw. unter experimentellen Bedingungen werden Mo-Resorptionsraten um 90% gefunden, die Resorptionsrate aus Soja beträgt hingegen nur 58% (Turnlund et al. 1999).

Als ergänzende Information im Hinblick auf die Gehalte von Mo in verschiedenen Lebensmitteln zeigt die Tabelle 4 Mo-Gehalte einiger natürlicher Mineralwässer österreichischer Herkunft. Aus dieser Tabelle geht hervor, dass die Mo-Gehalte von natürlichen Mineralwässern eher in einem niedrigen Bereich liegen.

Abschließend soll noch erwähnt werden, dass Mo in Supplementen entweder als Natriummolybdat oder als Ammoniummolybdat vorliegt.

Diagnostik

Da bezüglich Mo weder im Hinblick auf einen alimentären Mangel noch hinsichtlich toxischer Wirkungen größere Probleme bestehen, haben sich bisher keine Indices des Mo-Status etabliert. Es existieren allerdings bestimmte Methoden und Vorstellungen über Bestimmungen, die einen gewissen Einblick in die alimentäre Versorgungssituation gestatten. Zu diesen Methoden gehören Messungen der Mo-Konzentration im Vollblut oder im Plasma. Nach neuesten Angaben von Turnlund u. Keyes (2004) beträgt die Vollblutkonzentration zwischen 3–11 nmol/l ($\approx$ 0,3–1,1 µg/l). Die Angaben über die Serumkonzentration lauten 1–34 nmol/l ($\approx$ 0,1–3,4 µg/l). Vollblut- und Serumkonzentrationen sind direkt von der Höhe der alimentären Mo-Zufuhr abhängig, sie spiegeln daher diejenige Mo-Zufuhr wider, die in der Zeit kurz vor der Bestimmung erfolgte

(Turnlund u. Keyes 2004). Nach Angaben von McDonald (1999) sind Plasmakonzentrationen von Mo unter 5 nmol/l (≈ 0,5 µg/l) kennzeichnend für einen Mo-Mangel. Bei Hämodialysepatienten werden höhere Mo-Konzentrationen im Blut gefunden. Die Harnkonzentration von Mo ist ebenfalls nahrungsabhängig und beträgt im Durchschnitt 83–354 nmol/l (≈ 8–34 µg/l).

Als potenzielle Indices für die Beurteilung der Mo-Versorgung werden von Freeland-Graves u. Turnlund (1996) diskutiert: die Höhe der Harnsäureausscheidung im Harn, die Plasmaharnsäurekonzentration, das Auftreten von Sulfit im Harn, die Konzentration von Sulfaten im Harn, eine erhöhte Ausscheidung von Xanthin und Hypoxanthin im Harn, eine hohe Plasmamethioninkonzentration, die Aktivität der Xanthinoxidase sowie eine hohe Konzentration von Aldehyden und schwefelhältigen Aminosäuren im Plasma.

Diskutiert werden auch Belastungstests, wobei nach Gabe bestimmter Substanzen Parameter bestimmt werden, die eine Aussage über die Aktivität Mo-abhängiger Enzyme erlauben. Tests dieser Art sind aber für die klinische Diagnostik noch nicht einsetzbar.

Schließlich werden auch noch kinetische Modelle des Mo-Stoffwechsels erprobt, durch die der Gesamt-Mo-Pool und die Mo-Gehalte in verschiedenen Compartments erfasst werden können.

Mo-Mangel

Mo-Mangel beim Menschen ist sehr selten. In der Literatur wurde ein Fall eines alimentär induzierten Mo-Mangels bei einem Patienten mit M. Crohn und Kurzdarmsyndrom beschrieben, der eine lang dauernde parenterale Ernährung ohne ausreichenden Mo-Gehalt erhielt (Abumrad et al. 1981). Bei diesem Patienten traten folgende Symptome auf: Hypourikämie, Hypermethioninämie, eine niedrige Sulfataussscheidung im Harn, eine abnorme Ausscheidung von Schwefelmetaboliten, eine erhöhte Ausscheidung von Xanthin und Hypoxanthin, Tachycardie, Tachypnoe sowie mentale und visuelle Störungen. Diese Symptome konnten durch Beigabe von Mo zur Nährlösung zum Verschwinden gebracht werden.

Die negativen Auswirkungen des Mo-Mangels werden zurückgeführt auf die Akkumulation von Sulfit aus dem Katabolismus von L-Cystein. Sulfit ist für das Nervensystem toxisch und wird durch Mo in eine nicht-toxische Form übergeführt.

Unabhängig von der Höhe der Mo-Zufuhr mit der Nahrung gibt es eine seltene Stoffwechselerkrankung – Molybdäncofaktormangel – die mit einer Störung der Aktivität Mo-abhängiger Enzyme einhergeht. Es handelt sich dabei um eine autosomal-rezessive Erbkrankheit. Die Störung der Sulfitoxidase führt bei dieser Erkrankung zu schweren neurologischen Anfällen. Die Lebenserwartung der Betroffenen ist deutlich reduziert, meistens kommt es bereits in der frühen Kindheit zum Tod (Turnlund et al. 1995a).

Mo und klinisch manifeste Erkrankungen

Über Zusammenhänge zwischen Mo und klinisch manifesten Erkrankungen ist bisher nur wenig bekannt. Nicht uninteressant erscheinen mögliche Assoziationen zwischen Mo und malignen Tumoren. Die Vorstellungen über diese möglichen Assoziationen gehen auf Beobachtungen zurück, wonach in einer nordchinesischen Provinz mit einem niedrigen Mo-Gehalt des Bodens eine der höchsten Inzidenzen von Ösophaguskarzinomen zu registrieren ist. Als mögliche Erklärung dafür wird diskutiert, dass für die Reduktion von Nitraten im Boden zu stickstoffhaltigen Verbindungen, die wichtig sind für die Ernährung von Pflanzen, das Mo-abhängige Enzym Nitroreduktase nötig ist. Bei geringem Mo-Gehalt des Bodens werden die Nitrate nicht zu Aminen, sondern zu potenziell karzinogenen Nitrosaminen umgewandelt (Higdon 2001). Allerdings führt eine Mo-Supplementierung zu keiner Reduktion der Inzidenz von Ösophaguskarzinomen oder anderen Karzinomen.

Für eine potenzielle antikanzerogene Wirkung von Mo existieren bestimmte hypothetische Überlegungen. Eine dieser Überlegungen betrifft die Aldehydoxidase und ihre mögliche Rolle bei der Detoxifikation von karzinogenen Xenobiotika. Andererseits spielt Mo auch eine Rolle als Co-Faktor von Enzymen verschiedener Bakterienstämme im Dickdarm. Manche dieser Enzyme sind möglicherweise ebenfalls bei der Entgiftung karzinogener Xenobiotika beteiligt.

Schließlich existieren auch noch Vorstellungen, die den bereits beschriebenen Antagonismus zwischen Cu und Mo in Zusammenhang mit der antikarzinogenen Wirkung von Mo bringen. Diesbezüglich spielen experimentelle Daten eine Rolle, die zeigen, dass Cu-Mangel das Tumorwachstum unterdrückt. Hinweise dafür, dass Cu ein wichtiger Faktor bei der Angiogenese ist und daher ein Cu-Mangel, wie er durch Mo-Supplementierung herbeigeführt werden kann, die Angiogenese und damit die Blutversorgung von Tumoren unterdrückt, existieren jedenfalls (Higdon 2001). Detaillierte Untersuchungen am Menschen sind allerdings noch nicht vorhanden, so dass die Frage, ob Mo-Supplementierungen sinnvoll bei der Behandlung von Karzinomen beim Menschen eingesetzt werden können, derzeit noch nicht zu beantworten ist.

Toxizität von Mo

Klinisch manifeste Mo-Vergiftungen stellen ebenso eine Rarität dar, wie der klinisch manifeste Mo-Mangel. Daher ist über die Folgen einer unerwünscht hohen Zufuhr beim Menschen relativ wenig bekannt. Nach einer länger dauernden Mo-Zufuhr im Bereich von 10–15 mg/d treten gichtähnliche Symptome auf, die mit hohen Plasmakonzentrationen von Mo und von Harnsäure sowie mit einer Erhöhung der zellulären Xanthinoxidaseaktivität einhergehen (Freeland-Graves u. Turnlund 1996). Eine Supplementierung von Mo ist daher bei Hyperurikämie und Gicht kontraindiziert. Hohe Dosen von Mo können den Metabolismus von Acetaminophen hemmen. Infolge des bereits im Kapitel über Cu beschriebenen Antagonismus zwischen Cu und Mo besteht bei Cu-Mangel eine erhöhte Empfindlichkeit gegen eine Mo-Intoxikation. Bei einer Zufuhr von mehr als 0,54 µg Mo/d tritt eine Erhöhung der Cu-Ausscheidung im Harn auf.

Bei hoher Mo-Zufuhr kommt es im Tierversuch zu einer Beeinträchtigung der Reproduktionsfunktion. Ob dies auch für den Menschen zutrifft, kann derzeit nicht beurteilt werden.

Als Zufuhrmenge, bis zu der keine Beobachtungen über unerwünschte Auswirkungen vorliegen („No-observed Adverse-Intake-Level"; NOAEL), gelten 350 µg/d. Die Menge, ab der unerwünschte Auswirkungen auftreten („Lowest-Observed-Adverse Intake Level"; LOAEL), liegt bei 10 mg/d (Dietary Reference Intakes 1991).

In der Literatur wird über einen Fall berichtet, bei dem es nach Einnahme von 300–380 µg Mo/d über 18 Tage zum Auftreten einer akuten Psychose mit visuellen und auditiven Halluzinationen sowie epileptischen Anfällen kam (Higdon 2001).

Literatur

Abumrad NN, Schneider AJ, Steel D, Rogers LS (1981) Amino acid intolerance during prolonged total parenteral nutrition reversed by molybdate therapy. Am J Clin Nutr 34:2551–2559

Dietary Reference Intakes (1991) Molybdenum, pp. 421–441. National Academy Press, Washington DC

Freeland-Graves JH, Turnlund JR (1996) Deliberations and evaluations of the approaches, endpoints and paradigms for manganese and molybdenum dietary recommendations. J Nutr 126:2435S–2440S

Heseker R (2000) Molybdän. Ernährungsumschau 47:243–245

Higdon JA (2001) Molybdenum. Linus Pauling Institute Micronutrient Information Center

Klahr S (2000) Trace elements and mineral nutrition in renal disease. In: Clinical Nutrition of the Essential Trace Elements and Minerals. Ed. Bogden JD, Klevay LM, pp. 273–289. Humana Press, Totowa, New Jersey

McDonald A (1999) Therapeutic Dietetics. In: Encyclopedia of Human Nutrition. Ed. Sadler MJ, Strain JJ, Caballero B, p. 1852. Academic Press, San Diego-London

Nielsen F (1999) Ultratrace elements/physiology. In: Encyclopedia of Human Nutrition. Ed. Sadler MJ, Strain JJ, Caballero B, p. 1890. Academic Press, San Diego-London

Turnlund JR, Keyes WR, Peiffer GL (1995a) Molybdenum absorption, excretion, and retention studied with stable isotopes in young men at five intakes of dietary molybdenum. Am J Clin Nutr 62:790–796

Turnlund JR, Keyes WR, Peiffer GL, Chiang G (1995b) Molybdenum absorption, excretion, and retention studied with stable isotopes in young men during depletion and repletion. Am J Clin Nutr 61:1102–1109

Turnlund JR, Weaver CM, Kim SK, Keyes WR, Gizaw Y, Thompson KH, Peiffer GL (1999) Molybdenum absorption and utilization in hu-mans from soy and kale intrinsically labeled with stable isotopes of molybdenum. Am J Clin Nutr 69:1217–1223

Turnlund JR, Keyes WR (2004) Plasma molybde-num reflects dietary molybdenum intake. J Nutr Biochem 15:90–95

Kapitel 11

Lithium (Li)

C. Ekmekcioglu

Chemische Grundlagen

Lithium wurde 1817 von Johann August Arfvedson entdeckt. Der Name stammt vom altgriechischen Wort *lithos* (altgriech. „Stein") ab, da Lithium zuerst im Gestein nachgewiesen wurde. Lithium gehört zu den Alkalimetallen und hat die Ordnungszahl 3 mit einer relativen Atommasse von 6,94. In der Industrie kommen Lithiumverbindungen in verschiedenen Bereichen zur Anwendung (Deberitz u. Boche 2003). Dazu gehören 1) Herstellung von Glas, Email und Keramik (als Lithiumcarbonat), 2) Zementverfestigung (verschiedene Lithiumverbindungen), 3) Herstellung von Schmierfetten (vor allem Lithiumhydroxid-Monohydrat), 4) Kohlendioxidfänger (Lithiumhydroxid), 5) Aluminiumverarbeitung und -gewinnung (als LiCl), 6) Kühlanlagen (LiBr, LiCl), sowie 7) Batterien. Des Weiteren wird ^{6}Li als Ausgangsreagenz in der Kernfusion („Wasserstoffbomben") eingesetzt.

In der Medizin werden Lithiumsalze erfolgreich seit mittlerweile 5 Jahrzehnten vor allem in der Rezidivprophylaxe der manisch-depressiven Erkrankung (bipolare Störung) verwendet (s. unten).

Verteilung im menschlichen Organismus

Der Lithiumgehalt im menschlichen Körper wird geschätzt mit 350 µg (Nielsen 1999). Dabei finden sich reichliche Mengen vor allem im Cerebellum und Cerebrum, gefolgt von Nieren, Herz, Schilddrüse, Leber, Lungen und Pankreas (Baumann et al. 1983).

Physiologische Funktionen

Eine genau definierte, physiologische Funktion von Lithium ist bei Lebewesen nicht bekannt. Jedoch führt ein experimentell induzierter Lithiummangel bei Ziegen und Ratten zu deutlichen Störungen der Reproduktion, des Stoffwechsels und des Wachstums, so dass vermutet wird, dass Lithium auch eine wichtige Funktion für den Menschen haben könnte. Aufgrund der positiven Wirkung von Lithiumsalzen in der Therapie von bipolaren Störungen (s. unten) ist eine Beteiligung von Lithium bei neurophysiologischen Vorgängen im ZNS durchaus denkbar. Außerdem wurden verschiedene biochemische Wirkungen von Lithium in hauptsächlich pharmakologischen Dosen in Tier- und Zellversuchen beschrieben (Tabelle 1). Ob diese

Tabelle 1. Beispiele für in der Literatur beschriebene Effekte von Lithium und Lithiumverbindungen in Tieren und verschiedenen Zelllinien

Stimulation der Hämatopoese
Beeinflussung der Aktivität von sekundären Botenstoffen (z.B. Adenylyl-Zyklase ↓, Phospholipase C ↑)
Beeinflussung des Inositol-Stoffwechsels
Beeinflussung des Prostaglandinstoffwechsels
Hemmung der Na^+/K^+-ATPase
Beeinflussung von zirkadianen Rhythmen
Beeinflussung des Stoffwechsels von Neurotransmittern
Antibakterielle und antivirale Wirkungen
Beeinflussung von Ionen- und Wasserkanälen
Neuroprotektive Effekte
Hemmung einiger metabolisch aktiver Enzyme (z.B. Phosphoglucomutase-Schlüsselenzym der Glykogenolyse)

auch für (ernährungs-)physiologische Konzentrationen beim Menschen zutreffen, bleibt offen.

Stoffwechsel

Die Großteil von Lithium wird über die Nieren eliminiert. Dies sollte bei einer Lithiumtherapie im Rahmen von bestimmten psychiatrischen Erkrankungen (s. unten) berücksichtigt werden.

Über die Resorptionsmechanismen von Lithium im Darm ist noch sehr wenig bekannt. Diskutiert werden sowohl passive als auch Na$^+$-abhängige aktive Prozesse.

Zufuhr- und Bedarfsempfehlungen

Täglich werden über die herkömmliche Nahrung regional bedingt zwischen ca. 200 bis 1500 µg Lithium zugeführt. In Österreich und Deutschland z.B. liegen die geschätzten Zufuhrmengen bei 300–400 µg/d bei Erwachsenen (zusammengefasst in Schrauzer 2002).

Seitens der D-A-CH- bzw. der US-Amerikanischen Ernährungsgesellschaften existieren derzeit keine Empfehlungen für eine tägliche Lithium-Zufuhr beim Menschen.

Nahrungsquellen

Lithium findet sich vor allem in Eiern, Fleisch, Fisch, Milch und Milchprodukten, sowie in Kartoffeln und im Gemüse (Anke et al. 1990). Mineralwässer können unter Umständen auch zu einer beträchtlichen Versorgung mit Lithium beitragen (Tabelle 2).

Diagnostik des Lithiumstatus

Da Lithium hauptsächlich über die Nieren eliminiert wird, kann über die Bestimmung der Konzentration im 24h Harn (ca. 25 µg/24h) auf den Lithiumstatus geschlossen werden.

Auch die Lithium-Konzentration im Serum kann zur Überprüfung einer adäquaten, diätetischen Zufuhr von Lithium herangezogen werden (Donahoo et al. 2004). Jedoch zeigt der Serum-Lithium-Spiegel unter Umständen deutliche interindividuelle Variatio-

Tabelle 2. Lithiumgehalt von österreichischen Mineralwässern

Bezeichnung des Versandwassers	Lithium-Gehalt in µg/l
Preblauer Auenquelle	1320
Gleichenberger Johannisbrunnen	750
Peterquelle	370
Juvina	350
Martinsquelle	340
Gasteiner	280
Long Life	170
Sulzegger Styrianquelle	135
Güssinger	121
Markus Quelle	110
Vitusquelle	86
Margarethenquelle (Astoria)	53
Riedquell	51
Römerquelle	25
Vöslauer	14
Alpquell	6
Frankenmarkter	1,5

nen (de Roos et al. 2001). Normale Spiegel für Lithium im Blutserum bewegen sich daher in einem relativ großen Bereich zwischen ≈ 2–60 µg/l (Weiner 1991; de Roos et al. 2001; Donahoo et al. 2004). Der Gehalt an Lithium in menschlichen Haaren variiert zwischen 0,009–0,228 µg/g, mit geringgradig höheren Werten bei Frauen im Vergleich zu Männern (Creason et al. 1975).

Lithiummangel

Ein manifester Lithiummangel führt bei Ziegen zu einer verminderten Fertilität, niedrigem Geburtsgewicht sowie einer verminderten Aktivität von Leberenzymen. Ähnliche Veränderungen finden sich auch bei Ratten.

Ein diätetisch bedingter Lithiummangel beim Menschen ist sehr unwahrscheinlich. Bisher sind, bis auf einen theoretischen Zusammenhang zwischen Lithiummangel und Verhaltensstörungen, auch keine Lithium-Mangelsymptome bei Menschen beschrieben worden.

Frühere Studien von Dawson und Mitarbeitern beschrieben erstmalig einen potenziellen Zusammenhang zwischen einer geringen Lithium-Zufuhr und Verhaltensstörungen bzw. erhöhte Aggressivität bei Menschen (Dawson et al. 1970; 1972). Dabei zeigte sich eine signifikant inverse Korrelation zwischen der Anzahl von Gewaltverbrechen oder Hospitalisierungen wegen psychischen Störungen mit dem Lithium-Gehalt des Trinkwassers. Außerdem korrelierte die Lithium-Konzentration im Harn negativ mit dem Auftreten einer Schizophrenie. In einer ähnlichen US-amerikanischen Studie wurde ebenfalls ein signifikanter Zusammenhang zwischen einem niedrigen Lithiumgehalt des Trinkwassers und der Inzidenz von verschiedenen Verbrechen (Raub, Mord, Drogenabusus) sowie Suizid beschrieben (Schrauzer u. Shrestha 1990). Bei einer Nachfolgeuntersuchung fanden die Autoren erheblich niedrige Lithium-Konzentrationen in den Haaren der kriminellen Personen im Vergleich zu Kontrollen (Schrauzer et al. 1992). In diesem Zusammenhang erwähnenswert ist eine Placebo-kontrollierte Supplementationsstudie bei ehemaligen Drogenabhängigen, die über 4 Wochen täglich 400 µg Lithium, was einer natürlichen diätetischen Menge entspricht, erhielten. Dabei waren in der Lithium-Gruppe deutliche Verbesserungen der Stimmungslage zu erkennen, wohingegen Versuchspersonen, die das Placebo-Präparat einnahmen, keine eindeutigen Veränderungen zeigten (Schrauzer u. de Vroey 1994).

Lithium und verschiedene Krankheiten

Manisch-depressive Krankheit

Erstmalig berichtete Cade im Jahr 1949 von der erfolgreichen Behandlung manischer Zustandsbilder mit Lithium (Cade 1949). Dies veranlasste eine Reihe von Forschern dazu, die Wirksamkeit von Lithium bei der manisch-depressiven Erkrankung zu überprüfen, wobei gezeigte wurde, dass unter einer chronischen Lithiumbehandlung weitere manische und depressive Phasen bei einem Großteil der Patienten nicht auftraten. Daher ist seit längerer Zeit Lithium (-salze) ein Medikament der Wahl in der Phasenprophylaxe der manisch-depressiven Erkrankung (bipolare affektive Störung) (Schou 1997). Dabei ist, anlehnend an zahlreiche neuere Studien und Erfahrungsberichte, die Lithiumtherapie bei der Verhütung manischer Rezidive effizienter als bei der Rezidivprophylaxe der depressiven Komponente. Zu einer weiteren Indikation der Lithiumtherapie gehört, evtl. in Kombination mit anderen antipsychotischen Medikamenten, die akute Manie (Muller-Oerlinghausen et al. 2002).

Weniger gesichert ist die Lithiumtherapie bei der unipolaren Depression. Jedoch scheint auch hier ein prophylaktisches Potenzial für Lithium (in Verbindung mit Antidepressiva) vorhanden zu sein.

Der Wirkmechanismus des Lithiums bei manisch-depressiven Erkrankungen ist nicht vollständig aufgeklärt. Lithium beeinflusst die Aktivität von sekundären Botenstoffen (s. Tabelle 1). Interessant scheint dabei der Effekt von Lithium auf den Inositol-Stoffwechsel zu sein (Quiroz et al. 2004). Inositol-Phospholipide spielen eine wichtige Rolle bei der Rezeptor-mediierten Signal-Transduktion und sind beteiligt bei verschiedenen Informationsprozessen im ZNS (Fisher et al. 1992). Über Aktivierung von G-Proteinen und Phospholipase C entstehen Inositol-1,4,5-Triphosphat (IP_3) und Diacylglycerol, welche verschiedene intrazelluläre Reaktionen initiieren. Dazu gehören die Freisetzung von Calcium sowie (tw. damit verbunden) die Regulation der Aktivität von Ionenkanälen und Enzymen. Außerdem führt eine vermehrte Aktivität dieses Signaltransduktionssystems auch möglicherweise zu einer vermehrten Freisetzung von Neurotransmittern, wie Serotonin, Dopamin und Noradrenalin im ZNS. Lithium führt zur Hemmung von Enzymen (Inositol-1-Phosphatase, Inositol-Monophosphatase), die für das <Recycling> von Inositol wichtig sind. Dadurch kommt es unter Lithiumeinfluss zu einem Aufbrauchen von Inositol. Ein weiterer Mechanismus, welcher derzeit diskutiert wird, ist die Hemmung der Phospholipase A_2 durch Lithium und damit die Beeinflussung der Prostaglandin-Bildung. Veränderte Prostaglandin-E1-Spiegel wurden mit der manisch-depressiven Erkrankung assoziiert (Horrobin u. Bennett 1999).

Infektionen

Experimentelle Untersuchungen der letzten Jahre beschrieben verschiedenste wünschenswerte Effekte von Lithium auf das Immunsystem. Gezeigt wurde u.a. eine Hemmung der Virusreplikation, Stimulation der Phagozytose von Makrophagen sowie Anregung der Immunglobulinsynthese in humanen Lymphozyten (zusammengefasst in Lieb 2004).

Außerdem wurden positive Effekte einer Lithiumtherapie auf verschiedene Infektionen bei manisch-depressiven Patienten publiziert. Im Vordergrund stand dabei die antivirale Wirkung von Lithium. Beschrieben wurden eine Reduktion des Auftretens von rekurrenten, labialen sowie genitalen Herpes-Infekten (Rybakowski 2000) und von Grippe-ähnlichen Infektionen (Amsterdam et al. 1998).

Toxizität

Lithiumsalze haben eine relativ geringe therapeutische Breite. Die wichtigste Nebenwirkung einer Lithiumtherapie bei der manisch-depressiven Erkrankung ist das Auftreten von Tremor. Lithiumsalze können auch die Konzentrierungsfähigkeit der Nieren beeinträchtigen und somit zu einer Polyurie mit begleitendem stärkerem Durstgefühl führen. In schwereren Fällen führt dies u. U. zu einem nephrogenen Diabetes insipidus. Der Mechanismus dahinter ist möglicherweise eine Hemmung der cAMP-Synthese in Epithelzellen der Sammelrohre und damit verbunden eine verminderte Aquaporin-2-Bildung (Walker et al. 2005). Lithium interferiert auch mit dem Schilddrüsenstoffwechsel, und eine Dauer-Therapie mit Lithiumsalzen erhöht somit das Risiko für einen subklinischen Hypothyreoidismus (Kleiner et al. 1999). Aus oben genannten Gründen sind bei einer Lithiumtherapie engmaschige Kontrollen der Schilddrüsenparameter TSH, T_3 und T_4, sowie des Serumkreatinins bzw. der Kreatinin-Clearance erforderlich.

Zu weiteren NW einer Lithiumtherapie gehören gastrointestinale Symptome, Gewichtszunahme sowie Akne.

Literatur

Amsterdam JD, Garcia-Espana F, Rybakowski J (1998) Rates of flu-like infection in patients with affective illness. J Affect Disord 47:177–182

Anke M, Arnhold W, Groppel B, Krause U (1990) The biological importance of lithium. In: Lithium in Biology and Medicine. Ed. Schrauzer GN, Klippel K-F, pp. 148–167. VCH Publishers, Weinheim

Baumann W, Stadie G, Anke M (1983) Der Lithiumstatus des Menschen. In: Proceedings 4. Spurenelement Symposium 1983. Ed. Anke M, Baumann W, Bräunlich H, Brückner C, pp. 180–185. VEB Kongressdruck, Jena

Cade JF (1949) Lithium salts in the treatment of psychotic excitement. Med J Aust 36:349–352

Creason JP, Hinners TA, Bumgarner JE, Pinkerton C (1975) Trace elements in hair, as related to exposure in metropolitan New York. Clin Chem 21:603–612

Dawson EB, Moore TD, McGanity WJ (1970) The mathematical relationship of drinking water lithium and rainfall to mental hospital admission. Dis Nerv Syst 31:811–820

Dawson EB, Moore TD, McGanity WJ (1972) Relationship of lithium metabolism to mental hospital admission and homicide. Dis Nerv Syst 33:546–556

de Roos NM, de Vries JH, Katan MB (2001) Serum lithium as a compliance marker for food and supplement intake. Am J Clin Nutr 73:75–79

Deberitz J, Boche G (2003) Lithium und seine Verbindungen. Chem unserer Zeit 37:258–266

Donahoo WT, Bessesen DH, Higbee DR, Lei S, Grunwald GK, Higgins JA (2004) Serum lithium concentration can be used to assess dietary compliance in adults. J Nutr 134:3133–3136

Fisher SK, Heacock AM, Agranoff BW (1992) Inositol lipids and signal transduction in the nervous system: An update. J Neurochem 58:18–38

Horrobin DF, Bennett CN (1999) Depression and bipolar disorder: Relationships to impaired fatty acid and phospholipid metabolism and to diabetes, cardiovascular disease, immunological abnormalities, cancer, ageing and osteoporosis. Possible candidate genes. Prostaglandins Leukot Essent Fatty Acids 60:217–234

Kleiner J, Altshuler L, Hendrick V, Hershman JM (1999) Lithium-induced subclinical hypothyroidism: Review of the literature and guidelines for treatment. J Clin Psychiatry 60:249–255

Lieb J (2004) The immunostimulating and antimicrobial properties of lithium and antidepressants. J Infect 49:88–93

Muller-Oerlinghausen B, Berghofer A, Bauer M (2002) Bipolar disorder. Lancet 359:241–247

Nielsen F (1999) Ultratrace elements. In: Encyclopedia of Human Nutrition, vol. 3. Ed. Sadler MJ, Strain JJ, Caballero B, pp. 1884–1897. Academic Press, London

Quiroz JA, Gould TD, Manji HK (2004) Molecular effects of lithium. Mol Interv 4:259–272

Rybakowski JK (2000) Antiviral and immuno-modulatory effect of lithium. Pharmacopsychiatry 33:159–164

Schou M (1997) Forty years of lithium treatment. Arch Gen Psychiatry 54:9–13; discussion 14–15

Schrauzer GN (2002) Lithium: Occurrence, dietary intakes, nutritional essentiality. J Am Coll Nutr 21:14–21

Schrauzer GN, de Vroey E (1994) Effects of nutritional lithium supplementation on mood. A placebo-controlled study with former drug users. Biol Trace Elem Res 40:89–101

Schrauzer GN, Shrestha KP (1990) Lithium in drinking water and the incidences of crimes, suicides, and arrests related to drug addictions. Biol Trace Elem Res 25:105–113

Schrauzer GN, Shrestha KP, Flores-Arce MF (1992) Lithium in scalp hair of adults, students, and violent criminals. Effects of supplementation and evidence for interactions of lithium with vitamin B_{12} and with other trace elements. Biol Trace Elem Res 34:161–176

Walker RJ, Weggery S, Bedford JJ, McDonald FJ, Ellis G, Leader JP (2005) Lithium-induced reduction in urinary concentrating ability and urinary aquaporin 2 (AQP2) excretion in healthy volunteers. Kidney Int 67:291–294

Weiner ML (1991) Overview of lithium toxicology. In: Lithium in Biology and Medicine. Ed. Schrauzer GN, Klippel K-F, pp. 83–99. VCH-Verlag, Weinheim

Kapitel 12

Silizium (Si)

W. Marktl

Chemische Grundlagen

Silizium (Si) ist ein vierwertiges Element mit der Ordnungszahl 14 und einer relativen Atommasse von 28,086. Es findet sich im Periodensystem in derselben Gruppe wie Kohlenstoff und ist diesem Element direkt benachbart. Silizium tritt in der Natur hauptsächlich in Form von Silikaten und Kieselerde auf und ist mit 27,6% nach Sauerstoff das zweithäufigste Element in der Erdkruste (Anke 2000).

Verteilung von Si im menschlichen Organismus

Der Gesamtgehalt an Si wird in der Literatur (Schmidt 1998; Nielsen 1999) mit 1 bis 3 g angegeben. Nach Angaben von Bissé et al. (2005) liegt der Gesamtgehalt von Si jedoch nur bei 140 bis 700 mg und somit in einem deutlich niedrigeren Bereich. Si ist jedoch jedenfalls nach Fe und Zn das Spurenelement mit dem dritthöchsten Gehalt im Organismus. Der von Bissé et al. (2005) angeführte Wert für den Gesamtgehalt wird von der Konzentration von Si in parenchymatösen Geweben abgeleitet, die zwischen 2 bis 10 µg/g liegt. Der Si-Gehalt liegt im Bindegewebe in höheren Bereichen als in den parenchymatösen Organen (Schmidt 1998). Si akkumuliert in den Blutgefäßwänden, der Trachea, den Sehnen, Knochen, in der Haut und in den Hautanhangsgebilden. Höhere Si-Gehalte können auch in der Lunge und den Lymphknoten auftreten (Anke 2000). Einige Beispiele für den Si-Gehalt ausgewählter Gewebe sind (Nielsen 1999):

Aorta   16 µg/g
Knochen   18 µg/g
Haut   4 µg/g
Sehnen   12 µg/g.

Im Plasma liegt Si fast ausschließlich als undissoziierte, monomere Orthokieselsäure vor und ist nicht an Proteine gebunden (Nielsen 1999; Dietary Reference Intakes 2001). Die Plasmakonzentration von Si wird in engen Grenzen homöostatisch reguliert und liegt bei 50 µg/dl (Schmidt 1998; Anke 2000).

Physiologische Funktionen von Si

Si spielt eine strukturelle Rolle bei einigen Mucopolysacchariden und bei der Bildung von Kollagen, Elastin und von Makromolekülen wie Glykosaminoglykanen (Nielsen 1999; Nielsen 2000). Im Zusammenhang mit diesen Wirkungen beeinflusst Si auch die visco-elastischen Eigenheiten von Bindegewebe (Schmidt 1998) und fördert z.B. die Elastizität und Stabilität der Arterienwände (Anke 2000). Im Knorpel und im Bindegewebe ist Si für die Quervernetzung von Proteinen und Mucopolysacchariden verantwortlich und fördert unabhängig von Vitamin C die Bildung von Hydroxylamin. Schon seit längerer Zeit ist bekannt, dass Si für die Knochenbildung benötigt wird, wobei seine Wirkung unabhängig von Vitamin D ist. Der Angriffspunkt für die Si-Wirkung am Knochen sind die Epiphysenfugen, wo Si bei der

Vorbereitung der extrazellulären Matrix für die anschließende Knochenmineralisierung beteiligt ist und auf diese Weise eine Rolle bei der Initiation der Kalzifizierung spielt (Nielsen 1999).

Zusammenhänge werden auch zwischen Si und dem Lipidstoffwechsel, besonders dem Stoffwechsel der Phospholipide, diskutiert (Schmidt 1998). Für organische Si-Verbindungen wird ein Serumtriglycerid- und -HDL-Cholesterin-senkender Effekt beschrieben (Anke 2000).

Stoffwechsel von Si

Resorption und Transport

Si kann grundsätzlich über den Gastro-Intestinal-Trakt oder über die Lunge in den Organismus gelangen. Naturgemäß ist die enterale Aufnahme von Interesse für die Ernährungsmedizin, während die pulmonale Aufnahme ein bekanntes Problem der Arbeitstoxikologie darstellt. Die in der Nahrung vorhandenen verschiedenen Si-Verbindungen werden in sehr unterschiedlichem Ausmaß resorbiert, wobei Kieselsäure immer schlechter resorbiert wird als ortho-Kieselsäure. Die Resorptionsrate für die in der Nahrung enthaltenen Si-Verbindungen wird mit ungefähr 50% angegeben, für unlösliche oder schlecht lösliche Silikate liegt hingegen die Resorptionsquote unter 10% (Nielsen 1999). Variationen der Bioverfügbarkeit von Si können auch auf verschiedene Einflüsse, wie den Rohfasergehalt der Nahrung, das Alter und Geschlecht und hormonelle Faktoren, zurückgeführt werden (Anke 2000). Der intestinale Resorptionsmechanismus ist bisher nicht bekannt.

Regulation des Stoffwechsels von Si

Die Homöostase von Si wird durch Resorption und Ausscheidung geregelt (Nielsen 1999). Die Hauptausscheidung von Si erfolgt über den Harn, in dem Si wahrscheinlich zum größten Teil als Magnesium-ortho-Silikat vorliegt (Nielsen 1999). Die Höhe der Harnausscheidung von Si wird in der Literatur mit einem Bereich zwischen 5 bis 17 mg/d angegeben (Dietary Reference Intakes 2001).

Zufuhr- und Bedarfsempfehlungen für Si

Für die Formulierung von Zufuhrempfehlungen für Si sind bisher nur wenige Daten vorhanden. Erschwerend kommt hinzu, dass die Unterschiede in der Bioverfügbarkeit verschiedener Si-Verbindungen in der Nahrung eine erhebliche Rolle für die Festlegung von Zufuhrempfehlungen spielen. Unter der Annahme einer hohen Bioverfügbarkeit der zugeführten Si-Verbindungen könnte der Si-Bedarf durch die Zufuhr von 2 bis 5 mg/d gedeckt sein (Nielsen 2000). Nach anderen Angaben (Anke 2000) beträgt der tägliche Si-Bedarf 50 µg/kg Körpergewicht. Wegen der beschriebenen Unterschiede in der Bioverfügbarkeit wird zur Sicherung der alimentären Si-Versorgung eine tägliche Zufuhrmenge in der Größenordnung von 10 bis 40 mg empfohlen (Anke 2000; Schmidt 1998). Für Sportler wurde auf der Basis von Bilanzuntersuchungen ein Bedarf von 30 bis 50 mg/d errechnet (Nielsen 2000). Nach verschiedenen Studien (Anke 2000; Nielsen 2000; Jugdaohsingh et al. 2002; Dietary Reference Intakes 2001) liegt die tatsächliche Höhe der täglichen Si-Zufuhr bei Menschen mit üblicher Mischkost in einem Bereich von 14 bis 50 mg/d. Deutliche Unterschiede bezüglich der täglichen Si-Zufuhr werden in Abhängigkeit von der Art der Ernährung gefunden. So liegt die Si-Zufuhr bei rohfaserreicher Kost höher als bei faserarmer Kost, und Vegetarier weisen mit einer Zufuhrhöhe von 50 bis 150 mg/d wesentlich höhere Werte auf als Nichtvegetarier (Anke 2000). Geschlechtsabhängige Unterschiede in der Si-Zufuhr manifestieren sich in höheren Zufuhrraten bei Männern im Vergleich zu Frauen (Jugdaosingh et al. 2002). Eine Abnahme der Si-Zufuhr wird auch mit zunehmendem Lebensalter gefunden (Jugdaosingh et al. 2002).

Nahrungsquellen für Si

Grundsätzlich sind Lebensmittel pflanzlicher Herkunft wesentlich bessere Si-Lieferanten als tierische Lebensmittel. So sind Vollkornprodukte mit einem hohen Rohfaseranteil und Zerealien gute Si-Lieferanten.

Einen nicht unerheblichen Anteil an der täglichen Si-Zufuhr liefern auch Getränke, besonders Bier. Bier enthält 18–19 mg Si/l, und im Bier liegt Si in einer gut bioverfügbaren Form vor (Sripanyakorn et al. 2004). Demgemäß kann auch nach Bierkonsum ein Anstieg der Serumkonzentration und der Harnausscheidung von Si nachgewiesen werden (Sripanyakorn 2004). Nach Untersuchungen von Jugdaohsingh et al. sind die wichtigsten Nahrungsquellen für Si bei Männern Bier und Bananen, bei Frauen grüne Bohnen und Bananen. Nach Angaben der Dietary Reference Intakes (2001) verteilt sich die alimentäre Si-Zufuhr zu folgenden Anteilen auf einzelne Lebensmittelgruppen:

Getränke (Bier, Kaffee, Wasser) 55%
Getreide und Getreideprodukte 14%
Gemüse 8%

Silikate werden als Additiva in der Lebensmittelindustrie eingesetzt, wodurch sich der Si-Gehalt industriell bearbeiteter Lebensmittel erhöhen kann. Die Bioverfügbarkeit der Si-Verbindungen, die eingesetzt werden, ist jedoch nicht hoch. Durch die Bearbeitung von Lebensmitteln kann der Si-Gehalt der Lebensmittel auch vermindert werden.

Die Si-Zufuhr mit der Muttermilch liegt bei 0,37 mg/d (Dietary Reference Intakes 2001). Aus Supplementen können im Durchschnitt noch 2 mg Si pro Tag zusätzlich aufgenommen werden.

Diagnostik des Si-Status

Untersuchungen des Si-Status, wie sie für viele essenzielle Spurenelemente vorliegen, existieren für Si bisher nicht. Die Serumkonzentrationen von Si zeigen eine Alters- und Geschlechtsabhängigkeit, wie dies aus der Tabelle 1 hervorgeht. Dies wird auch durch die Resultate einer Untersuchung von Van Dyck et al. (2000) bestätigt. In dieser Untersuchung wurde gezeigt, dass gesunde Kinder signifikant höhere Serum-Si-Konzentrationen haben als gesunde Erwachsene. Besonders niedrige Werte traten bei Schwangeren auf, was darauf zurückgeführt wird, dass Si über die Placenta in den Embryo gelangt. Daraus wird die Vermutung abgeleitet, dass der Embryo einen Si-Bedarf hat und dass dies ein Anzeichen für die Essentialität von Si für den Menschen ist (Van Dyck et al. 2000).

Si-Mangel

Bisher existieren keine Studien über das Vorkommen von alimentär bedingten Si-Mangelzuständen oder über Erkrankungen, die eindeutig oder ausschließlich auf einen Si-Mangel zurückgeführt werden können (Bissé et al. 2005; Jugdaohsingh et al. 2002). Unabhängig davon existieren Diskussionen über mögliche Zusammenhänge zwischen Si und bestimmten Erkrankungen. Diese Thematik wird in einem späteren Abschnitt erörtert.

Si-Supplementierung

Medizinische Indikationen für Si-Supplemente existieren bisher nicht. Demgemäß finden sich auch keine Dosierungsangaben für Si-Supplemente. Dies hängt möglicherweise auch mit der Tatsache zusammen, dass die tatsächlichen Zufuhrraten für Si im Bereich der Zufuhrempfehlungen liegen, wie dies auch dem Abschnitt über Zufuhr- und Bedarfsempfehlungen entnommen werden kann.

Tabelle 1. Si-Konzentrationen im Serum von Frauen und Männern verschiedener Altersgruppen. Nach Angaben von Bissé et al. (2005)

Männer		Frauen	
Altersgruppe	Si-Konzentration im Serum	Altersgruppe	Si-Konzentration im Serum
bis 60a	9,5 µmol/l	18–29a	10 µmol/l
60–70a	8,5 µmol/l	30–34a	11,1 µmol/l
über 70a	7,7 µmol/l	45–70a	9,23 µmol/l
		über 70a	8,0 µmol/l

Si und klinische Erkrankungen

Schon seit längerer Zeit und immer wieder werden in einzelnen Publikationen Zusammenhänge zwischen Si und bestimmten Erkrankungen postuliert. Zu diesen Erkrankungen zählen die Atherosklerose, die Hypertonie, bestimmte Knochenerkrankungen und der M. Alzheimer (Nielsen, 2000). Eine mögliche antiatheromatöse Aktivität wurde bereits im Jahre 1911 erstmals diskutiert, und seither erscheinen immer wieder vereinzelt Publikationen zu dieser Problematik. Im Zusammenhang mit der möglichen Rolle von Si bei der Atherosklerose wird darauf hingewiesen, dass der Si-Gehalt der Aortenwand im Alter abnimmt und eine solche Abnahme ebenso mit der Fortentwicklung eines bestehenden atherosklerotischen Prozesses nachgewiesen werden kann (Bissé et al. 2005). Im Zusammenhang damit wird auch eine Verbindung zwischen der Si-Verarmung des Bindegewebes im höheren Alter und dem Elastizitätsverlust arterieller Blutgefäße postuliert (Schmidt 1998). Nach Ansicht von McCarty (1997) könnte Si die endotheliale Produktion von bestimmten Proteoglykanen stimulieren, welche die Intimahyperplasie hemmen. Im Tierversuch an Ratten konnte gezeigt werden, dass eine Si-Gabe zu einem Anstieg des Cu-Gehaltes in der Leber und der Aortenwand führte, während die Konzentration von Zn im Serum und verschiedenen Geweben abnahm (Najda et al. 1992). Die Autoren äußern die Meinung, dass Si mit Cu und Zn interagiert und dass diese Interaktion zu Modifikationen verschiedener metabolischer Prozesse führt, zu denen sie auch eine mögliche antiatheromatöse Aktivität zählen.

Günstige Effekte einer Si-Gabe werden auch bei Osteoporose berichtet. Allerdings liegen auch dazu bisher nur Einzelbeobachtungen vor. In einer Studie von Jugdaohsingh et al. (2004) werden günstige Effekte einer höheren Si-Zufuhr auf die Knochengesundheit bei jüngeren Frauen und Männern gefunden, wobei sich diese positiven Effekte besonders im Bereich der corticalen Knochen manifestieren.

Eine mögliche positive gesundheitliche Bedeutung von Si könnte bei jenen Krankheiten gegeben sein, bei denen Aluminium eine Rolle spielt. Lösliche Si-Verbindungen binden Aluminium und vermindern dadurch dessen Bioverfügbarkeit und Toxizität (Jugdaohsingh et al. 2000). Allerdings sind die einzelnen Si-Verbindungen in dieser Hinsicht nicht gleichwertig. Oligomere Si-Verbindungen, die als Zwischenprodukt bei der Polymerisation von Kieselsäure in neutralen Lösungen gebildet werden, sind bezüglich der Verminderung der Aluminiumtoxizität wirksamer als monomere Si-Verbindungen (Jugdaohsingh et al. 2000). Bei hoher Si-Zufuhr kommt es zu einer erhöhten renalen Exkretion von Aluminium, was bedeutet, dass das von Si gebundene Aluminium dann durch die Niere aus dem Organismus eliminiert wird (Anke 2000).

Toxizität von Si

Für Si ist bei enteraler Aufnahme keine Toxizität bekannt. Das Krankheitsbild der Silikose bezieht sich auf die pulmonale Aufnahme von Asbest und stellt ein Problem der Arbeitsmedizin dar. Die toxikologische Unbedenklichkeit von Si betrifft nicht nur die in der Nahrung und im Wasser vorkommenden Si-Mengen, sondern kann auch für die Zufuhr höherer Si-Mengen attestiert werden (Jugdaohsingh et al. 2002). Dies hängt wahrscheinlich auch damit zusammen, dass die Niere in der Lage ist, wesentlich mehr Si auszuscheiden, als resorbiert wird (Anke 2000). Für Si wurden bisher weder mutagene noch karzinogene Effekte gefunden (Dietary Reference Intakes 2001). Aus den angeführten Gründen erscheint es auch verständlich, dass für Si keine Angaben über Obergrenzen der Zufuhr existieren.

Als einziger gesundheitlich unerwünschter Effekt einer höheren Si-Zufuhr wird in ganz wenigen Studien beschrieben, dass es bei länger dauernder Zufuhr großer Si-Mengen (6,5 mg/Tablette) in Form von Magnesium-Trisilikat zur Bildung von Si-hältigen Harnsteinen kommen kann. Magnesium-Trisilikat wurde in der Medizin als Antacidum eingesetzt.

Literatur

Anke M (2000) Silicium. In: Vitamine, Spurenelemente und Mineralstoffe. Prävention und

Therapie mit Mikronährstoffen. Hsg. Biesalski HK, Köhrle J, Schürmann K, pp. 237–238.-Thieme, Stuttgart

Bissé E, Epting Th, Beil A, Lindinger G, Lang H, Wieland H (2005) Reference values for silicon in adults. Analyt Biochem 337:130–135

DRI (2001) Arsenic, Boron, Nickel, Silicon, and Vanadium. In: Dietary Reference Intakes. A Report of the Panel of Micronutritients, Subcommittees on Upper Reference Levels of Nutritients and of the Interpretation and Uses of Dietary Reference Intakes, and the Standing Committee on the Scientific Evaluation of Dietary Reference Intakes. Ed. Food and Nutrition Board, Institute of Medicine, pp. 503–553. National Academy Press, Washington DC

Jugdaohsingh R, Reffitt DM, Oldham C, Day PhJ, Fifield LK, Thompson RPH, Powell JJ (2000) Oligomeric but not monomeric silica prevents aluminium absorption in humans. Am J Clin Nutr 71:944–949

Jugdaohsingh R, Anderson SHC, Tucker KL, Elliott H, Kiel DP, Thompson RPH, Powell JJ (2002) Dietary silicon intake and absorption. Am J Clin Nutr 75:887–893

Jugdaohsingh R, Tucker KL, Qiao N, Cupples LA, Kiel DP, Powell JJ (2004) Dietary silicon intake is positively associated with bone mineral density in men and premenopausal women of the Framingham offspring cohort. J Bone Miner Res 19:297–307

McCarty MF (1997) Reported antiatherosclerotic activity of silicon may reflect increased endothelial synthesis of heparan sulfate proteoglycans. Med Hypotheses 49:175–176

Najda J, Gminski J, Drozdz M, Danch A (1992) Silicon metabolism. The interrelations of inorganic silicon (Si) with systemic iron (Fe), zinc (Zn), and copper (Cu) pools in the rat. Biol Trace Elem Res 34:185–195

Nielsen F (1999) Ultratrace elements. Physiology. In: Encyclopedia of Human Nutrition. Ed. Sadler MJ, Strain JJ, Caballero B, pp. 1884–1897. Academic Press, San Diego – London

Nielsen FH (2000) Importance of making dietary recommendations for elements designated as nutritionally beneficial, pharmacologically beneficial or conditionally essential. J Trace Elem Exp Med 13:113–129

Schmidt K (1998) Silicium als essentielles Spurenelement. VitaMinSpur 13:20–27

Sripanyakorn S, Jugdaohsingh R, Elliott H, Walker C, Mehta P, Shoukru S, Thompson RP, Powell JJ (2004) The silicon content of beer and its bioavailability in healthy volunteers. Br J Nutr 91:403–409

Van Dyck K, Robberecht H, Van Cauwenbergh R, Van Vlaslaer V, Deelstra H (2000) Indication of silicon in Belgian children and adults, including pregnant women. Biol Trace Elem Res 77:25–32

Kapitel 13

Bor (B)

W. Marktl

Chemische Grundlagen

Bor (B) ist das 5. Element im Periodensystem, seine relative Atommasse beträgt 10,811. Es ist das einzige Nichtmetall in der 3. Hauptgruppe des Periodensystems. Elementares B wurde im Jahr 1808 erstmals isoliert (Moseman 1994). B ist ein dreiwertiges Element und bildet trigonale planare Verbindungen. Ein Beispiel für eine solche Verbindung ist die Borsäure $B(OH)_3$, aus der durch Komplexbildung mit einem Hydroxylion Borat entsteht. Eine weitere wichtige B-Verbindung ist Borax. B bildet mit Sauerstoff sehr beständige Verbindungen. Von diesen Verbindungen nimmt die Borsäure eine besondere Rolle ein, weil sie als so genannte Lewis-Säure mit den Hydroxylgruppen verschiedener Moleküle Verbindungen eingehen kann. In lebenden Organismen bildet Borsäure besonders Komplexe mit Substanzen, die benachbarte Hydroxylgruppen in cis-Stellung besitzen, wie dies z.B. bei Zuckern und deren Derivaten der Fall ist (Schettler 2000).

In der natürlichen Umgebung des Menschen tritt B ubiquitär, meist aber in geringen Konzentrationen auf. So reichen die B-Konzentrationen in der Luft von weniger als 0,5 bis 80 ng/m^3, im Boden werden Konzentrationen von 10 bis 300 mg/kg gefunden (Howe 1998).

Weil in der Ernährungsmedizin neben B auch Borsäure und Borax eine Rolle spielen, werden B-Dosierungen in B-Äquivalenten angegeben. Die jeweiligen Umrechnungsfaktoren betragen für Borsäure 0,175 und für Borax 0,113.

Zwischen der Chemie von B und jener von Silizium bestehen gewisse Ähnlichkeiten.

Verteilung von B im menschlichen Organismus

Der Gesamtgehalt von B im menschlichen Organismus beträgt 3 bis 20 mg (Samman et al. 1998). Eine wesentliche Akkumulation von B in den weichen Geweben findet nicht statt, so dass das Verhältnis zwischen dem Borsäuregehalt des Blutes und der weichen Gewebe etwa 1:1 beträgt (Schettler 2000). Die so genannten harten Gewebe, d.h. Knochen, Zähne und Nägel, haben jedoch höhere B-Gehalte, die ungefähr das Vierfache der Blutkonzentration betragen. Für den B-Gehalt des Knochens finden sich in der Literatur Angaben von 1,6 µg/g (Nielsen 1999), jedoch auch von 10,2 µg/g (Schettler 2000). Die Gehalte in den Nägeln werden mit 15 µg/g, jene in den Zähnen mit 5 µg/g und in den Haaren mit 1 µg/g angegeben (Nielsen 1999). Beispiele für Gesamtgehalte von B in einzelnen Organen sind: Haut 7,8 mg, Skelett 2,1 mg, Leber 7,8 mg, Herz 0,2 mg, Milz und Nieren je 0,1 mg (Samman 1998). Nach Angaben von Moseman (1994) liegen die Konzentrationen von B in weichen Geweben im Bereich von 0,05 bis 10 ppm (dieser Wert entspricht in grober Annäherung einer Konzentration von 0,024 bis 4,8 mg/l). Die Plasmakonzentration von B liegt nach verschiedenen Literaturangaben zwischen 15 bis 100 µg/l und weist in Abhängigkeit von der Nahrungszufuhr nur geringe Schwankungen auf, was auf einen physiologischen Regulationsmechanismus hinweist.

Physiologische Funktionen von B

B zählt zu jenen Spurenelementen, deren Essentialität für den Menschen noch nicht eindeutig gesichert ist. Hingegen ist die Essentialität von B für pflanzliche Organismen bereits seit längerer Zeit anerkannt. Nach Ansicht von Nielsen (2000a) mehren sich jedoch die Befunde, die zeigen, dass B auch für tierische Organismen essenzielle Bedeutung besitzt. Die postulierte Essentialität von B wird aus der Tatsache abgeleitet, dass B für die Komplettierung des Lebenszyklus höherer Tiere notwendig ist (Nielsen 2000b). Ein Mangel an B interferiert mit der normalen Entwicklung während der Organogenese und beeinträchtigt die Reproduktionsfunktion (Nielsen 2000b). Einige wesentliche Funktionen, die aus den Ergebnissen der vorhandenen Studien abgeleitet werden können, sind in der Tabelle 1 zusammengefasst. Zu den Wirkungen von B im menschlichen Organismus ist grundsätzlich festzuhalten, dass B in physiologischen Konzentrationen vor allem in Form von ortho-Borsäure oder als Borat vorliegt. Streng genommen handelt es sich bei den Wirkungen somit nicht um jene von atomarem B, sondern um Wirkungen der genannten Verbindungen. Es

Tabelle 1. Einige wesentliche Funktionen von B. Nach Angaben von Hunt (1996), Nielsen (1999), Naghii et al. (1997), McCoy et al. (1994). Nähere Details im Text

Einflüsse auf den Knochen- und Mineralstoffwechsel (Calcium, Magnesium, Vitamin D, Fluor)

Interaktion mit Steroidhormonen

Beeinflussung der Zellmembranfunktion und -stabilität (transmembranöse Signalisierung, Bewegung von regulatorischen Kationen und Anionen durch die Zellmembran)

Kompetitive Hemmung von Schlüsselenzymen (in vitro)

Beeinflussung von Hirnfunktionen

Beeinflussung von Immunfunktionen

Beeinflussung des Energiestoffwechsels

wird darauf hingewiesen, dass sich die Verwendung des chemischen Symbols für B in diesem Kapitel daher auch auf die Borsäure und Borate bezieht. Genaue Wirkungsmechanismen der verschiedenen physiologischen und biochemischen Wirkungen von B sind derzeit noch nicht bekannt. Es existieren aber bestimmte Vorstellungen und Hypothesen, die durch experimentelle und In-vitro-Studien gestützt sind. Ein wesentlicher Mechanismus der Wirkungen von B im Organismus dürfte damit zusammenhängen, dass die Borsäure Esterkomplexe mit OH-Gruppen bildet, die einander benachbart und in cis-Stellung sind. Organische Verbindungen, die auf diese Art und Weise Komplexe mit Borsäure bilden, sind u.a. Kohlenhydrate, Nucleotide und bestimmte Vitamine (Vitamin C, Pyridoxin, Riboflavin). Die stabilsten Ester sind jene, bei denen die Borsäure eine Brücke zwischen zwei Kohlenhydratmolekülen bildet. Ein Beispiel dafür sind die Pektine.

Immer wieder wird darauf hingewiesen, dass B in vitro die Aktivität verschiedener Enzyme beeinflusst. Auch diese Wirkung wird mit der Komplexierung zwischen B und den Hydoxylgruppen in Verbindung gebracht und hat meistens eine kompetitive Hemmung der Enzymaktivität zur Folge. Nach Angaben von Hunt (1996) beeinflusst B die Aktivitäten von mehr als 15 Enzymen. Diese Enzyme gehören vier von den insgesamt sechs Enzymklassen an, und zwar sind dies die Oxireduktasen, Transferasen, Hydrolasen und Isomerasen. Die durch B induzierte Enzymaktivitätsabnahme ist reversibel. Dies bedeutet, dass eine Abnahme von B meistens von einer Zunahme der Enzymaktivität gefolgt ist. Bei den Oxireduktasen können als Beispiele für die kompetitive Hemmung durch B jene Enzyme angeführt werden, die Pyridine oder Flavinnucleotide für ihre Aktivität benötigen (Nielsen 1999). Ein weiteres Beispiel von möglicher praktisch-klinischer Relevanz für die Wirkung von B auf Enzymsysteme ist die Beeinflussung von Serinproteasen wie z.B. Thrombin und andere Gerinnungsfaktoren, die in vitro von B inhibiert werden (Schettler 2000). B wird daher eine Funktion als metabolischer Regulator verschiedener Enzymsysteme zugeschrieben.

Eine regulatorische Funktion von B wird auch für die Immunfunktion angenommen. Als Wirkungsmechanismus dieser Beeinflussung der Immunfunktion durch B wird postuliert, dass es durch B zu einer Signalsuppression kommt, was in der Folge zu einer „Down-Regulation" jener Enzymaktivitäten führt, die typischerweise während einer Entzündungsreaktion an der Entzündungsstelle erhöht sind (Hunt et al. 1999). Diese Suppression der Enzymaktivitäten durch B soll die Inzidenz und Schwere der Entzündung vermindern. Dementsprechend werden in der Literatur günstige Einflüsse durch B auf Gelenksschwellungen, Bewegungseinschränkung, Fieber, Antikörperproduktion, Hämostase, Aktivitäten der Serinprotease und der Lipoxygenase und auf den Leukotrienmetabolismus beschrieben (Hunt et al. 1999). Es wird in diesem Zusammenhang eine Hypothese formuliert, wonach B in die Regulation des normalen Entzündungsprozesses eingreift, in dem es die Aktivität der Serinprotease in den Leukocyten im Sinne einer Hemmung beeinflusst und dadurch den Abbau von Bindegewebe und von Membranbestandteilen vermindert. In diesem Zusammenhang wird auch auf den möglichen antioxidativen Effekt von B verwiesen, durch den ein Kollateralschaden vermindert werden könnte, wenn reaktive Sauerstoffspezies mit dem umgebenden Gewebe reagieren.

Die Wirkungen von B auf die Funktion und Stabilität der Zellmembran wird in Zusammenhang gebracht mit einer Beeinflussung der Stimulation der zellulären Reaktion auf Hormone, der transmembranösen Signalisierung und der Bewegung von regulatorischen Ionen durch die Zellmembran (Nielsen 1999; Schettler 2000). Bei diesen Wirkungen könnten auch Interaktionen zwischen B und Calcium eine Rolle spielen (Nielsen 1991).

Die Interaktion zwischen B und bestimmten Steroidhormonen soll über den Hydroxilierungsprozess vermittelt werden, den diese Hormone benötigen, um biologische Aktivität zu erlangen (Naghii et al. 1997). Ein Beispiel dafür ist Vitamin D, das bekanntlich auch eine Funktion beim Knochenstoffwechsel hat. Es wird jedoch auch diskutiert, dass die funktionelle Halbwertszeit der Vitamin-D-Metaboliten durch B erhöht wird. Diese Beeinflussung des Vitamin-D-Metabolismus durch B wird auch in einen Zusammenhang mit Wirkungen von B im Immunsystem gebracht (Hunt 1996). Physiologische Mengen von B, wie sie in der üblichen Nahrung enthalten sind, beeinflussen den Knochenstoffwechsel. Dieser Einfluss von B auf den Knochen wird damit erklärt, dass dieses Spurenelement in die Regulation des Stoffwechsels von Ca, Phosphat, Mg und Vitamin D eingreift (Schettler, 2000). Andererseits wird jedoch die B-Wirkung auf den Knochen von den genannten Faktoren modifiziert (McCoy et al. 1994). Möglicherweise sind die Wirkungen von B bei den axialen Knochen anders ausgeprägt als bei den Knochen der Extremitäten (McCoy et al. 1994). Die Beeinflussung des Calcium- und Knochenstoffwechsels durch B könnte mit einer Stimulation der Synthese von Östrogenen und Testosteron zusammenhängen, wie dies aus Supplementierungsstudien hervorgeht. Diskutiert wird auch ein möglicher Zusammenhang zwischen B, Mg und Ca. So soll es bei niedriger Mg-Zufuhr durch B zu einer Erhöhung der Harnausscheidung von Ca kommen (Chernoff 2000). Nach Angaben von Nielsen et al. (1990) werden bei postmenopausalen Frauen und Männern in einem vergleichbaren Alter folgende Parameter des Calciumstatus durch B beeinflusst: die Konzentrationen des ionisierten Calciums im Plasma, des 25-Hydroxycholecalciferol, von Calcitonin und von Osteocalcin.

Physiologische Mengen von B in der Nahrung modulieren den Energiesubstratstoffwechsel, und zwar über eine Beeinflussung der Glykolyse in der Leber. Dementsprechend reagiert auch die Plasmaglukosekonzentration auf die Zufuhr physiologischer B-Mengen in der Nahrung. Es existieren auch Hinweise dafür, dass B den Stress der Beta-Zellen des Pankreas auf exzessive metabolische Belastung der Insulinproduktion limitiert (Hunt 1996).

Einzelne Berichte finden sich auch zur Problematik eines möglichen Einflusses von B auf verschiedene Hirnfunktionen. Bei niedriger B-Zufuhr werden im EEG mehr nieder-frequente und weniger höher-frequente Anteile gefunden als bei höherer B-Zufuhr. Bei niedriger B-Zufuhr sind auch die Ergebnisse verschiedener kognitiver und psychomotorischer Tests schlechter als bei höherer B-Zufuhr (Penland 1994). Die Evidenz für die Wirkung von B in physiologischen Mengen auf Parameter der Kognition ist allerdings bisher schwach.

Für die vereinzelt postulierte Wirkung von B auf die fettfreie Körpermasse gibt es bisher keine Evidenz.

Zusammengefasst kann bezüglich der möglichen physiologischen und biochemischen Funktionen von B die Aussage getroffen werden, dass Wirkungen dieses Spurenelementes zwar im Tierversuch und bei In-vitro-Experimenten gezeigt werden können, dass aber eine unmittelbare Übertragung auf den Menschen und auf praktisch-klinisch relevante Anwendungen von B zum derzeitigen Stand des Wissens problematisch erscheint. Die große Zahl von Einzelstudien über diverse Wirkungen von B auf den menschlichen Organismus ergibt bisher auch noch kein klares Bild der physiologischen Bedeutung dieses Spurenelementes. Allerdings unterstützen die Resultate der diversen Studien die von einigen Untersuchern vertretene Meinung, wonach es sich bei B um ein ernährungsphysiologisch nützliches Spurenelement handelt, wenn auch der Beweis für seine Essentialität beim Menschen noch aussteht.

Stoffwechsel von B

Resorption und Transport

Oral zugeführtes B wird im Darm zuerst in Borsäure umgewandelt, das als neutrale Verbindung leicht resorbiert wird. Der Resorptionsmechanismus ist mit größter Wahrscheinlichkeit eine freie Diffusion (Nielsen 1999). Die Resorptionsrate beträgt 75 bis 90%. Die resorbierte Borsäure wird im Organismus rasch verteilt. Die Halbwertszeit für B im Organismus liegt um 20 Stunden und zeigt bei höherer Zufuhr eine Tendenz zur Verkürzung (Culver et al. 1996). In den Körpergeweben wird bei hoher B-Zufuhr binnen drei bis vier Tagen ein Steady State erreicht, eine weitere Akkumulation im Organismus findet nicht statt (Murray 1995).

Eine Resorption von B durch die intakte Haut findet in nur geringem Ausmaß statt, verletzte Haut hat eine höhere Durchlässig-keit für B. Allerdings liegen dazu bis jetzt noch zu wenig Daten mit genügend hoher analytischer Qualität vor (Culver et al. 1996).

Regulation des Stoffwechsels von B

Borsäure wird im Organismus nicht metabolisiert, sondern unverändert im Harn ausgeschieden (Murray 1995). Die renale Ausscheidung erfolgt rasch und reagiert auf Veränderungen der alimentären Zufuhr. Die Veränderungen der Harnausscheidung von B weist aber geringere Schwankungen auf als jene der alimentären Zufuhr und beträgt immer zwischen 84 bis 90% der mit der Nahrung zugeführten B-Menge (Sutherland et al. 1999). Bei einer Zufuhr von 2 mg/d beträgt die Harnausscheidung ziemlich konstant 1,9 mg/d ohne wesentliche interdiurnale Schwankungen (Naghii et al. 1996).

Zufuhr- und Bedarfsempfehlungen für B

Aufgrund verschiedener Untersuchungsergebnisse wird eine Zufuhrempfehlung für B in der Größenordnung von mindestens 0,5 bis 1 mg/d ausgesprochen (Nielsen 1996). Als optimale Zufuhr gelten 2–3 mg/d (Hathcock 2000). Ein akzeptierbarer und sicherer Bereich der täglichen B-Zufuhr ist 1 bis 13 mg/d (Nielsen 2000c). Bestimmte stoffwechsel- oder ernährungsabhängige Faktoren können den B-Bedarf erhöhen. Zu diesen Faktoren zählen eine hohe Calciumzufuhr, bestimmte physiologische Einflüsse, die den Calciumstoffwechsel modifizieren, Cholecalciferol und ein Magnesiummangel (Nielsen 1991). Bei älteren Menschen ist eine Abnahme der alimentären B-Zufuhr zu finden. Bei dieser Altersgruppe wird daher die Möglichkeit einer suboptimalen B-Zufuhr diskutiert.

Nach Angaben aus der Literatur liegt die durchschnittliche tägliche Zufuhr von B in einem Bereich zwischen 0,5 bis 3,1 mg/d (Nielsen 1991; Samman et al. 1998; Rainey et al. 1998). Vegetarier haben etwas höhere Zufuhrraten an B als Menschen mit Mischkost. Supplemente liefern durchschnittlich zusätzlich 0,4 mg an B. Bei Einnahme von Supplementen, die zum Zweck des Body Buildings eingesetzt werden, kann die tägliche B-Zufuhr auf bis zu 20 mg ansteigen und

Tabelle 2. Beispiele für B-Gehalte ausgewählter Lebensmittelgruppen. Nach Angaben von Naghii et al. (1996), Dietary Reference Intakes (2001)

Lebensmittel mit hohen B-Gehalten (1–4 mg/100 g)	Lebensmittel mit mittleren B-Gehalten (0,1–0,6 mg/100 g)	Lebensmittel mit niedrigen B-Gehalten (weniger als 0,1 mg/100 g)
Nüsse	frische Früchte	alle Lebensmittel tierischer
getrocknete Früchte	Gemüse	Herkunft
Hülsenfrüchte	Honig	
Avocado	Getreide	
Fruchtsäfte		

damit über jenem Bereich liegen, der als gesundheitlich unbedenklich beurteilt wird (Dietary Reference Intakes 2001).

Nahrungsquellen für B

Grundsätzlich sind Lebensmittel pflanzlicher Herkunft wesentlich bessere Lieferanten für B als jene tierischer Herkunft. Das erklärt auch die im vorhergehenden Abschnitt erwähnte Tatsache, dass die B-Zufuhr bei Vegetariern höher ist als bei Menschen, die sich mit Mischkost ernähren. Die Tabelle 2 zeigt einige Beispiele für den B-Gehalt ausgewählter Lebensmittelgruppen. Unter Berücksichtigung des Gehalts, aber auch der üblicherweise konsumierten Menge, sind folgende Lebensmittel bzw. Getränke die Hauptlieferanten für B (Dietary Reference Intakes 2001):

Kaffee
Milch
Äpfel
getrocknete Bohnen
Kartoffel.

In Abhängigkeit von den Trinkgewohnheiten können Getränke wie Wein, Bier, Apfelsaft und -most, Orangensaft und eventuell abgefüllte Mineralwässer zu einem erheblichen Teil zur B-Zufuhr beitragen (Schettler 2000). Bei regelmäßigem Weingenuss kann sich die B-Zufuhr um 0,7 bis 1 mg/d erhöhen (Naghii et al 1996). Trinkwasser trägt in Abhängigkeit vom B-Gehalt in einem variablen Ausmaß zur täglichen B-Zufuhr bei. Die B-Gehalte von Trinkwasser reichen von nicht nachweisbar bis ca. 2 mg/l, liegen aber meistens unter 0,1 mg/l (Coughlin 1998). In abgefüllten Wässern können B-Gehalte bis zu 4,35 mg/l erreicht werden (Coughlin 1998). Unter Berücksichtigung der üblichen B-Zufuhr mit

Tabelle 3. Geschätzte Aufnahme von B aus verschiedenen Umweltmedien. Nach Angaben von Becking und Chen (1998)

Umwelt-medium	Aufnahme	Anteil an der Gesamtauf-nahme
Nahrung	1,2 mg/d	ca. 65%
Trinkwasser (2l)	0,6 mg/d	ca. 30%
Konsumpro-dukte	0,1 mg/d	ca. 5%
Boden	0,0005 mg/d	
Umgebungs-luft	0,0004 mg/d	

der Nahrung und der Tatsache, dass eine B-Zufuhr bis 18 mg/d als noch akzeptabel angesehen wird, wird eine B-Konzentration im Trinkwasser bis zu einer Höhe von 3,6 mg B/l als vertretbar angesehen (Murray 1995). Abschließend zeigt die Tabelle 3 einen groben Überblick über die geschätzte Aufnahme von B aus verschiedenen Umweltmedien.

Diagnostik des B-Status

In der wissenschaftlichen Literatur finden sich bisher keine Angaben über Untersuchungen bzw. Kriterien des B-Status. Dies hängt offensichtlich mit der nach wie vor bestehenden Unsicherheit bezüglich der Essentialität von B für den Menschen zusammen. Die Plasmakonzentration von B scheint offensichtlich unabhängig von der Höhe der Nahrungszufuhr zu sein, was auf eine homöostatische Regulation hinweist (Chernoff 2000). Die Harnausscheidung von B reagiert hingegen rasch auf Veränderungen der alimentären Zufuhr (Sutherland et al. 1999). Sie kann daher als Biomarker der Zufuhrhöhe herangezogen werden (Naghii et al. 1996).

B-Mangel

Ein B-Mangel kann auftreten, wenn die alimentäre B-Zufuhr über längere Zeit im Bereich von 0,25 bis 0,35 mg/d oder darunter liegt (Nielsen 1999). Möglicherweise können solche geringen Zufuhrmengen bei einer Ernährung auftreten, die arm ist an jenen Lebensmitteln, die gute B-Lieferanten sind. Die Daten, die über Auswirkungen einer niedrigen B-Zufuhr vorhanden sind, stammen in erster Linie aus Tierversuchen und aus Depletionsstudien bei Menschen. Im Tierversuch an Ratten und Küken vermindert ein induzierter B-Mangel die Überlebensrate von Embryos, wobei der Tod bereits vier Stunden nach der Befruchtung eintreten kann (Nielsen 2000b). B-Mangel führt bei den genannten Tierspezies auch zu einer Beeinträchtigung des Calciumstoffwechsels, des Energiestoffwechsels, der Hirnfunktion und der Immunfunktion. Der Calciumstoffwechsel ist bei B-Mangel besonders dann beeinträchtigt, wenn eine diätetische Stressoreinwirkung auf den Calciumstoffwechsel mit einem marginalen Vitamin-D-Status kombiniert vorliegt (Nielsen 2000b). Nach Ansicht von Nielsen (2000b) kann eine B-Verarmung auch beim Menschen Auswirkungen auf die Funktionen des Gehirns, des Immunsystems, den Calciumstoffwechsel und den Energieumsatz haben. In Experimenten mit B-Depletion traten bei Männern über 45 Jahren und bei postmenopausalen Frauen bei gleichzeitig niedrigen Calcium- und Magnesiumgehalten in der Nahrung folgende Effekte auf (Nielsen 1991): niedrige Serumkonzentrationen von Calcitonin, 25-Hydroxycholecalciferol, Cäruloplasmin und Kupfer. Die Serumkonzentrationen von Kreatinin, Glukose und Harnstoff waren hingegen im Vergleich zu einer Repletionsperiode signifikant höher. Die Aktivität der Erythrocytensuperoxiddismutase war in der Depletionsperiode niedriger als während der Repletion. Im EEG kam es während der Depletion zu Zeichen einer beeinträchtigten mentalen Wachsamkeit, und die Leistungsfähigkeit für die Durchführung bestimmter Aufgaben am Computer war vermindert. Es existieren auch Berichte (Dietary Reference Intakes 2001), wonach bei B-Verarmung Auswirkungen auf bestimmte

neuro-psychologische Parameter wie die Augen-Hand-Koordination, die Aufmerksamkeit und das Kurzzeitgedächtnis zu beobachten sind.

Manche der durch B-Depletion hervorgerufenen Effekte können durch eine ausreichende Calcium- und Magnesiumzufuhr modifiziert werden (Nielsen 1991).

Postmenopausale Frauen mit Östrogentherapie scheinen empfindlicher gegen eine B-Depletion zu sein (Nielsen 1991).

Eine unzureichende B-Zufuhr führt bei Frauen in der Postmenopause zu einem Anstieg der Calcium- und Magnesiumausscheidung im Harn. Nach Ansicht von Nielsen (1999) können durch eine B-arme Diät beim Menschen Störungen des Mineral- und Elektrolytstoffwechsels, des Stickstoffmetabolismus, des oxidativen Stoffwechsels sowie der Erythropoese und der Hämatopoese hervorgerufen werden. B-Mangel kann auch bestimmte Effekte der Östrogentherapie verstärken, wie z.B. die Serumkonzentrationen von 17-β-Östradiol, und von Kupfer erhöhen (Nielsen 1999).

Zusammenfassend kann festgestellt werden, dass aus Tierversuchen und Depletionsstudien am Menschen eine Fülle von Einzeleffekten eines B-Mangels ersehen werden kann. Es ergibt sich daraus aber derzeit weder ein klares Bild der Konsequenzen eines möglicherweise alimentär induzierten B-Mangels, noch können klare praktisch-klinische Schlussfolgerungen daraus gezogen werden.

B-Supplementierung

Eine ernährungsmedizinische Notwendigkeit für eine B-Supplementierung existiert bisher nicht. B-Supplemente werden aber z.B. bei Repletionsstudien eingesetzt, wobei es sich um Natriumborat, Borzitrat, Boraspartat oder Borglycinat handelt. Alle diese unterschiedlichen B-Verbindungen werden im Organismus rasch in Borsäure umgewandelt. B wird auch in Kombination mit anderen Mineralstoffen, Spurenelementen und Vitaminen angeboten. Es gibt allerdings bisher keinen Hinweis dafür, dass durch diese Kombinationen die Effizienz von B verbessert wird. Die übliche Dosierung bei den Re-

Tabelle 4. Auswirkungen einer B-Supplementierung (3 mg B/d) nach induzierter B-Verarmung auf verschiedene Parameter bei über 45-jährigen Männern und postmenopausalen Frauen mit und ohne Östrogentherapie (Nielsen 2000c)

Betroffener Stoffwechselbereich bzw. physiologischer Funktionskreis	Ausgelöste Effekte
Mineralstoffe und Elektrolyte	Erhöhung der Serumkonzentration von 25-Hydroxycholecalciferol Abnahme des Serumcalcitonin
Energiehaushalt	Erniedrigte Serumglukosekonzentration Erhöhte Serumtriglyceride
Stickstoffmetabolismus	Abnahme der Serumharnstoffkonzentration und des Serumkreatinins Erhöhte Harnausscheidung von Hydroxyprolin
Oxidative Effekte	Erhöhte Aktivität der Superoxiddismutaseaktivität in den Erythrocyten Erhöhte Serumcäruloplasminkonzentration
Erythropoese/Hämatopoese	Erhöhte Hämoglobinwerte Erhöhung des MCHC Verminderung des Hämatokrits Abnahme der Thrombocytenzahl Abnahme der Erythrocytenzahl

pletionsstudien liegt zwischen 3 bis 6 mg/d. Die Ergebnisse der Repletionsstudien erlauben auch bestimmte Rückschlüsse auf mögliche Effekte einer B-Supplementierung.

Bei Frauen in der Postmenopause kommt es nach einer B-Supplementierung zu einem Anstieg der Plasmakonzentrationen von 17-β-Östradiol und von Testosteron (Nielsen 1994; Nielsen et al. 1987; Nielsen et al. 1999) sowie zu einem Anstieg der renalen Ausscheidung von Calcium und Magnesium. Die Erhöhung der Harnausscheidung von Calcium geht mit einer Abnahme der Konzentration des Gesamtcalciums im Plasma einher (Nielsen 1994). In einer doppelblinden Crossover-Studie an perimenopausalen Frauen führte eine B-Supplementierung zu uneinheitlichen Effekten auf postmenopausale Beschwerden, zu einer signifikanten Zunahme der Leukozytenzahl mit einer relativen Abnahme der Lymphozyten und einer relativen Zunahme der neutrophilen Granulozyten (Nielsen et al. 1999). In dieser Studie kam es nicht nur zu einer Erhöhung der Serumkonzentration von 17-β-Östradiol, sondern auch zu einer Erhöhung der Aktivität der alkalischen Phosphatase und der Thyroxinkonzentration im Plasma. Ein Ergebnis dieser Studien scheint zu sein, dass B Effekte auf die Sexualhormone hat. Berichtet wird auch über eine Erhöhung der Serumtriglycerid- und eine Abnahme der Serumglukosekonzentration nach B-Supplementierung (Hunt 1996). Dies wird als eine mögliche Verschiebung im Verbrauch oder der Verteilung endogener Energielieferanten durch B interpretiert. Schließlich führt eine B-Supplementierung nach einer Depletionsphase auch zu einer Veränderung im EEG im Sinne einer Aktivierung sowie einer Verbesserung der psychomotorischen Geschicklichkeit und kognitiver Prozesse (Nielsen 2000b). Einen zusammenfassenden Überblick über die erwähnten und weitere Effekte der B-Supplementierung zeigt die Tabelle 4.

B und klinisch manifeste Erkrankungen

Derzeit ist keine klinisch manifeste Erkrankung bekannt, die definitiv auf eine suboptimale B-Zufuhr zurückgeführt werden könnte. Es existieren jedoch vereinzelt Studien und Beobachtungen, wonach der Schweregrad anderer Erkrankungen wie der Osteoporose, Arthritis oder Urolithiasis durch eine suboptimale B-Zufuhr negativ, bzw. durch B-Supplementierung positiv beeinflusst werden könnte (Nielsen 2000c; Hunt 1996;

Newnham 1994). Die Datenlage dazu ist allerdings äußerst spärlich, so dass vorerst daraus keine praktisch relevanten Schlussfolgerungen gezogen werden können.

Toxizität von B

Anorganische Borate weisen generell eine geringe Toxizität auf, und zwar sowohl bei oraler Zufuhr, Aufnahme durch Inhalation oder bei transdermaler Anwendung (Hubbard 1998). Im späten 19. und frühen 20. Jahrhundert wurde Borsäure zur Lebensmittelkonservierung verwendet, wobei Zufuhrraten bis zu 500 mg pro Tag erreicht wurden und nur sehr geringe Nebenwirkungen wie Nausea und Appetitverlust auftraten.

Akute Toxizität

Symptome der akuten Toxizität von B sind: Nausea, Diarrhö, Erbrechen und abdominelle Krämpfe. Bei höheren Dosierungen treten Hautrötung, Erregungszustände, Depressionen und Kreislaufkollaps auf (Culver et al. 1996; Schettler 2000). Mit dem Auftreten dieser Symptome muss ab Zufuhrmengen von ungefähr 50 mg B gerechnet werden. Die minimale letale Dosis von B wird mit 640 mg/kg Körpergewicht angegeben (Dietary Reference Intakes 2001). Nach Angaben von Schettler (2000) können Erwachsene aber auch eine Zufuhr von 300 g Bor-

säure (das entspricht einem B-Äquivalent von 52,2 g) ohne Spätschäden überstehen.

Chronische Toxizität

Ab einer länger dauernden Aufnahme von 5 mg B/kg/d muss mit Symptomen einer chronischen Intoxikation gerechnet werden (Culver et al. 1996). Zu den Symptomen der chronischen Intoxikation zählen Dermatitiden, Alopezie, Anorexie, Verdauungsstörungen, Nausea, Anämie, zerebrale Krampfanfälle und Gewichtsverlust (Culver et al. 1996; Schettler 2000). Diese Symptome sind reversibel und hinterlassen keine Spätfolgen.

In Tierversuchen an Ratten wurden mit Dosierungen von 400 mg B/kg/d negative Auswirkungen auf die Spermienmotilität und Hodenatrophie mit dementsprechenden Störungen der Reproduktionsfunktion erzielt (Chapin et al. 1994; Schettler 2000). Beim Menschen konnten allerdings bisher keine negativen Auswirkungen von B auf die Reproduktionsfähigkeit und damit in Verbindung stehende Parameter gefunden werden (Hubbard 1998; Whorton et al. 1994).

Die für verschiedene Altersgruppen empfohlenen Obergrenzen der B-Zufuhr zeigt die Tabelle 5. Dazu muss bemerkt werden, dass für die Festlegung dieser Werte die Ergebnisse von Untersuchungen an Tieren herangezogen wurden, weil genügend zuverlässige Daten für den Menschen bisher nicht vorhanden sind.

Tabelle 5. Obergrenzen der täglichen B-Zufuhr. Aus: Dietary Reference Intakes (2001)

Altersgruppe	Obergrenze der Zufuhr
Säuglinge und Kleinkinder	keine Angaben wegen fehlender Daten
Kinder	
1 bis 3 a	3 mg B/d
4 bis 8 a	6 mg B/d
9 bis 13 a	11 mg B/d
Jugendliche	
14 bis 18 a	17 mg B/d
Erwachsene	20 mg B/d
Schwangere und Laktierende	
14 bis 18 a	17 mg B/d
19 bis 50 a	20 mg B/d

Literatur

Becking GC, Chen BH (1998) National programme in clinical safety (IPCS). Environmental health criteria on boron human health risk assessment. Biol Trace Elem Res 66:439–452

Chapin RE, Ku WW (1994) The reproductive toxicity of boric acid. Environ Health Perspect 102 (Suppl. 7):87–91

Chernoff R (2000) Trace element requirements in the elderly. In: Clinical Nutrition of the Essential Trace Elements and Minerals. Ed. Bogden JD, Klevay LM, pp. 183–197. Humana Press, Totowa, New Jersey

Coughlin JR (1998) Sources of human exposure: overview of water supplies as sources of boron. Biol Trace Elem Res 66:87–100

Culver BD, Hubbard SA (1996) Inorganic boron health effects in humans: An aid to risk assessment and clinical judgment. J Trace Elem Exp Med 9:175–184

DRI (2001) Arsenic, Boron, Nickel, Silicon, and Vanadium. In: Dietary Reference Intakes. A Report of the Panel of Micronutritients, Subcommittes on Upper Reference Levels of Nutritients and of the Interpretation and Uses of Dietary Reference Intakes, and the Standing Committee on the Scientific Evaluation of Dietary Reference Intakes. Ed. Food and Nutrition Board, Institute of Medicine, pp. 503–553. National Academy Press, Washington DC

Hathcock JN (2000) Trace element and supplement safety. In: Clinical Nutrition of the Essential Trace Elements and Minerals. Ed. Bogden JD, Klevay LM, pp. 99–111. Humana Press, Totowa, New Jersey

Howe BD (1998) A review of boron effects in the environment. Biol Trace Elem Res 66:153–166

Hubbard SA (1998) Comparative toxicology of borates. Biol Trace Elem Res 66:343–357

Hunt CD (1996) Biochemical effects of physiological amounts of dietary boron. J Trace Elem Exp Med 9:185–213

Hunt JN, Idso JD (1999) Dietary boron as a physiological regulator of the normal inflammatory response: A review and current research progress. J Trace Elem Exp Med 12:221–233

McCoy H, Kenney MA, Montgomery C, Irwin A, Williams L, Orrell R (1994) Relation of boron to the composition and mechanical properties of bone. Environ Health Perspect 102 (Suppl. 7):49–53

Moseman RF (1994) Chemical disposition of boron in animals and humans. Environ Health Perspect 102 (Suppl. 7):113–117

Murray FJ (1995) A human health risk assessment of boron (boric acid and borax) in drinking water. Regul Toxicol Pharmacol 22:221–230

Naghii MR, Wall PM, Samman S (1996) The boron content of selected foods and the estimation of its daily intake among free-living subjects. J Am Coll Nutr 15:614–619

Naghii MR, Samman S (1997) The effect of boron on plasma testosterone and plasma lipids in rats. Nutr Res 17:523–531

Newnham RE (1994) Essentiality of boron for healthy bones and joints. Environ Health Perspect 102 (Suppl. 7):83–85

Nielsen FH, Hunt CD, Mullen LM, Hunt JR (1987) Effect of dietary boron on mineral, estrogen, and testosteron metabolism in postmenopausal women. FASEB J 1:394–397

Nielsen FH, Mullen LM, Gallagher SK (1990) Effect of boron depletion and repletion on blood indicators of calcium status in humans fed a magnesium-low diet. J Trace Elem Exp Med 3:45–54

Nielsen FH (1991) Nutritional requirements for boron, silicon, vanadium, nickel and arsenic: Current knowledge and speculation. FASEB J 5:2661–2667

Nielsen FH (1994) Biochemical and physiological consequences of boron deprivation in humans. Environ Health Perspect 102 (Suppl. 7):59–63

Nielsen FH (1996) Evidence for the nutritional essentiality of boron. J Trace Elem Exp Med 9:215–229

Nielsen FH (1999) Ultratrace elements, physiology. In: Encyclopedia of Human Nutrition. Ed. Sadler JM, Strain JJ, Caballero B, pp. 1884–1897. Academic Press, San Diego-London

Nielsen FH, Penland JG (1999) Boron supplementation of peri-menopausal women affects boron metabolism and indices associated with macromineral metabolism, hormonal status and immune function. J Trace Elem Exp Med 12:251–261

Nielsen FH (2000a) The emergence of boron as nutritionally important throughout the life cycle. Nutrition 16:512–514

Nielsen FH (2000b) Importance of making dietary recommendations for elements designated as nutritionally beneficial, or conditionally essential. J Trace Elem Exp Med 13:113–129

Nielsen FH (2000c) Possibly essential trace elements. In: Clinical Nutrition of the Essential Trace Elements and Minerals. Ed. Bogden JD, Klevay LM, pp. 11–36. Humana Press, Totowa, New Jersey

Penland JG (1994) Dietary boron, brain function and cognitive performance. Environ Health Perspect 102 (Suppl. 7):65–72

Rainey C, Nyquist AL (1998) Multicountry estimation of dietary boron intake. Biol Trace Elem Res 66:79–86

Samman S, Naghii MR, Wall PM, Verus AP (1998) The nutritional and metabolic effects of boron in humans and animals. Biol Trace Elem Res 66:227–235

Schettler T (2000) Bor. In: Vitamine, Spurenelemente und Mineralstoffe. Prävention und Therapie mit Mikronährstoffen. Hsg. Biesalski HK, Köhrle J, Schümann K, pp. 223–226. Thieme, Stuttgart

Sutherland B, Woodhouse LR, Strong P, King JC (1999) Boron balance in humans. J Trace Elem Exp Med 12:271–284

Whorton D, Haas J, Trent L (1994) Reproductive effects of inorganic borates on male employees: Birth rate assessment. Environ Health Perspect 102 (Suppl. 7):129–132

Kapitel 14

Zinn (Sn)

C. Ekmekcioglu

Chemische Grundlagen

Zinn (altgermanische Bezeichnung: *zin* = Stab, Zinn) gehört zu den Schwermetallen mit der Ordnungszahl 50 und der relativen Atommasse 118,71. Im Lateinischen heißt Zinn „stannum", daher rührt auch das chem. Symbol Sn. Mit einem Massenanteil von etwa 0,004% steht Zinn an 30. Stelle der Elementhäufigkeit in der Erdhülle. Zinn gehört zu den wichtigsten Metallen des Altertums. Die ältesten Funde weisen auf die Verwendung von Zinn in Bronzelegierungen hin (Zinn-Kupfer-Legierungen). Diese wurden im 3. Jahrtausend vor Christus in Beilen und Pfeilspitzen verwendet („Bronzezeit"). Zinn wird in der Industrie heutzutage unter anderem zur Herstellung von Weißblechen, beispielsweise für Konservendosen, verwendet.

Verteilung im menschlichen Organismus

Der Zinngehalt des menschlichen Körpers beträgt etwa 7–14 mg (Nielsen 1999). In tierexperimentellen Untersuchungen fanden sich vor allem reichliche Zinnmengen in Knochen, Leber und Nieren.

Physiologische Funktionen

Für Zinn wurde bisher keine biologische Funktion bei Lebewesen gefunden. Jedoch führte eine experimentell induzierte zinnarme Diät bei Ratten zu vermindertem Wachstum, Haarverlust und verändertem Mineralienprofil in verschiedenen Organen (Yokoi et al. 1990). Des Weiteren wurden hohe Konzentrationen an Zinn im Thymus gefunden, so dass dieses Element möglicherweise eine Rolle im Immunsystem spielt (Cardarelli 1990). Postuliert wird auch eine Zinnbeteiligung bei gewissen Redox-Reaktionen.

Stoffwechsel

Über den Zinnstoffwechsel beim Menschen ist nur sehr wenig bekannt. Zinn kann in 2 Oxidationsstufen vorkommen, Sn^{2+} und Sn^{4+}. Dabei scheint Sn^{2+} besser aufgenommen zu werden als Sn^{4+}. Prinzipiell ist die Resorptionsquote von anorganischem Zinn sehr gering und bewegt sich in einem Bereich zwischen 0,5–3%. Der fraktionelle Anteil steigt bei sehr geringen Zufuhrmengen auf bis zu 50% an (Johnson u. Greger 1982).

Zinn wird über den Harn und die Galle ausgeschieden.

Zufuhr- und Bedarfsempfehlungen

Da die Essentialität von Zinn sehr fraglich ist, existieren keine Zufuhr- bzw. Bedarfsempfehlungen. Anlehnend an Tierversuche beträgt der Zinnbedarf des Menschen möglicherweise um die 20 µg pro Tag (Nielsen 1999).

Nahrungsquellen

Eine Diät, die auf Fleisch, Getreide und Gemüse basiert, liefert ca. 1 mg Zinn pro Tag (WHO 1980). Höhere Mengen an Zinn finden sich in verarbeiteten Lebensmitteln und Getränken, vor allem aufgrund eines vermehrten Herauslösens von Zinn aus Dosenwänden oder zinnhaltiger Verpackungsfolie (Rader 1991). Das Vorhandensein von Zinn in der Nahrung und in Getränken bzw. deren Kontamination steht auch im Zusammenhang mit der Verwendung von Organozinn-Verbindungen in der Landwirtschaft (Schädlingsbekämpfung) und in PVC-Stoffen (Stabilisatoren).

Diagnostik des Zinnstatus

Eine akkurate Bestimmung der Zinnkonzentration in biologischen Proben ist sehr schwierig und hat aufgrund fehlender Normwerte derzeit keine Bedeutung für den Menschen.

Zinnmangel

Ein Zinnmangel beim Menschen ist nicht bekannt.

Toxizität

Bei der Toxizität von Zinn wird zwischen anorganischem Zinn, welches z.B. in Dosenwänden vorkommt, und verschiedenen Organozinn-Verbindungen, die in unterschiedlichen industriellen Bereichen verwendet werden, differenziert. Eine alimentäre Zufuhr von ca. > 200 mg Zinn, üblicherweise durch Kontamination aus Dosen, kann zu gastrointestinalen Beschwerden, wie Übelkeit, Erbrechen und/oder Durchfall führen. Dies wurde in verschiedenen Studien beschrieben (Blunden u. Wallace 2003). Die WHO empfiehlt daher als provisorische tolerable Grenze für die tägliche Zufuhr 2 mg Zinn per kg Körpermasse (WHO 1982). Zum Studium der komplexen Toxizität von Organozinn-Verbindungen sei auf diverse Lehrbücher der Toxikologie verwiesen.

Literatur

Blunden S, Wallace T (2003) Tin in canned food: A review and understanding of occurrence and effect. Food Chem Toxicol 41:1651–1662

Cardarelli N (1990) Tin and the thymus gland: A review. Thymus 15:223–231

Johnson MA, Greger JL (1982) Effects of dietary tin on tin and calcium metabolism of adult males. Am J Clin Nutr 35:655–660

Nielsen F (1999) Ultratrace elements. In: Encyclopedia of Human Nutrition, vol. 3. Ed. Sadler MJ, Strain JJ, Caballero B, pp. 1884–1897. Academic Press, San Diego

Rader JI (1991) Anti-nutritive effects of dietary tin. Adv Exp Med Biol 289:509–524

WHO (1980) Tin and organotin compounds. In: Environmental Health Criteria 15, Geneva.

WHO (1982) Evaluation of certain food additives and contaminants. In: WHO Technical Report, Series 683, Geneva.

Yokoi K, Kimura M, Itokawa Y (1990) Effect of dietary tin deficiency on growth and mineral status in rats. Biol Trace Elem Res 24:223–231

Kapitel 15

Cobalt (Co)

C. Ekmekcioglu

Chemische Grundlagen

Cobalt wurde um 1735 von Georg Brandt entdeckt. Der Name Cobalt leitet sich von Kobold ab, weil Kobolde in früherer Vorstellung Erze mit diesem (damals) unbearbeitbaren Mineral verunreinigten. Cobalt hat die Ordnungszahl 27 und die relative Atommasse 58,93. Es kommt üblicherweise in der Co^{+2}- und seltener Co^{+3}-Oxidationsstufe vor. Abgesehen von Meteoriten tritt es nie gediegen, sondern primär in Verbindung mit Arsen oder Schwefel in Form von Mineralien auf und ist Nebenbestandteil vieler Eisen-, Nickel- und Kupfererze.

Verteilung im menschlichen Organismus

Im menschlichen Körper schätzt man den Bestand auf 1–2 mg. Der Hauptanteil an Cobalt ist an Vitamin B_{12} gebunden. Speicherorgane für Cobalt sind vor allem Leber, Knochenmark, Bauchspeicheldrüse, Milz und Nieren.

Physiologische Funktionen

Cobalt ist ein integraler Bestandteil des Vitamin B_{12} und damit essenziell für den Menschen. Vitamin B_{12} ist an der Isomerisierung von Methylmalonyl-CoA zu Succinyl-CoA und der Methylierung von Homocystein zu Methionin beteiligt. Eine weitere genau definierte biologische Funktion für Cobalt in höheren Lebewesen konnte bisher nicht gefunden werden.

Stoffwechsel

Cobalt wird in Form von Co^{2+} resorbiert. Die Resorptionsrate zeigt einen großen Schwankungsbereich von etwa 20–90%. Eisen und Cobalt konkurrieren wahrscheinlich bei der Resorption im Darm.

Zufuhr- und Bedarfsempfehlungen

Cobalt ist Bestandteil des Vitamin B_{12}. Die tägliche empfohlene Zufuhrmenge für Vitamin B_{12} beträgt 3 µg für Erwachsene. Für Cobalt selber gibt es keine empfohlenen bzw. geschätzten Zufuhrmengen.

Nahrungsquellen

Cobalt findet sich vor allem in Lebensmitteln, die reich an Vitamin B_{12} sind. Dazu gehören Leber, Fleisch und Wurstwaren, Fisch sowie Milch und Milchprodukte (vor allem Käse).

Diagnostik des Cobaltstatus

Die Cobaltversorgung des Organismus wird über den Vitamin-B_{12}-Status determiniert. Aus diesem Grund ist eine normale Vitamin-B_{12}-Konzentration im Serum (ca. 0,2–1 µg/l) ein sensitiver Parameter für einen normalen Cobaltstatus. Die Serum-Konzentration von Cobalt bei gesunden Erwachsenen beträgt ca. 0,1 µg/l.

Cobaltmangel

Bei einer ausreichenden Versorgung mit Vitamin B_{12} treten keine Mangelerscheinungen durch eine unzureichende Cobaltzufuhr auf. Ein Mangel an Vitamin B_{12} äußert sich vorwiegend in einer gestörten Erythropoiese (megaloblastäre oder perniziöse Anämie) und der damit verbundenen klinischen Symptomatik (s. Lehrbücher der Inneren Medizin).

Toxizität

Eine alimentär bedingte Cobalt-Intoxikation wurde bisher nur in Verbindung mit Cobalt-angereichertem Bier beschrieben (Klatsky 2002). Einige Brauereien in Nordamerika und Belgien fügten früher Bieren Cobalt-Chlorid zur Schaumstabilisierung hinzu. Dies führte bei starken Biertrinkern in Kanada zu einer Kardiomyopathie mit einer Mortalitätsrate von bis zu 50% („kanadisches Biertrinkerherz"). Heute wird dem Bier jedoch kein Cobalt mehr zugesetzt.

Relevant ist heutzutage die berufliche Intoxikation durch Co-haltigen Staub in der Cobalt-verarbeitenden Industrie. Anlehnend an die neuesten Berichte der International Agency for Research on Cancer gelten Cobalt-Sulphat und Cobalt-Metall-Pulver als möglicherweise karzinogen für den Menschen (Gruppe 2B) (IARC). Epidemiologische Studien beschrieben ein signifikant höheres Risiko für Lungenkarzinom bei Arbeitern, die chronisch Cobalt-haltigem Staub ausgesetzt waren. Das krebserregende Potenzial von Cobalt wurde auch in tierexperimentellen Untersuchungen bestätigt (De Boeck et al. 2003). Als Mechanismen werden eine vermehrte Bildung von Hydroxylradikalen und damit verbunden eine oxidative Schädigung von Biomolekülen diskutiert (Kawanishi et al. 2002). Außerdem scheinen Co^{2+}-Ionen die Reparatur der DNA zu hemmen (Lison et al. 2001).

Neben der industriellen wird eine dermale Exposition von Cobalt-Verbindungen zunehmend in der wissenschaftlichen Literatur der letzten Jahre diskutiert. Cobalt ist als potenzielles Kontaktallergen in der Lage, eine Kontaktdermatitis herbeizuführen. In Form von Cobalt-Chlorid zählt es zu den 10 häufigsten Kontaktallergenen in Nordamerika (7,4% positiver Patch-Test) (Pratt et al. 2004) und Deutschland (8% positiver Patch-Test bei Kindern) (Heine et al. 2004). Bei Kindern mit Verdacht auf eine Kontaktdermatitis ist die Prävalenz eines Cobalt-positiven Patch-Testes sogar 13,5% (Spiewak 2002).

Schließlich sei auf die seit einigen Jahren diskutierte, potenziell vermehrte Cobaltbelastung durch Hüft-Totalendoprothesen (TEP) mit Metall-Metall-Gleitpaarungen, die auf Cobalt/Chrom-Legierungen basieren, hingewiesen (Dumbleton u. Manley 2005). Bei Trägern jener TEPs konnten verschiedene Autoren deutlich erhöhte Cobalt-Spiegel im Serum nachweisen. Eine gravierende Erhöhung des Serum-Co-Spiegels fand sich ferner bei Patienten mit chronischer Niereninsuffizienz (Brodner et al. 2000). Die klinische Relevanz dieser Befunde bleibt jedoch noch offen.

Literatur

Brodner W, Grohs JG, Bitzan P, Meisinger V, Kovarik J, Kotz R (2000) [Serum cobalt and serum chromium level in 2 patients with chronic renal failure after total hip prosthesis implantation with metal-metal gliding contact]. Z Orthop ihre Grenzgeb 138:425–429

De Boeck M, Kirsch-Volders M, Lison D (2003) Cobalt and antimony: Genotoxicity and carcinogenicity. Mutat Res 533:135–152

Dumbleton JH, Manley MT (2005) Metal-on-metal total hip replacement: What does the literature say? J Arthroplasty 20:174–188

Heine G, Schnuch A, Uter W, Worm M (2004) Frequency of contact allergy in German children and adolescents patch tested between 1995 and 2002: Results from the Information Network of Departments of Dermatology and the German Contact Dermatitis Research Group. Contact Dermatitis 51:111–117

IARC. Cobalt in Hard-metals and Cobalt Sulfate, Gallium Arsenide, Indium Phosphide and Vanadium Pentoxide. In: IARC Monographs on the Evaluation of Carcinogenic Risks to Humans.

Kawanishi S, Hiraku Y, Murata M, Oikawa S (2002) The role of metals in site-specific DNA damage with reference to carcinogenesis. Free Radic Biol Med 32:822–832

Klatsky AL (2002) Alcohol and cardiovascular diseases: A historical overview. Ann NY Acad Sci 957:7–15

Lison D, De Boeck M, Verougstraete V, Kirsch-Volders M (2001) Update on the genotoxicity and carcinogenicity of cobalt compounds. Occup Environ Med 58:619–625

Pratt MD, Belsito DV, DeLeo VA, Fowler JF, Jr., Fransway AF, Maibach HI, Marks JG, Mathias CG, Rietschel RL, Sasseville D, Sherertz EF, Storrs FJ, Taylor JS, Zug K (2004) North American Contact Dermatitis Group patch-test results, 2001–2002 study period. Dermatitis 15:176–183

Spiewak R (2002) Allergische Kontaktdermatitis im Kindesalter. Allergologie 7:374–381

Kapitel 16

Nickel (Ni)

W. Marktl

Chemische Grundlagen

Ni ist ein Metall mit der Ordnungsnummer 28. Seine relative Atommasse beträgt 58,69. In eruptivem Gestein kommt es als freies Metall vor, zusammen mit Eisen ist es Teil der Erdkruste. In lebenden Organismen spielt vor allem das Ni^{++}-Ion eine Rolle. Ni^{++} wird von vielen Makromolekülen, wie z.B. Proteinen, Nukleinsäuren und Polysacchariden, komplex gebunden (Mückter 2000). Ni ist in Spuren ubiquitär vorhanden, höhere Gehalte finden sich vor allem in Pflanzen.

Verteilung von Ni im menschlichen Organismus

Der Ni-Gehalt im menschlichen Organismus liegt bei 1 bis 2 mg (Nielsen 1999). Eine besondere Ni-Akkumulation in einzelnen Organen findet nicht statt. Die Ni-Gehalte liegen in den meisten Organen unter 50 µg/kg Trockengewicht (Dietary Reference Intakes 2001). Höhere Ni-Gehalte finden sich in der Schilddrüse und der Nebenniere. Beispiele für Ni-Gehalte einiger Organe zeigt die Tabelle 1. In der Tabelle 2 ist eine Reihung der Ni-Gehalte verschiedener Organe von hoch bis niedrig wiedergegeben.

Tabelle 1. Beispiele für Ni-Gehalte ausgewählter Organe nach Nielsen (1999)

Organ bzw. Gewebe	Ni-Gehalt (ng/g)
Nebennieren	25
Knochen	33
Nieren	10
Schilddrüse	30

Tabelle 2. Reihung von Organen in Abhängigkeit von ihrem Ni-Gehalt von hoch bis niedrig, nach Angaben von Mückter (2000)

1. Knochen
2. Lunge
3. Schilddrüse
4. Nebennieren
5. Nieren
6. Herz
7. Leber
8. Gehirn
9. Milz
10. Pankreas

Physiologische Funktionen von Ni

Die Evidenz für die Essentialität von Ni stammt vor allem von sechs Tierspezies – Küken, Kuh, Ziege, Schwein, Ratte und Schaf (Nielsen 2000a). Eindeutige Beweise für die Essentialität von Ni für den Menschen existieren bisher nicht. Aus der Essentialität für die genannten Tierspezies und aus der Tatsache, dass Ni in vitro eine große Zahl von Enzymen aktivieren kann, wird jedoch die Vermutung abgeleitet, dass Ni auch für den Menschen essenziell ist. Entsprechend der Unsicherheit in Bezug auf die Essentialität von Ni für den Menschen sind bisher auch keine eindeutigen biochemischen Wirkungen oder physiologischen Funktionen von Ni bekannt.

Auf der Basis von Untersuchungen bei Tieren, Pflanzen und Mikroorganismen wird abgeleitet, dass Ni als Co-Faktor oder Strukturkomponente verschiedener Metalloenzyme fungieren könnte, die u.a. bei Hydrolyse, Redoxreaktionen oder bei der Genexpression eine Rolle spielen. Ni könnte auch als Co-

Faktor bei der Förderung der Fe-Resorption und im Fe-Stoffwechsel eine Rolle spielen (Dietary Reference Intakes 2001). Eine wiederholt beschriebene Wirkung von Ni betrifft seine Rolle beim von Vitamin B_{12} und Folsäure abhängigen Metabolismus von Methionin (Nielsen 2000a; Dietary Reference Intakes 2001). Benötigt wird Ni auch für die CO_2-Fixierung an Propionyl-CoA im Rahmen der Bildung von D-Methylmalonyl-CoA (Nielsen 1991). Möglicherweise spielt Ni auch eine Rolle als Co-Faktor eines Enzyms, welches den Propionatweg der verzweigtkettigen Aminosäuren und der nichtgeradzahligen Fettsäuren beeinflusst (Nielsen 1991). Schließlich wird im Zusammenhang mit Ni auch noch über ähnliche Funktionen, wie sie für Kalium beschrieben werden, und über neurophysiologische Funktionen diskutiert (Nielsen 1999). Die Angaben in der Literatur dazu sind jedoch diffus und treffen auch nicht unbedingt für den Menschen zu.

Stoffwechsel von Ni

Resorption und Transport

Die Resorption von Ni erfolgt im Dünndarm. Über die Natur der enteralen Ni-Resorption liegen bisher keine Daten vor. Nach den vorliegenden Hinweisen (Nielsen 1999) könnte es sich dabei sowohl um eine Diffusion als auch um einen aktiven Transportprozess handeln. Wahrscheinlich wird Ni nicht in freier Form, sondern als Komplex mit Aminosäuren oder anderen niedermolekularen Verbindungen resorbiert. Die Resorptionsrate von Ni ist grundsätzlich niedrig. Bei Fastenden liegt die Resorption eines gut löslichen Ni-Salzes zwischen 29 bis 40% (Dietary Reference Intakes 2001). Wird das Ni-Salz gleichzeitig mit Nahrung zugeführt, sinkt die Resorptionsrate auf ca. 10% (Mückter 2000). Aus einer üblichen gemischten Kost beträgt die Resorptionsrate nur ca. 1%. Die Bioverfügbarkeit hängt stark von Wechselwirkungen mit anderen Nahrungsbestandteilen ab. So weist Ni eine Affinität zu negativ geladenen Gruppen auf. Interaktionen treten vor allem mit Liganden auf, die mit Ni einen Chelatkomplex bilden. Beispiele dafür sind Mucopolysaccharide und saure

Tabelle 3. Lebensmittel und Nährstoffe, welche die enterale Ni-Resorption beeinflussen. Nach Angaben von Dietary Reference Intakes (2001)

Milch
Kaffee
Tee
Orangensaft
Vitamin C

Proteine. Diethyldithiocarbaminat bildet mit Ni Chelate, was bei Ni-Vergiftungen eine Bedeutung hat. Funktionelle Antagonismen und Synergismen bestehen zwischen Ni und bestimmten zweiwertigen Kationen wie Mg, Mn, Zn und Fe, nicht aber für Ca (Mückter 2000). Eine Beeinflussung der Ni-Resorption kann durch verschiedene chemische Verbindungen und Lebensmittel erfolgen. Beispiele für solche Lebensmittel zeigt die Tabelle 3.

Unter den erwähnten Bedingungen der Zufuhr eines Ni-Salzes bei Fastenden zeigt die Ni-Konzentration im Plasma nach 1,5 bis 2,5 Stunden einen Höchstwert. Der Transport im Plasma wird von der Löslichkeit der Ni-Spezies bestimmt. Wasserlösliche Ni-Salze werden an Peptide und Proteine im Plasma komplex gebunden. Der größte Teil von Ni im Plasma ist an Albumin gebunden, kleinere Anteile liegen in Form des α_2-Makroglobulins Nickeloplasmin, Ni-Histidin oder Ni-Cystein vor. Schwer lösliche Ni-Verbindungen werden über Phagocytose in die Lymphe aufgenommen. Ni ist placentagängig und findet sich auch im Speichel, in den Haaren, Nägeln, im Schweiß und in der Muttermilch. Über die Blut-Hirn-Schranke wird Ni praktisch nicht transportiert (Mückter 2000).

Regulation des Stoffwechsels

Die Ni-Homöostase wird durch die Anpassung der renalen Ausscheidung an die enterale Resorption aufrechterhalten. Vom zugeführten Ni verbleibt infolge der niedrigen Resorptionsquote der weitaus größte Teil im Darm und wird mit dem Stuhl ausgeschieden. Kleine Ni-Mengen gelangen auch über die Gallensekretion und das Pankreassekret in den Darm (Mückter 2000). Eine Biotransformation von Ni im Organismus erfolgt nicht. Im Harn liegt Ni gebunden an Komplexe mit niedrigem Molekulargewicht vor (Nielsen 1999). Geringe Ni-Mengen werden auch über den Schweiß eliminiert.

Zufuhr- und Bedarfsempfehlungen

Die empfohlene Tageszufuhr für Ni lautet 25 bis 35 µg/d (Nielsen 2000b). Die Angaben über die tatsächliche Höhe der täglichen Ni-Zufuhr liegen nach verschiedenen Literaturangaben (Anke et al. 1991; Nielsen 1999; Dietary Reference Intakes 2001) zwischen 70 und 406 µg/d. Das bedeutet, dass einerseits die De-facto-Zufuhr deutlich über den Empfehlungswerten liegt und andererseits eine beträchtliche Streubreite hinsichtlich der tatsächlichen Zufuhr besteht. Diese Tatsache hängt in erster Linie damit zusammen, dass Lebensmittel pflanzlicher Herkunft wesentlich höhere Ni-Gehalte aufweisen als tierische Lebensmittel. Bei reichlicher Aufnahme sehr nickelhaltiger pflanzlicher Lebensmittel kann die Ni-Zufuhr sogar auf über 900 µg/d ansteigen (Nielsen 2000b).

Eine mögliche Erhöhung des Bedarfs kann durch ernährungsabhängige Stressoren erfolgen, welche die Notwendigkeit erhöhen, D-Methylmalonyl-CoA aus Propionyl-CoA zu bilden (Nielsen 1991). Angesichts der deutlich über den Empfehlungswerten liegenden täglichen Zufuhr bei üblicher Ernährung erscheint dies jedoch eher von theoretischem als von praktischem Interesse.

Nahrungsquellen für Ni

Wie bereits im vorhergehenden Abschnitt erwähnt, tragen in erster Linie Lebensmittel pflanzlicher Herkunft zur täglichen Ni-Zufuhr bei. Besonders Ni-reiche Lebensmittel sind in der Tabelle 4 zusammengefasst. Die Ni-Konzentration in der menschlichen Muttermilch liegt bei 1,2 ng/ml. Daraus kann auf der Basis der durchschnittlichen täglichen Sekretionsmenge von 0,78 l/d eine mittlere Ni-Zufuhr durch die Muttermilch von 1 µg/d errechnet werden. Inklusive der Ni-Zufuhr aus Säuglingsnahrung wird die durchschnittliche tägliche Ni-Zufuhr des Säuglings bzw. Kindes im ersten Lebensjahr auf ungefähr 38 µg/d geschätzt (Dietary Reference Intakes 2001).

Tabelle 4. Ni-reiche pflanzliche Lebensmittel. Nach Angaben von Nielsen (1999); Mückter (2000); Nielsen (2000b)

Schokolade
Nüsse
getrocknete Bohnen
Pfirsiche
Getreide
Gemüse
Soja
Erbsen

Diagnostik des Ni-Status

Angesichts der Tatsache, dass die Essentialität von Ni für den Menschen noch nicht eindeutig bewiesen ist und dass die tatsächliche Ni-Zufuhr meistens deutlich über den Empfehlungswerten liegt, erscheint es verständlich, dass Methoden bzw. Messwerte für die Diagnostik der alimentären Ni-Versorgung nicht vorhanden sind. In der Medizin sind bezüglich Ni nur Marker von Interesse, die eine chronische Ni-Belastung anzeigen. Auf diese Parameter wird hier nur kurz eingegangen, weil sie eher von toxikologischem als von ernährungsmedizinischem Interesse sind. Als solche Marker werden vorgeschlagen (Mückter 2000):

– die Ni-Ausscheidung im Harn,
– der Ni-Gehalt der Haare,
– der Ni-Gehalt der Nägel.

Die Bestimmungen im Harn und Plasma werden bevorzugt, weil es für den Ni-Gehalt der Haare keine guten Grundlagen gibt. Für das Plasma werden bei nicht Ni-exponierten Personen Konzentrationen von 0,2 bis 0,5 µg/l, für den Harn solche von 2 bis 5 µg/l angegeben (Mückter 2000). Eine höhere Ni-Ausscheidung im Harn wird bei Menschen gefunden, die häufig Haferflocken oder Haferbrei konsumieren (Kristiansen et al. 1997).

Ni-Mangel

Angaben über einen alimentär induzierten Ni-Mangel beim Menschen sind in der Literatur bisher nicht vorhanden. Bei Tieren, besonders bei Ratten und Ziegen, treten folgende Mangelerscheinungen auf: Wachstumsbeeinträchtigung, Störung der reproduktiven Funktion sowie Veränderungen der Verteilung und der Funktion anderer Nährstoffe, wie z.B. Ca, Fe, Zn und Vitamin B_{12} (Nielsen 1991).

Ni-Supplementierung

In Supplementen ist Ni üblicherweise in einer Dosierung von 5 µg enthalten. Medizinische oder ernährungsmedizinische Indikationen für eine Ni-Supplementierung existieren nicht.

Ni und klinische Erkrankungen

Angaben mit klinischer Relevanz über Ni und klinische Erkrankungen sind in der Fachliteratur nicht vorhanden.

Toxizität von Ni

Akute Toxizität

Infolge der sehr guten homöostatischen Regulation von Ni ist eine klinisch relevante oder lebensbedrohende Toxizität von Ni bei oraler Zufuhr unwahrscheinlich und selten. Die Toxizität von Ni erweist sich daher nicht als ein ernährungsabhängiges Problem, sondern spielt eher bei nicht-nutritiven Belastungen eine Rolle. Bei isolierter Aufnahme von Ni-Salzen, wie z.B. Ni-Sulfat, kommt es zuerst zum Auftreten von Schleimhautreizungen im Gastro-Intestinal-Trakt (Nielsen 2000b). Diese Schleimhautirritationen gehen einher mit epigastrischen und retrosternalen Schmerzen sowie mit Kopfschmerzen. Nach einer Zufuhr über mehrere Tage treten zusätzlich nach einer bestimmten Latenzzeit Müdigkeit, Abgeschlagenheit, Schweißausbrüche und Schüttelfrost auf. In weiterer Folge kommt es zu Atemnot, Husten, Muskelschmerzen, Magenkrämpfen, Durchfällen, zerebral induzierten Krämpfen und deliranten Zuständen. In schwersten Fällen tritt der Tod durch Herzstillstand ein (Mückter 2000). In Einzelfallbeschreibungen wird auch über das Auftreten einer Hemianopsie (Dietary Reference Intakes 2001) und über Nierenschäden berichtet.

Aus der Extrapolation der Ergebnisse von Tierversuchen wird abgeleitet, dass ab einer Dosis von 250 mg einer löslichen Ni-

Verbindung beim Menschen akute und gravierende toxische Wirkungen erwartet werden können (Nielsen 1999).

Personen mit einer Ni-Allergie oder mit Nierenfunktionsstörungen sind gegenüber einer hohen Ni-Zufuhr empfindlicher. So kann eine orale Dosis von 0,6 mg Ni, die in Form von Ni-Sulfat in Wasser verabreicht wird, bei fastenden Personen mit Ni-Allergie eine positive Hautreaktion auslösen (Nielsen 2000b). Aus dieser Beobachtung resultiert die Empfehlung, die Obergrenze der Ni-Zufuhr mit 0,6 mg festzulegen.

Für Ni-Stäube und Ni-Salze besteht auch eine Toxizität bei Inhalation. Diese äußert sich in einer interstitiellen Pneumonie mit Bildung hyaliner Membranen, Pulmonalödem und Blutungen. Im weiteren Verlauf treten Leber- und Nierenversagen sowie hämatologische Komplikationen auf (Mückter 2000).

Chronische Toxizität

Folgen einer chronischen Ni-Intoxikation sind ekzematoide Hautveränderungen, Lungenschäden und Neoplasien im Bereich der Atemwege. Das Ni-induzierte Kontaktekzem ist eine allergische Reaktion vom Typ IV und kann bei oraler Zufuhr von Ni exazerbieren.

Die Kanzerogenität ist bei schwer löslichen Ni-Salzen, wie Ni-Staub, NiO, NiS oder Ni_3S_2, deutlicher ausgeprägt als bei gut wasserlöslichen Ni-Verbindungen (Mückter 2000).

Für die verschiedenen Altersgruppen werden folgende Obergrenzen der täglichen Zufuhr empfohlen (Dietary Reference Intakes 2001):

Altersgruppe	Obergrenze der Zufuhr (lösliches Ni-Salz)
1 bis 3 Jahre	0,2 mg/d
4 bis 8 Jahre	0,3 mg/d
9 bis 13 Jahre	0,6 mg/d
ab 14 Jahren	1,0 mg/d

Die Zufuhrhöhe, bis zu der keine negativen gesundheitlichen Auswirkungen beobachtet werden können (No observed adverse effects level; NOAEL), liegt beim Men-

vor (Nielsen 1999). Geringe Ni-Mengen werden auch über den Schweiß eliminiert.

Zufuhr- und Bedarfsempfehlungen

Die empfohlene Tageszufuhr für Ni lautet 25 bis 35 µg/d (Nielsen 2000b). Die Angaben über die tatsächliche Höhe der täglichen Ni-Zufuhr liegen nach verschiedenen Literaturangaben (Anke et al. 1991; Nielsen 1999; Dietary Reference Intakes 2001) zwischen 70 und 406 µg/d. Das bedeutet, dass einerseits die De-facto-Zufuhr deutlich über den Empfehlungswerten liegt und andererseits eine beträchtliche Streubreite hinsichtlich der tatsächlichen Zufuhr besteht. Diese Tatsache hängt in erster Linie damit zusammen, dass Lebensmittel pflanzlicher Herkunft wesentlich höhere Ni-Gehalte aufweisen als tierische Lebensmittel. Bei reichlicher Aufnahme sehr nickelhaltiger pflanzlicher Lebensmittel kann die Ni-Zufuhr sogar auf über 900 µg/d ansteigen (Nielsen 2000b).

Eine mögliche Erhöhung des Bedarfs kann durch ernährungsabhängige Stressoren erfolgen, welche die Notwendigkeit erhöhen, D-Methylmalonyl-CoA aus Propionyl-CoA zu bilden (Nielsen 1991). Angesichts der deutlich über den Empfehlungswerten liegenden täglichen Zufuhr bei üblicher Ernährung erscheint dies jedoch eher von theoretischem als von praktischem Interesse.

Nahrungsquellen für Ni

Wie bereits im vorhergehenden Abschnitt erwähnt, tragen in erster Linie Lebensmittel pflanzlicher Herkunft zur täglichen Ni-Zufuhr bei. Besonders Ni-reiche Lebensmittel sind in der Tabelle 4 zusammengefasst. Die Ni-Konzentration in der menschlichen Muttermilch liegt bei 1,2 ng/ml. Daraus kann auf der Basis der durchschnittlichen täglichen Sekretionsmenge von 0,78 l/d eine mittlere Ni-Zufuhr durch die Muttermilch von 1 µg/d errechnet werden. Inklusive der Ni-Zufuhr aus Säuglingsnahrung wird die durchschnittliche tägliche Ni-Zufuhr des Säuglings bzw. Kindes im ersten Lebensjahr auf ungefähr 38 µg/d geschätzt (Dietary Reference Intakes 2001).

Tabelle 4. Ni-reiche pflanzliche Lebensmittel. Nach Angaben von Nielsen (1999); Mückter (2000); Nielsen (2000b)

Schokolade
Nüsse
getrocknete Bohnen
Pfirsiche
Getreide
Gemüse
Soja
Erbsen

Diagnostik des Ni-Status

Angesichts der Tatsache, dass die Essentialität von Ni für den Menschen noch nicht eindeutig bewiesen ist und dass die tatsächliche Ni-Zufuhr meistens deutlich über den Empfehlungswerten liegt, erscheint es verständlich, dass Methoden bzw. Messwerte für die Diagnostik der alimentären Ni-Versorgung nicht vorhanden sind. In der Medizin sind bezüglich Ni nur Marker von Interesse, die eine chronische Ni-Belastung anzeigen. Auf diese Parameter wird hier nur kurz eingegangen, weil sie eher von toxikologischem als von ernährungsmedizinischem Interesse sind. Als solche Marker werden vorgeschlagen (Mückter 2000):

- die Ni-Ausscheidung im Harn,
- der Ni-Gehalt der Haare,
- der Ni-Gehalt der Nägel.

Die Bestimmungen im Harn und Plasma werden bevorzugt, weil es für den Ni-Gehalt der Haare keine guten Grundlagen gibt. Für das Plasma werden bei nicht Ni-exponierten Personen Konzentrationen von 0,2 bis 0,5 µg/l, für den Harn solche von 2 bis 5 µg/l angegeben (Mückter 2000). Eine höhere Ni-Ausscheidung im Harn wird bei Menschen gefunden, die häufig Haferflocken oder Haferbrei konsumieren (Kristiansen et al. 1997).

Ni-Mangel

Angaben über einen alimentär induzierten Ni-Mangel beim Menschen sind in der Literatur bisher nicht vorhanden. Bei Tieren, besonders bei Ratten und Ziegen, treten folgende Mangelerscheinungen auf: Wachstumsbeeinträchtigung, Störung der repro-

SpringerErnährüng

Hanni R tzler

Was essen wir morgen?

13 Food Trends der Zukunft

2005. 175 Seiten. Zahlreiche farbige Abbildungen.
Gebunden **EUR 24,90**, sFr 42,50
ISBN 3-211-21535-2

Dieses Buch ist ein echter „Leckerbissen" für alle, die sich mit der Zukunft des Essens beschäftigen – und wer tut das nicht?

Was die Autorin sich damit vorgenommen hat, beschreibt sie selbst so: „Theoretisch können wir tagtäglich unter einer fast unendlichen Vielfalt an Lebensmitteln und Kostformen frei wählen. Praktisch werden aber unsere alltäglichen Essentscheidungen von gesellschaftlichen Megatrends beeinflusst. Zudem verändern sich die individuellen Lebensgeschichten und adäquat dazu die Essstile.

Mit meinem Buch möchte ich dem bewegten Lebensmittelmarkt Struktur geben und mit Hilfe von 13 Food Trends die zentralen Entwicklungschancen für Landwirtschaft, Lebensmittelverarbeiter, Gastronomie und Handel aufzeigen. Dabei sollen auch die KonsumentInnen auf den Geschmack kommen: Sie erhalten spannende Einblicke in die ‚essbare Konsumwelt' von morgen und eine profunde Orientierung für einen bewussten Lebensmitteleinkauf."

Springer Wien New York

P.O. Box 89, Sachsenplatz 4–6, 1201 Wien, Österreich, Fax +43.1.330 24 26, books@springer.at, **springer.at**
Haberstraße 7, 69126 Heidelberg, Deutschland, Fax +49.6221.345-4229, SDC-bookorder@springer-sbm.com, springeronline.com
P.O. Box 2485, Secaucus, NJ 07096-2485, USA, Fax +1.201.348-4505, orders@springer-ny.com, springeronline.com
Eastern Book Service, 3–13, Hongo 3-chome, Bunkyo-ku, Tokyo 113, Japan, Fax +81.3.38 18 08 64, orders@svt-ebs.co.jp
Preisänderungen und Irrtümer vorbehalten.

SpringerErnährung

Sonja Stummerer, Martin Hablesreiter

Food Design

Von der Funktion zum Genuss

2005. 132 Seiten. Zahlreiche farbige Abbildungen.
Gebunden **EUR 24,80**, sFr 42,50
ISBN 3-211-23512-4

Dass Essen auch Kultur ist, ist längst im Denken der Gesellschaft verankert. Zahllose Legenden ranken sich um die verschiedensten Lebensmittel. Doch dass so vieles davon designte Objekte sind, ist kaum bekannt. Fischstäbchen, Schokolade, Gummibärchen aber auch Brezel oder Semmel sind bewusst „designed". Dieses Buch widmet sich ausführlich diesem bislang unbeachteten Thema.

Anhand verschiedener Designkomponenten, wie Teilbarkeit, Oberflächengestaltung oder Herstellungstechnik analysieren und beschreiben die Autoren die gängigsten und erfolgreichsten Nahrungsmittel der Gegenwart. Historische Zusammenhänge, metaphorische Bedeutungen und Legenden runden diese europaweit erste Auseinandersetzung mit Food Design ab. Zudem zeigen Sonja Stummerer und Martin Hablesreiter auf, wie Form, Farbe, Geruch, Konsistenz, Geräusch, Herstellungstechnik und Geschichte das Design von Lebensmitteln beeinflussen.

Dank der expressiven Bildsprache von Ullrike Köb und der zeitlosen graphischen Gestaltung entstand ein eindrucksvoller Bildband zum Schmökern, Nachschlagen oder Verschenken.

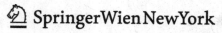 Springer Wien New York

P.O. Box 89, Sachsenplatz 4–6, 1201 Wien, Österreich, Fax +43.1.330 24 26, books@springer.at, **springer.at**
Haberstraße 7, 69126 Heidelberg, Deutschland, Fax +49.6221.345-4229, SDC-bookorder@springer-sbm.com, springeronline.com
P.O. Box 2485, Secaucus, NJ 07096-2485, USA, Fax +1.201.348-4505, orders@springer-ny.com, springeronline.com
Eastern Book Service, 3–13, Hongo 3-chome, Bunkyo-ku, Tokyo 113, Japan, Fax +81.3.38 18 08 64, orders@svt-ebs.co.jp
Preisänderungen und Irrtümer vorbehalten.

Springer und Umwelt